こころにもからだにも効く漢方

［著］
小野真吾
証クリニック神田院長

中外医学社

はじめに

　本書は，全ての臨床家の先生方を対象としています．そして，漢方医学に興味がある初心者を読者と想定しています．漢方医学の初心者が，漢方薬を使って，精神疾患の治療を行えるようになることを第一の目標としています．精神疾患の治療とはいっても，全ての精神疾患を対象とするものではありません．主として，不安を背景とした神経症領域が主な治療対象になります．これまでは神経症領域の治療にはベンゾジアゼピン系抗不安薬が主に使われてきました．最近ではベンゾジアゼピン系抗不安薬の依存について，注目が集まるようになっています．国もその対策に動きだし，診療報酬上での制約を設けていく方針です．神経症領域の治療に漢方薬が用いられる機会が増えていき，少しでも抗不安薬依存の問題が解消されることを願っています．

　「こころにもからだにも効く漢方」というタイトルではありますが，精神疾患の範疇ではない症状も解説しました．

　それは，真に心身両面の医学を行うためのガイドになってほしいという願いからです．精神疾患を抱える患者さんが身体的な症状，疾患を合併すると，多くの場合には身体科に紹介されます．そこで，異常がないとされると患者さんが途方に暮れてしまいます．そのような場合に精神科医が漢方薬で種々の身体症状に対処できれば，患者さんのクオリティー・オブ・ライフに寄与できると思います．

　私自身が元々精神科医ですが，漢方医学を学ぶことによって，身体症状に対してアプローチする方法を得ることができました．一人でも多くの先生方がこころの問題と身体症状両方に対応できるようになるためのよすがになればと願っています．

　最後に，寺澤捷年先生，証クリニックの檜山幸孝先生，久永明人先生のご指導，高山宏世先生，花輪壽彦先生はじめ多くの先達のご著書があってこそ本書をしるすことができました．心より感謝いたします．

　2019 年 5 月

著者

目 次

総論

第 1 章　なぜこころとからだの漢方か？

- 精神医学と心身医学と心療内科 ……………………………… 2
- こころとからだの漢方は心因性疾患を主な対象とする ………… 3
- こころとからだの漢方は身体科の先生にメリットがある ……… 4
- こころとからだの漢方は精神科医にもメリットがある ………… 5

第 2 章　漢方についての一般的知識

- 漢方は日本独特の伝統医学である ……………………………… 6
- 漢方は体質に合わせた治療を行う ……………………………… 7
- エキスと煎じの違い ……………………………………………… 7
- 病名漢方について ………………………………………………… 8
- 異病同治について ………………………………………………… 8
- 漢方は魔法やミラクルではない ………………………………… 8
- 陰陽について ……………………………………………………… 9
- 虚実について ……………………………………………………… 11
- 虚実に対する治療 ………………………………………………… 11
- 表裏について ……………………………………………………… 12
- 寒熱について ……………………………………………………… 12
- 気血水について …………………………………………………… 13
- 五臓について ……………………………………………………… 15

第 3 章　診察

- 望診について ……………………………………………………… 19
- 聞診について ……………………………………………………… 21
- 問診について ……………………………………………………… 21
- 切診について ……………………………………………………… 25
- 漢方の治療原則 …………………………………………………… 32

目次 ●i

各論

I. こころの病気の漢方診療

1. 不安 ……………………………………………………… 36
  - 不安を呈する精神疾患 …………………………………… 37
  - 不安に対する漢方薬の使い方 …………………………… 49
2. 不眠 ……………………………………………………… 59
  - その睡眠薬の使用は適切ですか？ ……………………… 60
  - 不眠治療における漢方薬の役割 ………………………… 64
  - 具体的な不眠に対しての方剤選択の流れ ……………… 64
3. 抑うつ …………………………………………………… 75
  - 抑うつ，うつ状態，うつ病とは ………………………… 75
  - 漢方薬はまず心因による抑うつに使ってみる ………… 79
  - 自ら対応できない時にどうするか ……………………… 79
  - 気を補う薬，気を巡らせる薬を中心に考える ………… 80
4. パニック発作 …………………………………………… 88
  - パニック発作とは？ ……………………………………… 88
  - パニック発作を呈するあるいは類似の症状を呈する身体疾患 89
  - パニック発作を呈する精神疾患 ………………………… 93
5. 喉の痞え ………………………………………………… 98
  - 西洋医学からみた喉の痞え ……………………………… 98
  - 漢方医学からみた喉の痞え ……………………………… 99
  - 鉄板処方は半夏厚朴湯だが ……………………………… 99
6. 易怒性 …………………………………………………… 103
  - 易怒性を呈する疾患 ……………………………………… 103
  - 漢方医学からみた易怒性 ………………………………… 107
  - 易怒性の漢方医学的治療
    　〜陰陽，虚実，気血水，五臓で考える〜 …………… 107
  - 易怒性に用いる漢方薬 …………………………………… 109
7. 幻覚（存在しないものを知覚する） ………………… 117
  - 幻覚を訴える患者さんが来院したら… ………………… 117
  - 外因−内因−心因のいずれに当てはまるかを考える ………… 118
  - 幻覚を訴える患者さんをみるとき ……………………… 119

▌どのような幻覚に対して漢方薬は有効か？ ……………………… 121
　　▌幻覚に用いる漢方薬 ………………………………………………… 122

Ⅱ．こころの状態が深く関連する身体症状の漢方診療

　1．機能性ディスペプシアとは何か？ ……………………………… 125
　　▌なぜ機能性ディスペプシアに漢方なのか？ …………………… 125
　　▌診断基準は？ ………………………………………………………… 126
　　▌漢方ではこれらの症状をどのように捉えるか ……………… 127
　　▌どんな処方を用いるか？ ………………………………………… 128
　2．下痢 …………………………………………………………………… 135
　　▌器質因の除外 ………………………………………………………… 135
　　▌下痢を漢方医学ではどう捉えるか？ ………………………… 140
　　▌下痢に用いられる漢方薬 ………………………………………… 141
　3．便秘 …………………………………………………………………… 147
　　▌便秘の定義 …………………………………………………………… 147
　　▌便秘の診察手順 …………………………………………………… 148
　　▌便秘の原因となる疾患 …………………………………………… 149
　　▌便秘に用いる漢方薬 ……………………………………………… 152
　4．食欲低下 ……………………………………………………………… 158
　　▌そもそも食欲低下とは？ ………………………………………… 158
　　▌見逃してはいけない食欲低下をきたす疾患 ………………… 158
　　▌診察のポイント …………………………………………………… 159
　　▌食欲低下時の検査項目について ……………………………… 162
　　▌食欲低下に用いる漢方薬 ………………………………………… 162
　5．高血圧 ………………………………………………………………… 169
　　▌そもそも高血圧とは何か？ ……………………………………… 169
　　▌高血圧治療はなぜ必要なのか ………………………………… 169
　　▌診断と治療 …………………………………………………………… 170
　　▌高血圧治療に用いる漢方薬 ……………………………………… 171
　6．低血圧・起立性低血圧 …………………………………………… 177
　　▌低血圧は 100mmHg 未満 ………………………………………… 177
　　▌低血圧をみたら，気虚，水滞を探せ ………………………… 181
　　▌低血圧に用いる漢方薬 …………………………………………… 182

7. 倦怠感（身体がだるい） ……………………………………… 187
- 西洋医学的に倦怠感を捉えると ………………………………… 187
- 倦怠感を精神科医がみるとき …………………………………… 187
- 倦怠感は気虚の症状の一つ ……………………………………… 189
- 気虚の原因は気の産生低下か気の消耗にある ………………… 190
- 気血両虚ではどちらの治療を優先？ …………………………… 190
- 気虚では桂枝湯か人参湯かでまず考える ……………………… 191

8. 頭痛 ………………………………………………………………… 197
- 頭痛の分類 ………………………………………………………… 197
- 危険な頭痛かどうか見極めるために …………………………… 197
- 漢方で対処する頭痛は一次性（機能性頭痛） ………………… 199
- 漢方医学では頭痛をどのように考えるか ……………………… 200
- 頭痛に用いる漢方薬 ……………………………………………… 201

9. 動悸 ………………………………………………………………… 207
- 患者さんの訴える動悸は本当に「動悸」ですか？ …………… 207
- 動悸の診療のステップ …………………………………………… 207
- 動悸は水滞，血虚，五臓なら心か肝の異常で考える ………… 210
- 動悸に用いられる漢方薬 ………………………………………… 210

10. 円形脱毛 ………………………………………………………… 216
- 円形脱毛とは？ …………………………………………………… 216
- 脱毛と鑑別すべき疾患 …………………………………………… 216
- 漢方では脱毛を血虚と捉える …………………………………… 216
- 脱毛に用いる漢方薬 ……………………………………………… 217

11. 月経前症候群（PMS） ……………………………………… 222
- そもそも月経とは何か？ ………………………………………… 222
- 月経前症候群（PMS）はどのようなものか？ ………………… 223
- PMS の症状を漢方医学で捉えると ……………………………… 224

12. 更年期障害 ……………………………………………………… 229
- 更年期障害とは？ ………………………………………………… 229
- 更年期とホルモン ………………………………………………… 230
- 更年期の治療 ……………………………………………………… 230

13. 尿の異常 ………………………………………………………… 239
- 尿の異常はどのようなものがあるか …………………………… 239

漢方で扱う尿の異常と用いられる漢方薬 ·················· 241

Ⅲ．こころの病気をみる際に最低限必要な身体症状の漢方診療

1. 冷え（特に手足の冷え） ································· 247
   陽証の冷えについて ································· 247
   陰証の冷え ······································· 249

2. のぼせ ·· 253
   のぼせの診察 ····································· 253
   のぼせに用いる漢方薬 ······························ 254

3. 肩こり ·· 257
   肩こりとは？ ······································ 257
   肩こりの漢方治療 ··································· 260
   肩こりに用いる漢方薬 ······························ 262

4. 腰痛，下肢のしびれ，膝の痛み，こむら返り ············· 266
   腰痛 ··· 266
   下肢のしびれ ····································· 267
   膝の痛み ··· 268
   こむら返り ······································· 268
   腰痛，下肢のしびれ，膝の痛み，こむら返りに対する
   漢方治療 ··· 268
   腰痛，下肢のしびれ，膝の痛み，こむら返りに用いる
   漢方薬 ··· 270

5. にきび ·· 274
   にきびとは？ ······································ 274
   漢方によるにきびの治療 ······························ 274
   にきびに用いる漢方薬 ······························ 276

6. かぜ症候群 ··· 280
   かぜって，そもそもどんなもの？ ···················· 280
   かぜこそ，漢方・葛根湯 ···························· 282
   急なかぜに使う漢方薬 ······························ 283
   こじらせたかぜに使う漢方薬 ························ 285

索引 ··· 289

目次 ● v

総論

第1章

なぜこころとからだの漢方か？

はじめに

　こころとからだの漢方は，心身の問題を軽減し，解決に導くために漢方を用いようというものです．こころとからだの漢方とはいうものの，精神科治療を全て漢方で行おうというものではありません．また，こころとからだの漢方としましたが，心と身体の両面にわたる症状を改善することを目的とします．精神科の先生方には，身体症状の治療に踏み出す一歩を提供することを目的とします．身体科の先生方には，精神症状の治療の一手段を提供するものです．

精神医学と心身医学と心療内科

　精神医学は，西洋医学の一分野です．精神疾患の診断と治療を研究する学問です．精神科は，精神医学の知識を背景とした診療科です．

　心身医学は，心身両面からいろいろな疾患の診断や治療を研究する医学[1]をさします．主として心身症を研究対象とします．心身症とは，「身体疾患の中で，その発症や経過に心理・社会的因子が密接に関与し，器質的ないし機能的障害が認められる病態」をさします[2]．つまり，心身症は，身体疾患が存在するのが大前提です．さらにその病状の変化には心理・社会的因子が関与するのです．心療内科は，本来は心身症とその周辺疾患に対する診療科です．決して精神症状が軽い患者を診る診療科ではありません．にも関わらず，時々医療者の間からも，「この患者さんはうつが重くないから，心療内科でいいじゃないか」などという発言があり，驚かされます．

　街のメンタルクリニックが，精神科・心療内科を両方標榜することが多いために，心療内科に対する誤解につながっているのかもしれません．

2 ● 総論

こころとからだの漢方は心因性疾患を主な対象とする

　精神疾患を診断する際には，大まかに外因‐内因‐心因の3つに分けて考えるのが伝統的な方法です．この外因–内因–心因で分類するならば，こころの漢方で対象とするのは心因性の精神疾患となります．外因とは脳が一時的に侵されたり，身体疾患が原因で二次的に脳が侵されて精神症状を呈したものを外因性精神疾患と呼びます．例えば，頭部外傷，脳腫瘍，脳動脈硬化，脳出血，脳梗塞，梅毒，各種中毒性疾患，麻薬，感染症，内分泌疾患，代謝性疾患などによって精神症状を呈した場合をさします．これらについては，西洋医学的治療によって原疾患の治療を優先させます．原疾患が改善すれば精神症状も改善していきます．それゆえ，外因性精神疾患を漢方で対処することはありません．では，内因性の精神疾患はどうでしょうか．内因性の精神疾患とは，何らかの身体的基盤が想定されているが，原因はまだ解明されていない精神障害をさします．代表的な内因性の精神疾患としては，統合失調症や気分障害があげられます．先達の先生方の著書には，精神分裂病（これは今の統合失調症に該当しますが）を漢方で治療したという記載があります．ただ，現在統合失調症を漢方で治療しようとするかというと，そのようなことはないと思われます．現在の精神医学の成書をみても，漢方で統合失調症を治療するということはうたわれていません．漢方が統合失調症の治療において西洋医学的治療を上回る効果を示すという知見も乏しいだろうと思われます．これは躁うつ病をはじめとした気分障害においても同様です．そのような事情もあり，内因性の精神疾患を漢方の対象としないほうがよいと思います．誤解を生じると困るのですが，統合失調症の患者さんに漢方を出してはいけないということではありません．出すときには，幻覚妄想など統合失調症の症状と漢方薬の特性とに留意する必要があるということです．外因，内因ときて，最終的に心因が残りました．心因性疾患とは，欲求不満や心理的葛藤が存在し，それらをうまく処理解決できないような場合など，心理的要因に基づく精神的異常反応をさします．代表的なものとしては，不安障害，適応障害，身体表現性障害などがあげられます．こころの漢方が主として対応するのがこれら心因性疾患となります．

こころとからだの漢方は身体科の先生にメリットがある

　精神科医ではない身体科の医師が向精神薬を用いることに対してはどこかためらいがあるように思われます．これは精神科医が身体症状に対して治療をためらうのと表裏あるいは同一の心性のように思われます．慣れない薬物を使うことに不安があるように思われます．西洋医学的な向精神薬でなく，漢方薬を精神症状に用いる場合にはどうでしょう．漢方薬であれば，常用量依存や，止める時の離脱症状はありません．もちろん，漢方薬特有の副作用に注意する必要はありますが．

　精神疾患に対する恐れもあるのかもしれません．患者さんに対してタブーの言葉を言ってしまったらどうしよう．自殺されたらどうしようといった不安が起こるのかもしれません．こころの漢方は心因性の精神疾患を対象にしていることは先にお話した通りです．心因性精神疾患，ことに神経症は通常の状態と移行があるとされます．つまり，通常の精神状態の患者さんの診療の延長線上に心因性疾患の治療はあります．精神科領域の治療の第一歩を踏み出すには良い適応と思います．

　精神科にかかろうとしても予約ができないと聞くことが多くなっています．新患で受診予約しても数週間，酷いときには数カ月待ちになることもあると聞きます．以前に比べて一般の方々にも精神科受診に対する理解が得られるようになりました．精神科への理解が得られるようになり，受診される患者さんが増えたので，なかなか予約が取れないのではないかとも思います．しかし，やはりいまだ偏見が根強くあることも事実だと思います．精神科への受診を勧めてもなかなか患者さんの理解を得ることが難しい場面を経験される先生も多いと思います．物理的になかなか受診させられないし，患者さんの心理的な問題からも受診させられない．そのような時に先生方が漢方で精神症状を軽減できたらどうか．回復まで至らないかもしれません．しかし精神科へ受診するまでのつなぎには十分なるのではないかと思います．精神科への受診には心理的に抵抗がある患者さんでも，かかりつけの先生から心の症状を緩和できる漢方薬を試してみませんか，と言われれば同意してくださるのではないかと思います．

4 ● 総論

こころとからだの漢方は精神科医にもメリットがある

　　　一方，精神科医の多くは身体診察，身体の病気に対しては，苦手意識があると思います．それは，精神科医としての修業段階で，患者さんに触れる機会が少ないせいもあろうかと思います．しかし，精神疾患をもつ患者さんは，精神疾患しかかからないわけではありません．身体疾患や身体の症状を伴うことは当然あります．漢方治療を行うことになれば，否応なく四診という身体診察を行わざるを得ません．研修医以来になるかもしれませんが，もう一度身体診察を始めてはいかがでしょうか．こころとからだの漢方を実践することで心と身体の両面をみることができます．

　　　本書では，心因性疾患に加えて，漢方初心者でも踏み込んでいける領域を念頭において一部の身体疾患も解説しています．それは，上記のように，身体科の先生方にも，精神科の先生方にも漢方治療という領域に加わって頂きたいという願いからです．

文献
1) 宮岡　等. 心身症と各科臨床における心身医学，上島国利，牛島定信，武田雅俊，他，監修・編集. 精神障害の臨床. 東京: 日本医師会; 2004. p.274-7.
2) 日本心身医学会教育研修委員会，編. 心身医学の新しい治療指針. 心身医学. 1991; 31: 540-2.

第2章

漢方についての一般的知識

漢方は日本独特の伝統医学である

　　漢方医学は漢方とついていますが，日本独特の伝統医学です．西洋医学（蘭方）が日本に伝来した際に，それまでの日本の伝統医学を漢方と呼び習わすようになりました．では，日本独自の医学かというとそうではありません．最初は，大陸から輸入されました．6世紀ごろまでは医学知識は朝鮮半島を経由して伝来しました．7世紀以降は，遣隋使，遣唐使を通じて中国から直接伝わるようになりました．平安時代には日本で「医心方」が編纂されました．これは，中国や朝鮮の医書を引用，編纂したものです．室町時代には，田代三喜が明に留学し，金元医学を学び，帰国しました．田代三喜の弟子である曲直瀬道三は金元の医学を広めました．江戸時代に古方派が勃興するまでは，この金元医学を学んだ流派が主流でした．この流派を後世派と呼びます．江戸時代中期以降，観念論や空論を排して，傷寒論に立ち帰ろうと主張する流派が台頭します．これを古方派と呼びます．古方派の一人である吉益東洞（1702 ～ 1773）は万病一毒説を唱えます．これは，全ての病気の原因は毒にある．その毒を去ることが治療の根本であるとするものです．吉益東洞は多くの弟子を育て，当時の医学界の主流となりました．そのほか，古方派と後世派両方の長所を取り入れた折衷派や，古今の文献について身勝手な解釈を排して考証する考証派と呼ばれる学派が生まれました．

　　明治になり，富国強兵のため，医学は西洋医学一辺倒となりました．漢方医学は衰退していきますが，和田啓十郎の医界之鉄椎，その弟子の湯本求真による皇漢医学などに啓発されて漢方医学を志す医師もありました．

　　戦後昭和51年に漢方方剤エキスが健康保険に採用されたあと，徐々に漢方医学を臨床に用いる医師が増加しました．現在では，医師の9割が

6 ● 総論

漢方薬を処方した経験があるといわれます.

漢方は体質に合わせた治療を行う

　漢方の最大の特徴は人それぞれある体質に合わせて治療を行うところにあります. 西洋医学は，診断が同じであれば，同じ薬を用います. 例えば，うつ病には抗うつ薬です. その時に患者さんの体質は考慮されません. 一方漢方では，患者さんの体質を把握することが診断，治療に直結するのです. 熱を帯びているか，冷えているか. 体力の充実度はあるか否か. 同じ訴えに対する治療であっても，患者さんの体質によって用いる方剤が違ってくるのです.

エキスと煎じの違い

　漢方薬を処方したことがある医師は9割近いということを述べました. その多くはエキス剤と呼ばれる漢方製剤だと思われます. 漢方薬は，煎じと呼ばれる原材料を煮出したものを用いるのが本来の姿です. これを毎日小一時間煮出すのは大変手間がかかります. それで，簡便法として開発されたものがエキス剤です. エキス剤は，言ってみれば，製薬会社が患者さんにかわり，生薬を煎じて，それを乾燥させたものです. 煎じ（湯液とも呼ばれる）は，煮出すのは手間がかかりますが，生薬の加減が容易にできるという利点があります. そのため，より細かく患者さんの状態や体質に合わせて治療ができるメリットがあります. 一方エキス剤はお湯に溶くだけで簡便に服用できますが，生薬の加減はできません. 煎じがフルオーダーの背広ならば，エキス剤はパターンオーダーの背広といったところでしょうか. 現状では，煎じを出そうと思っても，引き受けてくれる調剤薬局が限られています. 煎じを処方する医師が少ないこと，生薬が高騰しており，なかなか利益を上げられないこと，生薬の管理が面倒，などが理由と思われます. 本書はエキス製剤による漢方治療を念頭において説明していきます.

病名漢方について

　西洋医学的な病名で漢方を用いることについては，私は半分賛成で，半分反対という立場です．西洋医学的病名から漢方ではどのような治療をするのかというアプローチは「漢方診療の実際」以来，日本における漢方治療を学ぶ際の定型になっていると思われます．ある疾患に用いる方剤は先達の先生方がすでに成書にまとめています．ただ，ある疾患に対して用いる漢方方剤が複数ある場合には，どうするのか．例えば，慢性胃炎について，大柴胡湯，黄連解毒湯，半夏瀉心湯，生姜瀉心湯，安中散，人参湯，四君子湯，六君子湯など多数の方剤が候補にあがります．それらからどのように選ぶのか．それは当てずっぽうに次々と選んでいくわけにはいきません．その場合には，患者さんの状態を漢方医学の方法論に則って把握して，方剤を選択していく必要があるのです．

異病同治について

　異なる疾患の経過中であっても，同じ証候が現れれば，同じ方剤を用います．葛根湯を例にとります．脈は緊張が良く，項背が強ばり，無汗．これらの証候があれば，かぜに用いられるし，また乳腺炎にも用いられます．これを異病同治と呼びます．

漢方は魔法やミラクルではない

　西洋医学的治療を受けても治らない．もう，漢方しかないのではないかと漢方クリニックに来院される患者さんがいます．守備よく症状が軽減されれば，患者さんがとても喜んでくださいます．患者さんからみれば，漢方がまるで魔法のようにみえるかもしれません．しかし，これは魔法でも何でもありません．患者さんの状態を漢方医学的に把握して，それに沿って治療したところ，良くなったのです．患者さんに漢方薬を処方するに当たっては，病名だけで漢方薬を決めるべきではありません．その漢方薬を選んだ自分なりの根拠をもつべきです．漢方医学の理論にしたがって決定するべきです．

陰陽について

　陰陽は，傷寒論と黄帝内経とでその意味するところが異なります．ここでは，傷寒論でいうところの陰陽について解説します．

　陰陽とは，2つの意味において用いられます．

　1. 寒，熱のいずれが優勢かを示す
　2. 病期の分類としてどの段階にあるか

1. 総体として寒，熱のいずれが優勢か

　総体として熱が優勢であるならば，「陽」とします．寒が優勢であるならば「陰」とします．「総体として」としたのは，陽証であっても，部分的に寒が存在するからです．例えば，少陽病期に出現する上熱下寒では，上半身は火照るのに，下半身が冷えると患者さんは訴えます．陽証の冷えと，陰証の冷えとで区別できないではないか，と思われるかもしれません．陽証の冷えは，部分的であり，どこかに熱を見いだせるはずです．一方，陰証の冷えは冷えるのみで，熱を見いだせません．ただし，後述する厥陰病においては，熱を発して，発汗して，手足を布団から出すなどということがありますが，その場合には，脈が沈・弱であったり，どこか所見に矛盾が生じているはずです．表1 に陰陽の違いを示します．

表1 陰と陽の違い

陽証	熱性	上昇	活動的	外部に現れる
陰証	寒性	沈降	非活動的	内部に隠れる

2. 病期の分類

　傷寒論では，病の初発から最終段階までを6つに分類します（六病位と呼びます）．太陽病，少陽病，陽明病を陽病期，太陰病，少陰病，厥陰病を陰病期とします．それぞれ3つずつで，三陰三陽とも呼びます．

① 太陽病期

　傷寒論では太陽病を「太陽の病たる，脈浮，頭項強痛，而して悪寒す」としています．日常の臨床で太陽病期に遭遇するとすれば，かぜ症候群などの急性熱性疾患です．ゾクゾクとした寒気，頭痛，項背部の張りや凝りがあり，脈は浮で数脈となります．

② 少陽病期

傷寒論では「少陽の病たる，口苦く，咽乾き，目眩くなり」とされます．太陽病期で治癒に向かわないで少陽病期に移行する場合，後述する陽明病期から移行して慢性化する場合とがあります．少陽病期は，主戦場が半表半裏と呼ばれる領域になります．これは，口から横隔膜を挟んだ上下付近とされます．肋骨弓下を臍から乳頭に向けて3本の指をそろえて押し上げると患者さんが息苦しさを訴えたり，抵抗を感じることがあります．これを胸脇苦満と呼びます．胸脇苦満は，少陽病期に特徴的な所見です．そのほか，脈は弓の弦に触れたような感触があります．これを弦脈と呼び，これも少陽病期に特徴的です．熱型は，弛張熱と呼ばれる波形を示します．朝は低いのに，夕方になるにつれて徐々に高熱を呈していく．それが翌朝には解熱するが，前日朝よりは少し高い熱を出します．それを繰り返すうちに段々と体温が上昇していきます．そのほか，口渇，嘔気，嘔吐，めまいなども少陽病期には現れます．

③ 陽明病期

陽明病期は「陽明の病たる，胃家実，これなり」とされます．脈は実，高熱が続き，舌はカラカラに渇きます．腹部は膨満し，便秘が著明です．

④ 太陰病期

太陰病は「太陰の病たる，腹満して吐し，食下らず，自利益々甚だしく，時に腹自ずから痛む．若し之を下せば，必ず胸下結鞕す」とされます．太陰病期は陰証の始まりです．始まりではありますが，完全に陰証に切り替わったわけではなく，陽証から陰証への移行期と考えられます．先に陽明病で腹部は膨満するとしました．太陰病の腹満とは違うものであることに注意が必要です．陽明病の腹満は，圧しても腹力があり，抵抗を感じます．太陰病の腹満は圧しても腹力がなく，抵抗を感じることなく，へにゃっとした感触です．陽明病の腹満は実満，太陰病の腹満は虚満と呼ばれます．太陰病期では，心窩部不快，腹直筋攣急がみられることがあります．そのほか食欲低下，悪心嘔吐，下痢，便秘など消化器症状が中心となります．

⑤ 少陰病

「少陰の病たる，脈微細，但寝んと欲するなり」とされます．ここからが本格的な陰証になります．気血が一段と不足します．脈は沈で，微細で弱．気力がなくなり，だたひたすら横になっていたい，と患者さんは訴え

ます．食べたものが消化されずにそのまま出てくる下痢（完穀下痢）が特徴です．手足は冷え，舌は湿潤して腹は力がなく，軟弱です．

⑥ 厥陰病

「厥陰の病たる，消渇，気上って心を撞き，心中疼熱，飢えて食を欲せず，食すれば則ち蛔を吐し，之を下せば利止まず」とされます．病の最終段階，危篤といわれる状態に相当します．それまで元気のなかった患者さんが，急に食欲が出てきて，食べるものの，消化機能は低下しており，吐いてしまいます．最後に残された気が上衝しのぼせるが，下半身は冷えます．喉が渇く，胸の中が苦しいと訴えたり，意識混濁，四肢冷が出現します．

虚実について

最初にお断りしておきますが，日本漢方と中医学とで虚実の意味するところが違います．ここでは，混乱を避けるために日本漢方でいうところの虚実について説明いたします．

虚実は，「体力を質的な面から見て，その充実の度合を示すものさし」[1]です．虚実は，「病的過程に対する反応力」と「その基礎としての体力」[2]の2つの側面があります．元々体力がある人であれば，病気の時に動員できる気血の量も多いと推定できるということになります．ただ，臨床をしていると，普段虚証の人が病気になると，実証としか思われない状態を呈することがあります．ここでは主として病的な状態に対する反応力としての虚実について考えます．

虚証は「脈，腹力に力なく，顔色が蒼白く，眼に張りがなく，声に力がなく，無気力で疲れやすく，汗をかきやすく，時には盗汗があり，下痢しやすい，つまり正気が不足し，抵抗力が減弱し，生理的機能が減退した状態」[3]です．一方実証は虚証の真逆になると考えると理解しやすいです．つまり，「脈，腹力などすべてが充実し，過緊張の状態で，顔色もよく，眼に張りがあり，声に力があり，無汗で便秘傾向である」[3]とされます．

虚実に対する治療

急性疾患の場合，診断には，舌，脈，発汗の有無が手がかりになりま

す．慢性疾患の診断には，脈，腹の診察所見が手がかりになります．脈と腹とで所見が異なった場合には，腹診の所見を重視します．それは，脈が容易に変化するのに対して，腹証は変化するのに時間がかかる，ある種持続性があるものだからです．

虚証に対しては，補う治療を行い，実証に対しては瀉する治療を行います．補う治療の多くは，脾胃を補うことで気を補おうとするものです．気が増えればやがて血も増える．それで気血を補います．

実証に対して行う瀉する治療とは，過剰なエネルギーを捨てさせることを目的とした治療です．

表裏について

表裏という概念は，日本漢方では，闘病反応が起きている場所の深浅を示すのに用います．表とは，皮膚，筋肉，さらに神経，関節も含む概念です．六病位では，太陽病期で表で闘病反応が起こります．そのときに出現する典型的な症状としては，悪寒，頭痛，項背部痛，筋肉や関節の痛みなどです．裏は，消化管，特に胃腸のあたりをさす概念です．陽明病期，太陰病期，少陰病期，厥陰病期は裏で闘病反応が起きます．その症状としては，腹部膨満，便秘，下痢，腹痛などです．では，半表半裏とは，どこか．横隔膜を挟んで上下付近をさします．表と裏の中間であるため，半表半裏と呼ばれます．半表半裏イコール少陽病期といえます．口の苦み，喉が乾く，眩暈，嘔気，食欲がない，胸脇苦満が不快である，などの症状が出てきます．

寒熱について

陰陽が全体の性質としての熱性，寒性を示すのに対して，寒熱は局所の熱性，寒性を示すものです．例えば，少陽病期で加味逍遥散を処方するような状態を想定します．全体としては少陽病期で陽証であるので，熱性です．局所でみると，上半身が熱を帯び，下半身が冷えている．この場合を上熱下寒と呼びます．

気血水について

1. 気虚

　気が虚ろということから，想像がつくかと思いますが，気が不足した状態をさします．トラックに例えるなら，トラックが不足しているため，積荷を十分に運ぶことができない状態です．気虚になると，当然血虚（後述）も生じることになります．このような状態を気血両虚といいます．気虚の症状としては，倦怠感，気力低下，易疲労感，舌が淡泊紅，腫大，脈が弱い，腹力が弱い，かぜを引きやすいなどがあります．うつ症状が生じている患者さんによくみられる症状だと思いませんか．

　気虚を起こす原因としては，まず脾胃の力が弱ってしまって，気を作り出すことができなくなっていることがあげられます．その他には，気を貯め込んでおくことができなくなっている場合が考えられます．これは腎の障害が起きている可能性があります．肺が障害されると，外気を吸収する力が弱って，気が不足している場合なども考えられます．

　五臓の図 図1 を参照してください．脾は肺の母です．肺は腎の母です．脾の力を回復させることが，巡り巡って肺，腎の力を回復させることにつながります（時間はかかりますが）．気虚の治療としては，人参湯類，あるいは建中湯類を用いることが多いです．

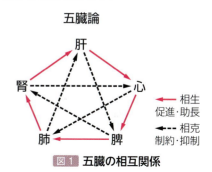

図1　五臓の相互関係

2. 気うつ

　気うつは，気の流れが滞った状態をいいます．トラックに例えるなら，渋滞が発生してしまい，積荷を届けることができない状態になります．後述しますが，積荷である血が滞りますので，瘀血という状態を呈します．気うつの症状としては，抑うつ傾向，喉の痞え感，胸のつまり感，腹部膨満感などがみられます．

　患者さんから「喉のあたりに何かが詰まっている感じがします」と聞いたことはありませんか？　これは漢方医学では，梅核気あるいは，咽中炙臠（いんちゅうしゃれん）と呼ばれる状態です．診断スコアにもありますように，気うつの典型的

な症状です．この場合によく用いられるのは半夏厚朴湯という処方です．

気うつの治療は，滞った気の流れを改善する処方を用います．そのような処方には，半夏厚朴湯をはじめ，香蘇散，柴胡を含む柴胡剤グループがあげられます．

3. 気逆

気逆は，気が逆上してしまった状態をさします．エネルギーである気は，上昇，拡張する性質をもっています．必要以上に気が上昇してしまった結果，上半身にエネルギーが集中してしまいます．例えるなら，必要以上に特定の場所にトラックが集まってしまった状態です．そのため，その他の場所は，トラックは不足して，積荷も不足してしまうことが起こります．気逆には気虚を伴うことが多いのはこのためと思われます．気逆の症状としては，冷えのぼせ，臍上悸，顔面紅潮，嘔吐，咳嗽などがあげられます．

気の上昇する性質から，頭部に症状が多いのがわかりますね．ただし，気逆の症状は頭部にのみ起こるわけではありません．その途中でも，症状は出現することがあります．発作性に動悸が起こり，それが腹から胸に突き上げてくるものを奔豚気と呼びます．西洋医学的には，パニック障害と呼ばれる症状の一部にあたるものと思われます．

気逆の治療に用いる処方の多くには，桂枝と甘草が含まれます．桂枝が上昇を抑える働きをもち，甘草は急迫を治するとされています．2つを合わせることで，急な気の上昇を抑えるのです．余談ですが，漢方では2つの生薬を組み合わせることで，作用が高まることがしばしばみられます．詳しくは，他書（田畑隆一郎．傷寒論の謎―二味の薬徴―オンデマンド版．源草社，2003）を参照してください．

4. 血虚

血が虚ろですから，血が不足した状態をさします．血は身体を巡る3要素のうち，物質的なものをさします．トラックが不足しているか，積荷の消費が激しいか，あるいは作られないために不足して届けられない状態に例えられると思います．このうちトラックが不足しているために積荷を届けられない状態を気血両虚ということは先に述べました．血虚の症状としては皮膚の乾燥と荒れ，赤ぎれ，顔色不良，めまい，こむらがえり，頭

髪が抜けやすい，爪がもろいなどです．

　昔，養毛剤のCMで「古来中国では，髪を血餘といった……」という
セリフがありました．初めてみたときには，何のことやらサッパリわかり
ませんでした．そのわからなさが心に引っかかりました．漢方医学を学ぶ
ようになり，血虚という概念を知り，やっとあのCMのセリフの意味が
わかりました．十分に血が行き渡らないと髪が抜けてしまいますよ，と
いうことだったのです．血虚の治療に用いる基本処方に四物湯があります
が，これは脱毛によく用いられます．

　こころの問題については，血虚が起こると，集中力低下，不眠などが起
こります．これらは，気血両虚の結果起こることがあり，帰脾湯あるいは
加味帰脾湯がよく用いられます．

5．瘀血

　瘀血は，血が滞った状態をさします．ストレス，外傷，便秘などが原因
となります．例えるならば積荷が渋滞した状態ですので，渋滞した先には
積荷が届きません．血虚と共通するような，不眠，嗜眠のほかに不穏を呈
します．筋肉で瘀血が起こると，筋肉痛になります．瘀血の症状としては
皮膚の色素沈着，細絡，口唇舌の暗赤色，臍周囲の圧痛などです．

6．水滞（水毒）

　血と同様に液体ですが，血液以外の体液を水と呼びます．水の異常とし
ては，水の停滞・偏在が問題になりやすいです．これを水滞あるいは水毒
と呼びます．症状としては，めまい，立ちくらみ，浮遊感，乗り物酔い，
浮腫，頭痛などがあります．

五臓について

　五臓は，身体の働きを5つの臓に分けたものです．西洋医学でいう臓
器と同じ字（肝，心，脾，肺，腎）ですが，その意味するところはもっ
と広汎なものです．例えば，腎は泌尿器，生殖器，成長，気の貯蔵など
に関係します．腎臓よりもより広汎な働きを含むのです．臨床場面では，
患者さんの訴えが，五臓のどこに失調が該当するのかを考えていきます
（図1 参照）．

五臓の間には，相生相克という相互関係が生じます．相生とは，促進的な働きをいいます．相克とは，抑圧的な働きをいいます．たとえば，肝は心に対して促進的に働きます．肝は脾に対して抑圧的に働きます（これを木克土と呼びます）．食欲不振というと，脾の働きを想定しますが，ストレスがかかっているために食欲が落ちているならば，脾の力を回復させるだけでは不十分です．ストレスによって過剰になっている肝の働きを正常化してやることが根本的な治療につながります．こころの漢方では，肝と心の働きが重要ですが，肝と心以外の五臓との関係も診ていく必要があります．

1．肝

① 気の流れの調節

　「肝は疏泄を主る」といわれます．疏泄とは気が伸びやかに流れるというような意味になります．気が滞りなく身体を流れることで，気血水いずれも身体を巡り健康を維持します．ストレスがかかったり，アルコールの過剰摂取などで肝の働きが過剰になると気の流れも異常をきたし，心身の不調をきたします．

② 血の貯蔵

　「肝は血を蔵す」といいます．肝に蓄えられた血が全身に流れることで，栄養を供給します．

③ 知謀をめぐらせる

　「肝は謀慮を主る」といい，知恵やはかりごとに肝が関与すると考えられています．

④ 筋の調整

　肝は筋の働きを調整します．緊張すると，眼瞼がピクピクと痙攣することがあります．漢方では，これも，肝気の亢進の一つととらえます．

⑤ 肝の異常は眼と爪にあらわれやすい

　眼が疲れる，眼がショボショボする，視力低下，爪が割れやすいなどは肝の異常によるものとして考えます．

2．心

① 循環器

　まず，西洋医学的な意味での「心臓」と同様に血液を循環させる働きが

16 ● 総論

あります.

② 意識レベルを保つ，精神活動に関与する

「心は君主の官」と呼ばれます．意識レベルを保ちます．睡眠覚醒にも関与します．また，精神活動にも関与します．

③ 心の異常は舌にあらわれる

不眠では，舌尖が赤くなることがあります．それは心の働きが過剰であることの不眠，そして心の状態の鏡としての舌尖の変色と考えられます.

3. 脾

① 消化吸収

食べたものを消化吸収する働きがあります．食べたものから気を作り出します．脾の働きが低下すると，気の供給が減少します．気が不足すれば，全身の働きが低下してしまいます.

② 血を統禦する

脾は，血が全身をくまなく滞りなく流れるよう調整します．脾が弱り，気虚を呈すると，血が漏出しやすくなります.

③ 筋肉の形成と維持

脾は筋肉を作りだし，その維持に寄与します．脾の働きが落ちると，筋肉がやせ衰えてしまいます.

④ 脾の異常は口唇に現れやすい

脾の異常は口唇に現れやすいとされます.

4. 肺

① 呼吸

漢方でいう肺の働きの一つは，呼吸機能です．これは西洋医学的な肺の働きと同等と考えてよいでしょう.

② 気血水の生成

肺では気血水が生成されます.

③ 皮膚の機能を調節する

肺も皮膚も外気と接しています．漢方では皮膚の異常と肺の異常は密接に関連すると考えます.

5. 腎

① 泌尿器系

これは西洋医学的な「腎臓」の働きと共通です.

② 生殖器系

腎は生殖器の働きを調整しています.

③ 成長

骨や歯の成長と関係します. また, 腎の働きが旺盛であれば, 老化も緩慢に進行します.

④ 腎の異常は耳にあらわれやすい

腎は耳と密接に関連します. 耳鳴りや難聴は腎の不調と関連して生じることが多いです.

🐄 文献
1) 藤平　健, 小倉重成. 漢方概論. 大阪: 創元社; 2010. p.80.
2) 日本東洋医学会学術教育委員会. 専門医のための漢方医学テキスト. 東京: 南江堂; 2010. p.26.

🐄 参考文献
3) 高山宏世, 編著. 腹證図解漢方常用処方解説 (第 51 版). 東京: 日本漢方振興会漢方三考塾; 2012. p.61.
4) 寺澤捷年. 症例から学ぶ和漢診療学第 3 版. 東京: 医学書院; 2012.
5) 高山宏世, 編著. 腹證図解漢方常用処方解説 (第 51 版). 東京: 日本漢方振興会漢方三考塾; 2012.
6) 大塚敬節. 新装版漢方医学. 大阪: 創元社; 2001.
7) 日本東洋医学会学術教育委員会, 編. 専門医のための漢方医学テキスト. 東京: 南江堂; 2010.
8) 大塚敬節, 矢数道明, 清水藤太郎. 漢方診療医典. 東京: 南山堂; 2007.
9) 藤平　健, 小倉重成. 漢方概論. 大阪: 創元社; 2010.
10) 花輪壽彦. 漢方診療のレッスン増補版. 東京: 金原出版; 2003. p.79.

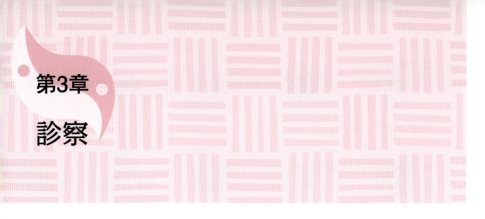

第3章 診察

はじめに

漢方診療では，診察する内容を4つに分類します．望診，聞診，問診，切診と呼びます．4つを合わせて四診と言います．また，この順番（望診─▶聞診─▶問診─▶切診）で診察を行っていきます．

望診について

望診は，西洋医学的には視診に該当します．

患者さんの入室から望診は始まります．診察中，相手を観察し続けますが，さりげなく観察するようにします．観察する内容としては以下のようなものがあげられます．

1. 体格

がっしりした体格の場合には実証を念頭に診察を進めていきます．痩せ型の場合には虚証ではないかと考えながら診察していきます．注意が必要なのは，一見がっしりして，実証を思わせる人でも，実際には虚証である場合があります．いわゆる「張り子の虎」といえるような状態です．望診だけで診断せず，他の聞診，問診，切診を参考に診断していくようにしましょう．

2. 眼光の観察

目に力がある場合には，気が充実していると考えられます．目に力がない場合には気が不足している気虚の状態が想定されます．緊張すると，目がつりあがって見えることがあります．それは肝気の昂ぶりを反映していると考えられます．

3. 顔色

赤みを帯びている場合には，気逆，熱などを想定します．蒼白の場合には，血虚を想定します．シミ，毛細血管の拡張，目のクマがある場合には瘀血を想定します．

4. 皮膚（爪や頭髪を含む）

皮膚の乾燥，痒みがある場合には血虚の存在が考えられます．色素沈着がある場合には瘀血を想定します．爪がもろくなって割れやすい場合には血虚の存在が考えられます．毛髪については，血虚があると抜けやすくなったり，ツヤがなくなり，細くなります．

5. 口唇

唇が紫色を呈する場合には瘀血の存在が考えられます．口角炎は脾の障害が考えられます．

6. 舌

舌の診察は舌診と呼ばれ，望診の中でも重要なものです．以下のような観察するべきポイントがあります．

① 舌の色

舌が淡紅と呼ばれる色が正常とされます．そう言われてもイメージしにくいと思います．健康な赤ちゃんの舌は淡紅であることが多いです．赤みが強い場合には熱の存在が示唆されます．暗赤色の場合には瘀血の存在が想定されます．舌尖が赤くなる場合があります．この場合には心の異常を反映していることが多く，患者さんは不眠を抱えていることがしばしばみられます．

② 舌の形

舌を出したときに開いた口の幅よりも舌が大きい場合に腫大と判断します．気虚あるいは水滞が存在すると考えられます．歯痕と呼ばれる歯の痕が舌についている場合があります．この場合には，気虚，水滞，あるいはストレスで挺舌をしている場合にみられます．表面がテカテカと輝くような場合には鏡面舌と呼ばれ，血の不足（気虚も合併することも）が想定されます．

20 ● 総論

③ 舌苔

薄い白苔は正常でもみられます．黄苔（黄色いこけ）がある場合には熱が存在すると考えられます．

④ 舌下静脈怒張

舌下静脈怒張は瘀血の存在を示します．

聞診について

聞く診察と書きますが，聴覚だけではなく，嗅覚を通して知覚できる所見を収集することをさします．

1. 声

声に張りがあり，明瞭に聞こえる時には実証を示唆します．声が弱々しく，はっきりしない時には虚証であると考えられます．

2. 蠕動音，胃部振水音

蠕動音が亢進している場合には，脾胃の冷えを疑います．腹診（後述）で，腹部をリズミカルに揺らして，水の音がチャポチャポ聞こえるものを胃部振水音と呼びます．この胃部振水音が聞こえる場合には，脾胃の水滞を疑います．

3. 体臭，便臭

体臭，便臭（大便，小便）が強い場合には，熱証であることが多いです．体臭，便臭が弱い場合には寒証であることが多いです 表1 ．

問診について

問診については，西洋医学的な問診と大きな違いはありません．ただ，一見些細なことに思える患者さんの訴えが漢方診療においては重要な鍵になることがあります．問診における情報収集を補うために，あるいは患者さんが気づいていない問題点を拾い上げるために筆者のクリニックでは，問診票を積極的に用いています（https://www.akashi-clinic.com/img/question.pdf）．以下にその概要を示します．患者さんが記入した問診票を

表1 熱証と寒証の見分け方

熱証		寒証	
機能亢進的・炎症的興奮的な症状		**機能衰退的・退行的・萎縮的な症状**	
顔色	赤い，頬赤	顔色	白い，青白い
頭	のぼせる	頭	のぼせない
手足	手，足が熱い，火照る	手足	手，足が冷える
皮膚	患部の炎症，発赤	皮膚	患部に発赤なし
嗜好	冷たいものを好む，苦いものも平気	嗜好	熱いものを好む
口	苦い，口唇が乾く，口渇（水をよく飲む）	口	口渇なし（口渇あっても，水を飲まない）
舌	黄苔，厚い白苔，乾燥	舌	湿潤，平滑
痰	黄色，濃い，血痰	痰	白色，薄い
目	赤い，黄色，目やにが多い	目	青い
鼻	鼻汁が濃い，乾く	鼻	鼻汁が薄い，多い
腹	腹按を拒む	腹	腹按を好む，冷える
大便	日頃から便秘がち	大便	日頃から下痢気味
小便	尿量少なく，色が濃い	小便	尿量多く，色が薄い
生理	月経中痛みが強い，経血量が多い，月経不順で周期が早い，過度の子宮出血	生理	経血量が少ない，月経不順で周期が遅い

（高山宏世，編著．腹證図解漢方常用処方解説（第51版）．日本漢方振興会漢方三考塾；2012. p.60より）

みながら問診を進めていきますが，疑問点があれば，そのつど患者さんに確認していきます．

1. 一番治したいこと

主訴について最初に尋ねます．大体1～3個くらいに収まることが多いです．ここにいくつも記載されている場合には，この中で一番解決したい問題は何かを尋ねて，明確化をはかります．

2. いつから始まりどのような状態か

急性期にあるのか，それとも慢性期にあるのか．以前症状があったが，軽快して再発したのか．これまでの経過を確認します．

3. 家族歴

父母，兄弟，配偶者について健康なのか病気なのかどうか．また，健在なのかどうかを確認します．

4. 婚姻歴，子どもの有無

婚姻しているのか，未婚なのか．あるいは，離婚して独居である，別居している，死別しているなどを確認します．これらは患者さんの置かれている心理・社会的な現状を把握する鍵になります．

5. 既往歴

手術歴，入院歴，通院歴，輸血歴などを確認します．

6. アレルギー

喘息，鼻炎，皮膚炎，薬物，食物に対してのアレルギー歴を確認します．

7. 現在他院に通院しているか

現在他院に通院しているかどうか．診療科名，いつからかかっているか，服用している薬を確認します．

8. 今まで服用した漢方薬

これまでに漢方薬を服用したことがあるかどうか．それで奏効したかどうか．一度奏効している場合には，また有効である可能性があります．

9. 月経の状況

初経，閉経，最終月経，妊娠可能性，順調かどうか，月経周期，出血期間，出血量，月経痛の有無，排卵痛，月経前の違和感，疼痛，帯下，分娩歴，流産の有無などを確認します．

10. 食欲

食欲があるかどうか．もし患者さんが「食欲は普通です」と答えたとしても，重ねて「定食1人前を完食できますか？」と確認します．女性だと，「それはちょっと……」という答えが返ってくることがけっこうあり

ます．普通といっても，それは本人にとっての普通である場合が多いです．一般的には小食であっても，普通と答える人がしばしばです．念のため確認しましょう．

11. 睡眠

寝付きがいいか，中途覚醒はないか，夢を見ることはないかなどを確認します．

12. 小便

1日何回小便に行くか．夜間にトイレに起きたりしないか．1回量は多いか，少ないか．大体1日5～6回くらいが標準と思われます．夜間に何回も小便に行く場合には，腎虚を疑います．

13. 大便

これは便秘もありますので，何日に何回くらいか，硬いか，普通か，軟らかいか，などを確認します．

14. 症候

以下に列挙しますが，これらは問診票に例示しておき，患者さんに該当する項目に丸をつけてもらうようにします．

疲れやすい，気分が憂うつになる，物忘れをする，イライラする，汗をかきやすい，寝汗をかく，頭痛，頭重，頭鳴，耳鳴，難聴，めまい，のぼせる，立ちくらみ，視力低下，目が疲れる，目がかすむ，目がショボショボする，目のクマができやすい，くしゃみ，鼻汁，鼻汁がのどにおりる，鼻づまり，鼻血，のどが痛む，のどがつかえる，のどが渇く，水分をよくとる，口の中が乾燥する，唇が乾く，咳，痰，喘鳴，息切れ，動悸，胸痛，口が苦い，生唾が出る，げっぷ，胸焼け，みぞおちがつかえる，嘔気，嘔吐，乗り物酔い，腹痛，腹が張る，腹が鳴る，ガスがよく出る，性欲の減退，爪がもろい，髪が抜けやすい，皮膚がカサカサする，皮膚のかゆみ，しもやけができる，足に力が入らない，足がふらつく，手がこわばる，こる（首・肩・背中・腰・その他），痛む（手・足・肩・腰・膝・その他），しびれる（手・足・その他），ふるえる（手・足・その他），冷え

24 ● 総論

る（手・足・腰・全身・その他），ほてる（顔・手・足・その他），むくむ
（顔・手・足・その他），その他に気になる症状（自由記載欄を設けて記載
してもらう）

　これらのどこに丸をつけているかで，陰陽虚実気血水，五臓のどこに問
題があるか推定できます．疲れやすい，汗をかきやすい，寝汗をかく，な
どに丸があれば，気虚を疑います．イライラする，視力低下，目が疲れる
などの目の症状などに丸がついていれば肝の異常があるかもしれません．
頭痛，めまい，立ちくらみ，乗り物酔いなどに丸があれば水滞があるので
はないか．爪がもろい，髪が抜けやすい，皮膚がカサカサしているなら
ば，血虚がありそうだ．口が苦い，嘔気があるなどは少陽病期ではないか
などなど，これらの項目を確認しながら，診断を絞り込むようにします．

15. よく食べる飲食物

　甘いもの，塩辛いもの，辛いもの，酸っぱいもの，油っこいもの，冷た
いもの，温かいもの，肉（牛・豚・鳥），魚（焼・煮・刺身），野菜（生・
温），海草，卵，乳製品，果物，菓子，炭酸飲料など．陽証であれば，冷
たいものを好みます．陰証では，温かいものを好むことが多いです．油っ
こいもの，辛いものも平気であれば，実証の可能性があるのではないかと
推測します．

16. 嗜好品

　酒（種類，量，週に何日飲むか），タバコ（喫煙しているか，これまで
に喫煙歴があれば，何歳から何歳までか．1日あたりの本数は？）
　飲み物（コーヒー，紅茶，日本茶など．1日何杯か？）

切診について

　患者さんの身体に直接触れる診察のことを切診と呼びます．日本漢方で
は特に脈診と腹診が診断のために重要となります．急性期の熱性疾患（か
ぜ症候群など）の診断には，脈の所見が鍵になります．慢性疾患の診断に
は腹の所見が鍵になります．

1. 脈診

脈は，橈骨茎状突起を見つけることから始まります．この突起の高さで橈骨動脈を見つけます．そこに中指をのせます．末梢側で示指を橈骨動脈にのせ，中枢側で薬指を橈骨動脈にのせて3指を密着させます 図1 ，図2 ．これが基本の指の位置です．この位置で，3指で橈骨動脈を軽く圧したり，強く圧して脈の性状を探ります．最初は軽く圧し，徐々に圧を加えます．

① 浮

指を乗せただけですぐに脈を触れる場合には浮脈と呼ばれます．表で闘病反応が起こっていると考えられます．

② 沈

強く圧すると脈を触れます．裏で闘病反応が起こっていると考えられます．なお，浮と沈の間くらいの深さに脈を触れる場合には浮沈間と表現します．

③ 虚（弱）

脈が弱く触れる場合には虚脈と呼び，虚証であると考えられます．

④ 実

脈を強く触れる場合には実脈と呼びます．

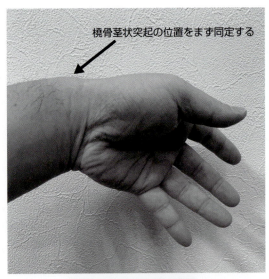

図1 橈骨茎状突起の確認

⑤ 弦（げん）

弓の弦（つる）に触れたような脈を弦脈と呼びます．少陽病期で柴胡剤の適応になるような状態で出現します．

⑥ 数（さく）

医師が一呼吸する間に6回以上の脈を打つ場合，あるいは90拍動/分以上を数脈と呼びます．熱状を反映します．

⑦ 遅

医師が一呼吸する間に3回ないし4回以下の脈を打つ場合，あるいは60拍動/日以下の場合に遅脈と診断します．通常寒状を反映していると考えられます．

⑧ 渋（しゅう，またはじゅう）

脈が3指の間を通過するのが遅く感じられる脈です．瘀血で出現するとされます．

⑨ 滑

文字通り脈が滑らかに通過していきます．熱状を反映します．

⑩ 緊

弦脈との区別が難しいです．脈がビーンと張っているように感じられます．寒状あるいは痛みがあるときに出現するとされます．

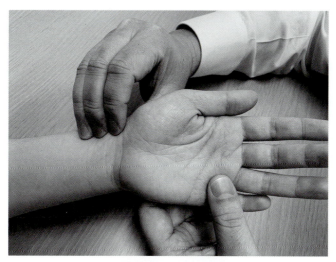

図2 脈診の指の位置

⑪ 緩

ゆったりとして適度な緊張感がある脈で正常時に出現します．

2. 腹診

腹診では，腹力の程度，心下痞鞕，胸脇苦満，心窩部振水音，腹部動悸，腹直筋攣急，臍傍圧痛，S状結腸部の圧痛，回盲部圧痛，小腹不仁などの有無を確認します．診察にあたっては，患者さんに仰臥位になってもらい，両足は伸ばすように指示します．腹診の順番を 図3 に示します．いきなりグイグイと押すようなことはいけません．「の」の字を書きながら片手の示指，中指，薬指を揃えて軽く，やさしく按圧します．まずは腹部全体の緊張度をみることで患者さんの緊張をほぐすことが重要です．腹力をまず確認，それから腹直筋攣急の有無，心下を確認，胸脇苦満，腹部動悸，臍傍圧痛，S状結腸部の圧痛，回盲部圧痛，小腹不仁と進めていきます 図3 ．

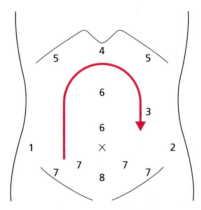

図3 腹診の順番

① 腹力

腹部の弾力と緊張度をみます．腹直筋の直上は避け，その外縁で腹力をみます．腹力は5段階（例：3/5などと表記する）で分けることが多いと思います．とは言っても，最初に何らかの基準がなければ比較ができないと思います．できれば，腹診の講習会に参加したり，指導を受ける先生と同じ腹診を行って「キャリブレーション」の機会を作ることをすすめます．腹力が強ければ実証，弱ければ虚証と考えられます．

② 腹直筋攣急

　腹直筋が緊張しているのを触知する場合があります．臍から上で触知する場合には腹皮拘急，臍よりも下の腹直筋が緊張するのを小腹拘急と呼びます．腹直筋攣急といっても，実証の場合も虚証の場合もあります．実証では，肝気の亢進に伴って腹直筋攣急が出現します．実証ですので，腹力もしっかりあります．虚証では，腹力がないのに腹直筋だけが薄く張っています 図4．

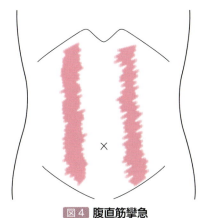

図4 腹直筋攣急

③ 心下痞鞕

　心窩部の抵抗圧痛をいいます．心窩部の不快感を心下痞，診察する者が他覚的に抵抗を感じる場合には心下痞鞕と呼びます．心下痞鞕は，陰陽・虚実様々な方剤において出現します 図5．

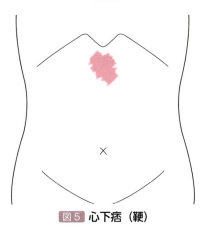

図5 心下痞（鞕）

④ 胸脇苦満

　季肋下部に抵抗，圧痛が存在する場合に胸脇苦満と呼びます．臍と乳頭を結んだ線上で，季肋下を通過する点で最もよく出現するとされます．胸脇苦満は柴胡剤の適応があるサインです 図6．

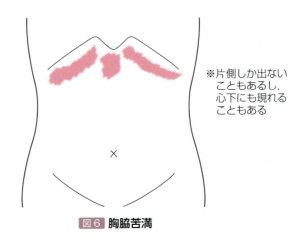

※片側しか出ないこともあるし，心下にも現れることもある

図6 胸脇苦満

⑤ 心窩部振水音

　腹診の時には膝を伸ばすといいましたが，心窩部振水音を確認するときには，膝を立ててもらい診察します．手首にスナップを効かせて軽く叩くと，チャプチャプと水の音を聴取する．これが心窩部振水音です．心窩部に水滞が存在することを示しています．

⑥ 腹部動悸（心下悸，臍上悸，臍下悸）

　臍の上下において腹部大動脈の拍動を触れるものです．まず，やせ形の人で腹壁が薄いような人では触れやすいです．肝気の亢進，心の異常でも動悸を触れます．さらに水滞においても腹部動悸を触れます 図7．

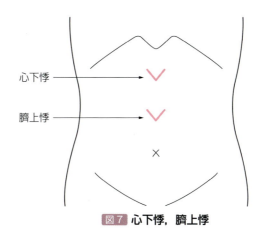

図7 心下悸，臍上悸

⑦ 臍傍圧痛
　臍の斜め下2横指半くらいの場所に圧痛が出現するものを臍傍圧痛と呼びます．これは瘀血が存在することを示唆します 図8 ．
⑧ S状結腸部の圧痛（小腹急結）
　桃核承気湯の証では，S状結腸部の圧痛を認めます．この場合には便秘が顕著であることが多いです 図8 ．
⑨ 回盲部圧痛
　S状結腸部の圧痛同様に瘀血があるときに出現します 図8 ．

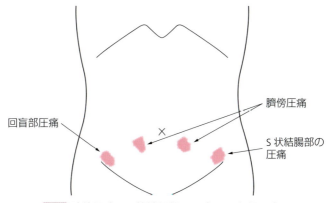

図8 臍傍圧痛，S状結腸部の圧痛，回盲部圧痛

⑩ 小腹不仁

　臍上と比べて臍下の腹力がなく，3指をそろえて按ずるとふにゃっとした感じを受けます 図9 ．

　腎虚の存在を示すとされます．

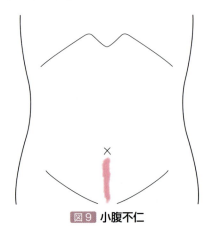

図9 小腹不仁

漢方の治療原則

1．太陽病期の治療

　太陽病期の治療は，発汗させることが主眼となります．実証であれば，発汗する作用の強い方剤を用います．大青竜湯，麻黄湯，葛根湯など．逆に虚証では，発汗作用の強い方剤を用いると脱汗になりますので，発汗作用の弱い桂枝湯が選択肢になります．

2．少陽病期の治療

　少陽病期の治療は和解法と呼ばれます．少陽病期は，太陽病期のように表において闘病が起きているわけではなく，かといって陽明病期のように裏でもない．ちょうどその中間（半表半裏）で闘病が起きているわけです．太陽病のように発汗だけでは対応できない．かといって陽明病のように下すこともできない．そこで，病毒の削減をはかるという治療法を行うのです．

3. 陽明病期の治療

陽明病の治療は下して熱を去るという方法をとります. これを瀉下と呼びます. 陽明病では消化管（裏）に病毒が及びます. 高熱が続くため, 何とか熱を下げなければなりません. そのために, 下すことで熱を下げようとする治療法をとります.

4. 太陰病期, 少陰病期, 厥陰病期の治療

陰証期は闘病の舞台は裏になります. そのため, いずれも消化管に関連する症状が多くみられます. 冷えているために温める治療が中心になります. そのうち, 太陰病期はまだ陰証の入り口に当たります. 虚満と呼ばれる腹部膨満がみられます. 陽明病の腹部膨満が充実した力のある膨満であるのに対して, 太陰病期の腹部膨満には力がありません. 押すとへにゃっとするような感じです. 体力が低下してきており, 多くは虚証となります. しかし, 一部陽証と陰証の間で実証をとる場合があります. そのような場合には桂枝加芍薬大黄湯のような下す作用をもつ方剤を用いることもあります.

少陰病期からが本格的な陰証です. 附子, 乾姜, 細辛などの熱薬が入る方剤を用います. これで温める治療を行います.

厥陰病期は, 病気の最終段階であり, 温める治療が中心になります.

5. 先急後緩

慢性期の疾患を治療している間に急性期の熱性疾患（かぜ症候群など）に罹患する場合があります. その場合には慢性疾患の治療は一旦休止して, 急性期疾患の治療を優先します. これを先急後緩と呼びます.

6. 先補後瀉

時に実証の方剤と虚証の方剤を併用する必要が出てくる場合があります. その場合には虚証の方剤を先に用いて, それから実証の方剤を用いるというのが原則です. これを先補後瀉と呼びます.

7. 先表後裏

表証と裏証の二病が同時に存在する場合には, まず表証を治療してから, 裏証を治療するというものです. 本来は太陽病と陽明病の併病につい

ての治療原則です.

8. 虚実に迷うときには虚証として治療する

　診察した患者さんが虚証なのか,実証なのかを迷うことがあります.その場合には虚証と考えて虚証の方剤から始めるのがよいでしょう.もし,誤治であった場合,虚証の人に瀉剤を与えてしまったら,体力を消耗することにつながります.実証の人に補剤を与えてしまった場合には,体力消耗をさせることはなく,害が少ないからです.

参考文献
1) 寺澤捷年. 症例から学ぶ和漢診療学第 3 版. 東京: 医学書院; 2012.
2) 高山宏世, 編著. 腹證図解漢方常用処方解説(第 51 版). 東京: 日本漢方振興会漢方三考塾; 2012.
3) 大塚敬節. 新装版漢方医学. 大阪: 創元社; 2001.
4) 日本東洋医学会学術教育委員会, 編. 専門医のための漢方医学テキスト. 東京: 南江堂; 2010.
5) 大塚敬節, 矢数道明, 清水藤太郎. 漢方診療医典. 東京: 南山堂; 2007.
6) 藤平　健, 小倉重成. 漢方概論. 大阪: 創元社; 2010.
7) 花輪壽彦. 漢方診療のレッスン増補版. 東京: 金原出版; 2003. p.79.

各 論

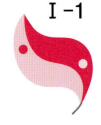

I–1　こころの病気の漢方診療

不安

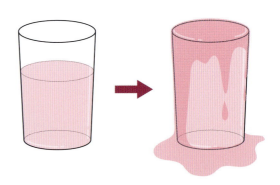

　不安は，コップの中にある水に例えることができます．図をご覧ください．

　コップは容量をこえて水を注ぐとこぼれますね．コップに大小があるように，人によって，不安をためこめる量は異なります．こころの中の不安が溢れてしまい，日常生活を送るのに支障をきたした状態が「病的な不安」の状態です．

　不安は，精神医学的には「対象のないおそれ，おびえ」のことをいいます．これは対象がわからないことに怯えると言い換えることができると思います．

　これは，太古の昔に我々の祖先が敵から身を守るために，身につけたものだと言われています．生存するためにいち早く危険を察知する必要があった．察知したら，逃げるか，戦うか，即行動に移る．対象がわからなくても速やかに危機対応のスイッチが入る必要があったものと思われます．本来は身を守るために作用していた不安が，現代社会では日常生活に適応するのを阻害する方向に働く．自動ドアが誰もいないのに開閉したらかえって不便なように，不安も必要以上に作動すると社会生活に支障をきたすことになります．

　不安は，他の精神症状と一緒になって表出されることがあります．たとえば，抑うつ，焦燥，幻覚など．また，身体症状を伴う場合もしばしばみられます．有名なものとしては，動悸，過呼吸，手のしびれ，冷汗，不眠などがあげられます．これらは，みな交感神経の活動が亢進した状態です．敵に襲われそうになったときに，交感神経が働くのであれば，目的に

かなった働きです．しかし，本来必要ではない場面で，交感神経が異常に興奮するために日常生活に支障をきたす．それが，病的な不安です．

不安を呈する精神疾患

ほぼ全ての精神疾患において，不安が出現すると言ってもいいかもしれません．特に不安が出現しやすい精神疾患を解説します．このうち，漢方薬が良い適応となるのは以下の4つです．

① **全般性不安障害**
② **適応障害**
③ **身体表現性障害（身体化障害）**
④ **心身症**

これらはいずれも神経症と以前よばれていた疾患群に含まれます．いずれもベンゾジアゼピン系抗不安薬が主として治療に用いられる疾患です．長期にベンゾジアゼピン系抗不安薬を服用することで依存の危険性が高まります．それを避けるためにも漢方薬による治療を積極的に考えるべきものと思われます．なお，これら以外の各疾患については，西洋医学的治療がすでに治療の第一選択として用いられており，漢方薬がメインとはならず西洋医学的治療を優先すべきものと考えられます．

全般性不安障害（GAD: general anxiety disorder）

全般性不安障害（以下 GAD）は，ひと言でいうと，あらゆるものごとに不安をいだくものです．GAD は最初に不安ありきで，不安から自律神経の過緊張が引き起こされます．たとえば，過呼吸，血圧上昇，動悸，筋肉の緊張，便通の異常などが起こります．さらに，ものごとに驚きやすい，睡眠障害などの精神症状が起こります．

GAD の治療には，ベンゾジアゼピン系抗不安薬，選択的セロトニン再取り込み阻害薬（SSRI）などが用いられます．ベンゾジアゼピン系抗不安薬は依存の問題が指摘されています．通常用いられる用量のベンゾジアゼピン系抗不安薬でも，長年服用をしていると，止められなくなる．これが常用量依存です．また，SSRI では，初期の副作用や離脱症状が問題になることがあります．GAD は疾患の治療に時間を要します．漢方薬は，

I-1 不安 ● 37

副作用が少なく，心身両面の治療を行えます．そのため，漢方薬は GAD の治療薬の選択肢のひとつになると思います．

● 全般性不安障害（GAD）……………………………… 47歳　女性　**症例1**

主訴　会社で営業職をしている．会社の組織替えによって，部署が異動した．これまでに扱ったことのない商品を扱うようになった．お客さんとは長くお付き合いしなければならないし，前任者の仕事も引き継がなければならない．一応仕事はできているが，上手くやっていけるのか自信が持てない毎日を過ごしている．未婚であり，将来に対しても漠然とした不安がある．異動して以来半年くらい経過してから，眠れなくなり，体重も減ってきている．

自覚症状　食欲：ふつう
　　　睡眠：中途覚醒がある
　　　小便：1日10回，夜間1回
　　　大便：1日2回（軟便）
　　　疲れやすい，イライラする，のぼせる，目が疲れる，目のクマ，胸焼け，みぞおちが痞える，爪がもろい，髪が抜けやすい，皮膚がカサカサする，顔の火照り，長風呂はしない，温かいものを好む

他覚的所見　血圧 110/66mmHg，脈拍 78bpm，体温 36.1℃，
　　　体重 45.5kg，BMI 17.13
　　　舌：淡紅，腫大は目立たず，歯痕あり
　　　脈：沈，弱，数遅中間
　　　腹：腹力は軟弱，心下痞鞕＋，右胸脇苦満＋，臍上悸＋，
　　　臍傍圧痛＋，小腹不仁－

鑑別の処方とポイント　明らかな冷えはなく，陽証とした．虚実はやや虚証．かなり不安が強い様子で，多弁がちに自分の置かれている状況や，症状を語っていた．腹部動悸はあるが，虚証であることからは，柴胡桂枝乾姜湯や抑肝散，桂枝加竜骨牡蛎湯が鑑別にあげられる．不安が強い様子からは，「肝」よりも「心」の問題だろうと考えた．竜骨や牡蛎を含む方剤がまず念頭に浮かぶ．胸脇苦満があることか

38 ● 各論Ⅰ　こころの病気の漢方診療

ら柴胡剤を選ぶことにして，（通常は柴胡桂枝乾姜湯証では胸脇苦満がないのですが）コタロー柴胡桂枝乾姜湯 6g/ 日を選択した．3週間後，腸の具合が良くなり，軟便ではなくなったとのことであった．1カ月半後再診．少し良くなった気がすると話された．確かに最初のような多弁は少しなりをひそめた．不安が軽減されている印象を受けた．2カ月半後再診．初診の時のようなモヤモヤした感じはなくなり，気分が好転してきたと話された．4カ月半後落ち込むようなこともないとのこと．

　この症例のように，舌診，脈診，腹診などが典型例ではない場合もあります．それでも方剤が効果を発揮する場合もあるが，そうでない場合もあります．一度選んだ方剤が奏効しない場合に備えて初診時に鑑別する方剤を 2つから 3つ程度想定しておくと良いと思います．稀に陰陽が逆の方剤を選んでしまう場合もあります．鑑別する方剤を選ぶ場合には，「もし陰陽が逆だったらどの方剤を選ぶか？」も想定しておくと良いでしょう．

適応障害

　名前の通りに周りの環境に上手く適応できずに，自律神経症状や不安，抑うつを呈するものです．会社の上司が厳しくて，些細なことでもきつく指導を受ける．同僚が辞めても，新たな人員の増員はなく，今までの業務に上乗せされて仕事がますます増えてしまう．そのうちに不眠，動悸，ちょっとしたことにも動揺しやすくなるなどの症状が出現してくる．典型的にはこのようなパターンをとります．このタイプの患者さんは，身体の不調を感じて，受診することが多く，内科医に受診することが多いと思われます．身体の不調とともに，不安や抑うつを合併しています．つまり，身体と心の不調を呈していますね．漢方薬が得意とする心身一如です．適応障害は，漢方薬を試みてよい疾患だと思われます．

I-1　不安 ● 39

● 適応障害 ･･ 40 歳　女性　**症例 2**

主訴　X 年 4 月，部下が症例本人に関する虚偽の報告を上司に進言し，症例本人には上司についての虚偽の報告をしていたことがわかった．5 月には上司との面談があったが，事実と違う報告を上司は信用していた．部下だけでなく，上司に対して不信感が芽生えるようになった．それ以来気分の落ち込み，気力低下，易疲労感，頭痛，仕事の能率の低下が出現するようになった．月経周期は 20 日で期間は 5 日くらい．

自覚症状　食欲: ふつう
睡眠: よい
小便: 1 日 6 〜 7 日
大便: 2 日に 1 回（普通便）
疲れやすい，物忘れ，頭痛，頭重，目が疲れる，時々嘔気，肩こり，冷えはないが，温かいものを好む

他覚的所見　血圧 120/89mmHg，脈拍 68bpm，体温 35.4℃，
身長 158cm，体重 62kg，BMI 24.84
舌: 正常紅，腫大軽度，歯痕はなく，湿潤した微白苔
脈: 沈，弱，やや遅
腹: 腹力中等度，左胸脇苦満＋，腹動－，臍傍圧痛－，
小腹不仁－

鑑別の処方とポイント　陰陽ははっきりしない．虚実は中間からやや虚証くらい．気血両虚．ツムラ帰脾湯 7.5g/ 日を開始した．休養を要すると思われたが，有給で休むとのこと．次回の様子をみて，休職の延長をするかどうか判断することとした．3 週間後，気力低下，易疲労感は良くなっているとのこと．朝は普段通り起きられている．今は仕事の本や資料も読めるし，ジムにも行けているとのこと．復職可とした診断書を作成した．6 週間後復職して今まで通り勤務している．職場ではこれまでの業務が一段落しており，多忙な状態ではなくなっている．睡眠もとれているし，食欲もあるという．仕事の能率も問題ないとのことであった．

40 ● 各論 I　こころの病気の漢方診療

職場の人間関係から一時抑うつ状態を呈していたが，休職を経て従前と同じレベルに回復した．診断としては，適応障害と考えられた．偶然ながら，職場でプロジェクトの端境期にあり，それも病状の有利に働いた．

適応障害は，発症のきっかけとなった周りとの関係性が改善すると症状が改善します．治療としては，関係を改善するよう環境調整を促すことが重要です．漢方薬は補助的に，食欲低下，気力低下，睡眠障害などの改善に用います．

身体表現性障害

身体表現性障害は，患者さんの身体症状が存在しているにも関わらず，客観的な異常所見が見いだせないものをいいます．ここでは，身体表現性障害の下位分類のうち，身体化障害，心気症について説明いたします．

(a) 身体化障害

身体化障害は，倦怠感，めまい，頭痛などの症状がありますが，症状の程度に比べて不釣り合いなくらい強く身体の不調を訴えます．しかし，それを説明できる他覚的所見がほとんどみられません．身体化障害の患者さんがいきなり精神科を受診することはほぼなく，内科をはじめとする身体科を受診します．しかし，客観的な所見が乏しいため，担当医から「異常はありません」と言われてしまいます．自分は症状を自覚しているのに，異常はないと言われてしまえば，不安になるのも理解できます．そこで精神疾患を疑われて，精神科に紹介されてきます．精神科医は，身体症状については得意としないため，不安のみを取り上げてベンゾジアゼピン系抗不安薬を出して様子をみるという治療に陥りがちです．そうなると，患者さんは身体症状を診てもらいたいのに，ただ薬を出されて終わりという不満につながります．身体化障害の患者さんは，身体症状と精神症状を分けることなく対応できる漢方薬が良い適応と思います．しかも，精神科に紹介することなく，元々担当していた身体科の医師が漢方で治療に当たれば，患者さんの満足度はより高まると思われます．

(b) 心気症

　　自分は重大な病気にかかっているに違いないと考えて，ドクターショッピングを繰り返します．内科をはじめ，専門科で検査を受けますが，症状がないか，あるいはあっても軽度です．明らかに本人の訴えが過剰であり，あるいは，その不安があるために社会生活に支障をきたしています．この「自分は病気であるに違いない」という考えは，強迫観念や妄想体験との判断が必要になってきます．できれば，精神科での受診をすすめたいところです．

●身体表現性障害‥‥‥‥‥‥‥‥‥‥‥‥‥‥‥‥ 45歳　女性　**症例3**

主訴　X−2年12月くらいから吐き気が出現した．上部内視鏡を受けたものの異常がなかった．その後消化不良気味．X−1年1月首の痛みが出現した．喉の痞えも出現した．同年8月にはめまいも出現．下を向いて作業するとフワフワした感じがしていた．X年5月末には，外出すると目の焦点が合わず，フワフワとめまいを感じるようになった．長距離を歩く時には杖や傘をついていないと倒れそうで怖くなった．これまでに鍼灸院，整形外科，脳神経外科などにかかった．脳神経外科では画像検査で異常がないと言われたため，通院を中断した．
月経は順調．

自覚症状　食欲：少ない
睡眠：寝つきが悪く中途覚醒がある
小便：1日8回
大便：1日1回
疲れやすい，頭痛，頭重感，めまい，立ちくらみ，のどの痞え，水分をよく摂る，みぞおちが痞える，嘔気，乗り物酔い，手足の冷え，長風呂につかるのは平気

他覚的所見　舌：やや暗赤色，腫大歯痕はなく，やや乾燥した微白苔
脈：浮沈間，弦，細，やや弱

42 ● 各論Ⅰ　こころの病気の漢方診療

腹：腹力中等度，心下痞鞕＋，胸脇苦満右＋，左＋，心下悸＋，臍上悸＋，臍傍圧痛右＋，左＋，S状結腸部圧痛＋（生理直前），小腹不仁－，胃部振水音＋

鑑別のポイントと処方　手足に冷えがあり，陰証と考えた．虚実は中間からやや虚証の間くらい．気うつと気逆，気虚．陰証の虚証でめまいがあるとのことで，半夏白朮天麻湯や真武湯などを考えた．冷えはあってもそれほどひどくはないことから半夏白朮天麻湯を選択した．煎じを希望されたため，煎じ薬を処方．12日後再診．めまいは和らいだ．杖を使わなくても歩けるようになった．42日後めまいはあるが食欲が回復してきた．苓桂朮甘湯に切り替え（煎じ）．70日後再診．めまいは完全にはなくならないが，良くなってきている．154日後．めまいはだいぶ軽減してきたことからエキス剤にきりかえ（コタロー苓桂朮甘湯6g/日）．172日後残業が多くなってきて，めまいがまた出てくるようになった．胃もたれもあるとのこと．ツムラ茯苓飲5g/日を併用．193日後受診．めまいは大丈夫だが，胃の調子に波があるという．茯苓飲を7.5g/日に増量．221日後胃の調子は良くなってきたが，生理前にめまいが強まるとのこと．苓桂朮甘湯を東洋薬行当帰芍薬散5g/日に変更．236日後めまいがとれず歩く時には浮遊感があるとのことで，当帰芍薬散から三和真武湯3g/日に変更．257日後．お腹の張りが強くなっているとのことで，真武湯を中止．ツムラ小建中湯10g/日に変更．

　身体表現性障害とは，「患者は身体症状を訴えるが，身体的検査を行ってもその訴えに見合うほどの異常を認めない状態」をいいます[1]．身体表現性障害は，身体化障害，心気障害，身体表現性自律神経機能不全，持続性身体表現性疼痛障害などに分けられます．本症例はこのうち身体化障害に当てはまると思われます．多発性，易変化の身体症状が少なくとも2年間存在．症状に見合う身体的原因はないという複数の医師の保証を受け入れないとされます[1]．治療としては，対症的に抗不安薬やSSRIを用いることが多いのですが，治療に難渋することもしばしばです．ヤブ医者療法になりますが，患者さんの訴えに沿って処方を調整しつつ，患者さんがストレスに対しての耐性をつけるように支持的に接していくのがよいと思われます．

心身症

　心理社会的な要因によって影響を受ける身体疾患を総称して心身症と呼びます．心身症と呼ばれる身体疾患には，表1のようなものが含まれます．心理社会的な要因とは，本人の性格傾向，物事の受け取り方，周囲とどのような関係を持っていて，どんな影響を受けているか，などを指します．心身症は身体の病気ですが，身体的治療だけをしていては良くなりません．心理社会的要因に即して介入を要する病気です．身体の治療と精神的な面からの治療を必要とする心身症は心身一如の漢方医学が適しているといえます．

表1 心身症に含まれる疾患

・消化性潰瘍	・気管支喘息	・関節リウマチ
・過敏性腸症候群	・過換気症候群	・メニエール症候群
・潰瘍性大腸炎	・アトピー性皮膚炎	（Ménière syndrome)
・慢性膵炎	・慢性蕁麻疹	・顎関節症
・慢性胃炎	・円形脱毛症	・片頭痛
・胃食道逆流症（GERD)	・アフタ性口内炎	・腰痛症
・本態性高血圧	・アレルギー性鼻炎	・慢性疼痛
・狭心症	・糖尿病	・チック
・不整脈	・単純性肥満症	・更年期障害
・起立性低血圧	・甲状腺亢進症	・月経前症候群

（野村総一郎，他監修．標準精神医学第6版，医学書院；2015．p.249[2]より）

● 心身症 ··· **28 歳　女性**　症例4

主訴　2 年前に転職した．もともと人見知りであったが，転職した先では，接客が中心の仕事だった．段々と疲れやすくなり，転職後半年くらいで溶連菌感染症に罹患した．そのため 1 週間休んだ．不眠がちにもなり，途中で目が覚めたり，早朝に目が覚めるようになった．ずっと頭がぼんやりして，頭が締め付けられるような痛みもある．肩こりから嘔気が出現することもある．

自覚症状　食欲：食後に胃もたれが出てくる

睡眠：中途覚醒，早朝覚醒

小便：1 日 6 〜 7 回

大便：1 日 2 回（普通便）

疲れやすい，憂うつになる，帰宅した後何もやる気が出ない，イライラする，頭痛，めまい，のぼせ，目が疲れる，喉が痛む，水分をよくとる，動悸，げっぷ，嘔気，腹が張る，性欲の減退，爪がもろい，首肩背中のこり，顔の火照り

他覚的所見　血圧 124/86mmHg，脈拍 83bpm，身長 164cm，体重 65kg，BMI 24.17

舌：正常紅，腫大歯痕はなく，やや乾燥した厚い白苔

脈：沈，弱，数遅中間

腹：腹力やや充実，右胸脇苦満±，腹動－，臍傍圧痛左±，小腹不仁－

鑑別のポイントと処方　転職して半年くらいで体調不良が出現するようになった．胃もたれ，易疲労，不眠，爪のもろさ，などがあり気血両虚と考えた．明らかな冷えはなく，陽証と考えた．ツムラ加味帰脾湯 7.5g/ 日を開始した．18 日後，気分の落ち込みは仕事が原因だと思うとのこと．良い体調を 100 として，初診時は 30．今は 60 〜 70 くらいに回復したという．3 カ月後気分の落ち込みはなくなってきたが，寝付きが悪いままという．ツムラ酸棗仁湯 5g/ 日を併用とした．4 カ月後には動悸が目立つとのことで，加味帰脾湯からツムラ桂枝加竜骨牡蛎湯 5g/ 日に変更した．5 カ月後には睡眠，動悸も改善．気分も落ち込みなく経過していた．

パニック障害

　パニック発作，予期不安，広場恐怖が主な症状になります．何の前ぶれもなく，突然動悸，息苦しさ，過呼吸が出現します．症状の強さに「もう死んでしまう」と患者さんは感じます．呼吸，循環器の症状の他にも，発汗，手のしびれなども起こります．救急車を呼び，病院に到着する頃には症状が治まっていることが多いです．心電図や採血など検査を受けても，特に異常を指摘されません．しかし，患者さんは「またあの症状が起きたらどうしよう」と不安になります．これを予期不安と呼びます．広場恐怖の広場とは人が大勢集まるところという意味です．特に公園などに限られたものではありません．駅，デパート，劇場など，たくさんの人がいるところに行くことを避けます．パニック障害の患者さんは，そのような場所で発作を起こしたら，誰にも助けてもらえないのではないか，と不安になるためです．パニック障害は，生物学的要因が指摘されています．薬物療法としては，ベンゾジアゼピン系抗不安薬，選択的セロトニン再取込み阻害薬（SSRI）が一般的に用いられます．まずは，これらの薬剤を試みるべきであると思われます．これら薬剤による副作用で服薬を継続できない場合，パニック障害の症状が落ち着いており，抗不安薬やSSRIの長期服用を避けたい時に漢方薬を試みる価値があると思われます．

うつ病

　うつ病の57％でなんらかの不安障害を合併するという報告があります[3]．うつ病では，憂うつで意欲低下や，興味関心の低下が起こります．これらの症状を背景に，今までできていたことができなくなります．患者さんは「自分は能力が低くなってしまった」と不安を抱きます．うつ病の治療は，各種ガイドラインに則って西洋薬で行うのが第一選択だと思われます．具体的には選択的セロトニン再取込み阻害薬（SSRI）あるいは，セロトニン・ノルアドレナリン再取込み阻害薬（SNRI），ノルアドレナリン・セロトニン作動性抗うつ薬（NaSSA）を用いることになります．これらにも抗不安作用はありますが，これらの薬物の効果が出てくるまでには，2週から4週間かかります．その間の不安を軽減するべく，併用薬としてベンゾジアゼピン系抗不安薬を使うケースがしばしばみられます．そして，抗うつ薬の効果が現れた後も，そのまま使われ続けることがありま

46 ● 各論 I　こころの病気の漢方診療

す．先に述べたように，常用量での依存を起こさないためには，ベンゾジアゼピン系抗不安薬は短期間とするべきです．ベンゾジアゼピン系抗不安薬を抗うつ薬と併用して脱落率を下げるのは，4週間までという報告もあります[3]．残念ながら，日本うつ病学会の大うつ病治療ガイドラインには，漢方薬について言及はありません．少数ながら，抗不安薬の置き換えに漢方薬を用いた報告があります．ベンゾジアゼピン系抗不安薬を漫然と使用するのではなく，常用量依存を起こすことのない漢方薬に置き換えを検討してみる価値はあると思います．

強迫性障害

　強迫性障害は，強迫観念と強迫行為がセットになっている障害です．たとえば，私が知る強迫性障害の患者さんが来ると外来近くにあるトイレの洗面台には毎回ペーパータオルの山ができていました．自分でもバカバカしいと思いながら，頭から離れずに繰り返し頭をよぎる考え．これを強迫観念と呼びます．先の患者さんの例では，手が汚れているという考えが強迫観念に当たります．そして，不安を払拭するために，繰り返してしまう行動．これを強迫行為と呼びます．先の例では，手を繰り返し繰り返し洗う行為がこれに当たります．現在のところ，強迫性障害の治療には，SSRI が第一選択になっています．漢方薬治療の出番はあまりないように思われます．

認知症（アルツハイマー型を中心として）

　認知症は，「生後いったん正常に発達した種々の精神機能が慢性的に減退・消失することで日常生活・社会生活を営めない状態」をさします[4]．

　認知症では，発病初期に自分が今までできていたことができないと気づくことがあります．そのような時に不安を生じます．また，自分だけが取り残されるような不安も感じます[5]．認知症の不安については，非定型抗精神病薬リスペリドン，オランザピン，クエチアピンがガイドラインでは推奨されています[6]．漢方薬では，抑肝散が不安を含む行動心理症状（BPSD：behavioral and psychological symptoms of dementia）に有効とされています．

統合失調症

　幻覚・妄想など本来はない症状〔元々なかったところに出現（追加）することから陽性症状と呼ばれれます〕と，本来はあったはずの喜怒哀楽の豊かさ，自発性，社会的な活動性が失われる（元々あったはずのものが失われるため，陰性症状と呼ばれます）症状からなります．急性期には，幻覚・妄想体験が活発であり，そのために不安，焦燥が高まります．統合失調症の幻覚は典型的には幻聴が出現します．誰もいないのにも関わらず，話しかけてくる声が聞こえてくるのです．しかも，ずっと行動を見張っていて，批判してくるのです（その他にも頭の中で話し合うような対話性幻聴など，いくつかのパターンをとります）．妄想は被害関係妄想といい，周囲が嫌がらせをしている．周囲が自分を見張っているなどと確信を持ちます．統合失調症の治療において，漢方薬が抗精神病薬の治療効果を上回るという知見は乏しく，漢方薬で統合失調症の不安の治療を行うことは現実的ではないように思われます．

心的外傷後ストレス障害（PTSD）

　PTSD（post traumatic stress disorder）は，悲惨な事件，事故，戦争，災害など悲しむべき出来事を契機にその理解が深まってきた歴史があります．日本においては，1995 年の地下鉄サリン事件，阪神淡路大震災以降に，一般の人々にも知られるようになりました．

　PTSD の症状は，生命の危険にさらされるようなでき事の後に，日常生活に支障をきたすような非常な苦痛を感じるものです．その症状が 1 カ月以上続きます．DSM-5 の診断基準によれば，症状は具体的に以下の 4 つです[7]．

① 侵入
② 回避
③ 認知や感情のネガティブな変化
④ 覚醒度や反応性の変化

　これだけではイメージしにくいと思われますので，典型例を提示します．

48 ● 各論Ⅰ　こころの病気の漢方診療

● 心的外傷後ストレス障害（PTSD） ･･････････････････ 40歳　女性

症例 5

仕事帰りに上司と飲食店で会食した．その帰りに，通りの反対側にわたってタクシーを止めようとしたところ，走ってきた自動車に上司とともにはねられた．自分は奇跡的に軽症であったが，上司は搬送先の病院で死亡した．その後，はねられたときのシーンが繰り返し頭によぎるようになった（侵入）．あたかも，その場に立っているかのように「リアル」に感じられるので，恐怖しかない．その事故以来，その場所には近づけない（回避）．半年近くは車に乗ることも抵抗があった（回避）．死んでしまった上司の家族にはいたわりの言葉をかけられたが，「あのとき，無理に渡ろうとしなければ」「自分が止めれば，上司は死ななかったのでは」と後悔と，自分を責める気持ちが消えない（認知や感情のネガティブな変化）．あの事故以来寝ようとしても，寝付くことができない（覚醒度や反応性の変化）．

　PTSDについては，薬物療法としては，SSRIが第一選択になっています．日本では，パロキセチンが保険適応となっています．非薬物療法としては，持続暴露療法が推奨されています．漢方薬を主剤として用いることは現時点ではないものと思われます．

不安に対する漢方薬の使い方

安神作用や鎮静作用のある漢方薬から選択する

　患者さんが不安を訴える時には，安神作用や鎮静作用のある漢方薬の中から処方を選ぶことになります．安神とは「神（しんと読みます）」を安んずる，つまり精神安定を図る，といった意味になります．ここでいう鎮静作用は，西洋医学でいう鎮静作用とほぼ同じと考えてよいでしょう．漢方薬は，一つ一つの処方に，複数の生薬が含まれているのが通例です．安神作用のある漢方薬は，共通して茯苓，竜骨，牡蛎，竜眼肉，遠志，酸棗仁などの安神作用のある生薬を含みます．鎮静作用のある漢方薬では，柴胡，黄芩，患者さんの陰陽虚実に合っている方剤であり，かつ，これら安神作用や鎮静作用のある生薬を含んだ漢方薬を選んでいきます．

JCOPY　498-06928

I-1　不安 ● 49

ここでは，不安に使う漢方薬を大きく柴胡剤，黄芩・黄連グループ，気剤・その他と3つに分けて考えます．

柴胡剤グループ

柴胡剤グループは，その名の通り，柴胡という生薬を含む漢方薬の仲間です．柴胡は，①解熱，②鎮静鎮痛，③抗菌などの薬理作用をもつ生薬です．柴胡剤は少陽病期に用いる処方群です．虚実によって柴胡剤を並べると次のようになります 図1 ．最も実証にあるのは大柴胡湯です．ここで実証であるとは，診察所見から判断していきます．特に腹力がどの程度なのかが処方選択には重要になります．たとえば大柴胡湯は5段階でみるなら，4以上に相当します（4/5などと表記します）．以下柴胡加竜骨牡蛎湯（3～4/5），四逆散（3～4/5），小柴胡湯が虚実中間くらい（3/5くらい）に相当します．虚証になると，柴胡桂枝湯（2～3/5），柴胡桂枝乾姜湯（2/5）となります．典型的には柴胡剤ではいずれも胸脇苦満がみられます．さらにそれぞれに特徴的な腹候（腹診での特徴的所見）があります．柴胡加竜骨牡蛎湯には，心下悸，臍上悸という動悸を触れます．四逆散は，左右の胸脇苦満に加え，腹直筋攣急が全長にわたってみられます．柴胡桂枝湯では，上腹部に腹直筋攣急があります．抑肝散では，左の腹直筋攣急がみられます．ただし，これらの腹候がみられるのは典型例ということです．腹候がなくとも，処方が効くということも経験されると思います．しかし，最初のうちはこれらの腹候があることを目標として処方を決めたほうが治療を誤ることが少ないように思います．

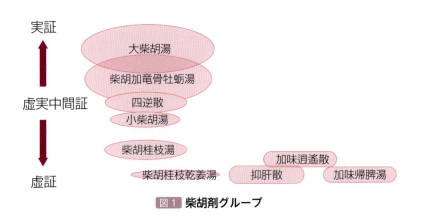

図1 柴胡剤グループ

表2 柴胡剤グループ

陰陽	虚実	方剤名	特徴
少陽病期	実証	大柴胡湯 (去大黄)	腹力充実し, 広範で明瞭な胸脇苦満. のぼせ, 肩こり, 便秘, イライラ, 不安を呈する. 便秘がなければ, 去大黄とする
		柴胡加竜骨牡蛎湯	腹力中等度で, 胸脇苦満, 腹部動悸を呈する. 不安, 不眠, 心悸亢進, イライラを呈する
	虚実中間証	四逆散	腹力中等度, 両側胸脇苦満, 両側腹直筋攣急がある. 不安, 不眠, イライラがみられる
		小柴胡湯	腹力中等度, 胸脇苦満があり, 口苦, 嘔気などがみられる. 単独よりも, 合方で用いることが多い
	虚証	柴胡桂枝湯	腹力はやや軟, 胸脇苦満が軽度みられ, 上腹部に腹直筋攣急を認める. 上半身のほてり, 発汗, 嘔気, などを伴う不安に用いる
		柴胡桂枝乾姜湯	腹力は軟弱, 胸脇苦満は目立たないことがある. 腹部動悸を触れる. 虚証版の柴胡加竜骨牡蛎湯とされる. 不眠, 首から上の発汗, 口渇, 抑うつ, 不安に用いる
		加味逍遥散	腹力は軟弱, 不安, 不眠, イライラ, 便秘傾向がある. 訴えは多彩であることが多い
		加味帰脾湯	易疲労, 気力低下, 不眠, 抑うつ, 動悸に加えて, イライラ, のぼせ, 火照りを伴う不安に用いる
		抑肝散	腹力は軟弱, 左胸脇苦満, 左腹直筋攣急が典型的. 不安, 不眠, イライラを呈する
	虚実中間証	柴朴湯	腹力中等度, 胸脇苦満, 心下痞鞕がある. 小柴胡湯と半夏厚朴湯の合方. 喉が痞える, 気分がふさぐ, 不安などに用いる

(a) 大柴胡湯（去大黄）
〈だいさいことう（きょだいおう）〉

　少陽病期で最も実証の方剤です．腹力はかなり充実し（5段階なら4ないし5），広い範囲で胸脇苦満がみられます．少陽病期とはいいながら，陽明病期に近く，便秘傾向を呈する場合が多いです．のぼせ，イライラ，胸脇部の強い張り（胸脇苦満），耳鳴り，肩こりがある場合に有効です．便秘が目立たない時，あるいは大柴胡湯で下痢してしまう場合には，大柴胡湯去大黄という選択もあります．

(b) 柴胡加竜骨牡蛎湯
〈さいこかりゅうこつぼれいとう〉

　少陽病期の実証の方剤です．大柴胡湯ほどは腹力は充実していませんが，それでも腹力は5段階で3～4程度といったところでしょう．胸脇苦満があり，典型的には腹部動悸を触れます．胸脇苦満，イライラ，不安，不眠，心悸亢進がある場合に用います．ツムラの柴胡加竜骨牡蛎湯には大黄が含まれません．コタロー，クラシエの製剤には大黄が含まれます．もし，大黄入りでお腹を下してしまうようなら，大黄を含まない製剤を用いるようにしましょう．

(c) 四逆散
〈しぎゃくさん〉

　少陽病期虚実中間証の方剤です．腹力は中等度（5段階なら3くらい）で，左右胸脇苦満があり，両側腹直筋攣急があります．ちょうど「介」の字によく似た形で所見が出現するのが典型的です．少陽病期という陽証にありながら，四肢が冷たいのが特徴です．これは，気が四肢に行きわたらず，四肢の逆冷を現す"熱厥"であるとされます[8]．気うつがあり，不安，イライラ，不眠がみられます．

(d) 小柴胡湯
〈しょうさいことう〉

　少陽病期虚実中間証の方剤です．腹力中等度，胸脇苦満があり，口苦，嘔気などがみられます．単独よりも，合方で用いることが多いです．

(e) 柴胡桂枝湯
〈さいこけいしとう〉

　少陽病期の虚証の方剤です．首から，肩にかけてのこり，胸脇苦満，みぞおちの痞え，腹直筋攣急，上半身の火照り，発汗がみられます．

52 ● 各論Ⅰ　こころの病気の漢方診療

(f) 柴胡桂枝乾姜湯

少陽病期の虚証の方剤です. 腹部に動悸を触れます. そのため柴胡加竜骨牡蛎湯との鑑別に悩むことがあります. 柴胡桂枝乾姜湯のほうが, 腹力が弱く, 全体的にみて虚証であることが明確です. 火照るのは, 首から上のことが多いです. 軽い抑うつを改善します.

(g) 加味逍遥散

少陽病期虚証の方剤です. 腹力は軟弱で, 胸脇苦満はないか, あってもごく軽度です. 臍傍圧痛はあることもないこともあります. 加味逍遥散は四逆散の変方, あるいは四物湯の変方とみることもできるとされます. 四逆散は, 精神神経症状 (抑うつ, イライラ, 不安, 不眠) に効果を有します. 四物湯は脳下垂体−卵巣の内分泌機能の失調による月経異常および心身の変調によく適応する[9]とされます. そのため女性の月経前緊張症によく用いられます. なお, ツムラの加味逍遥散には便秘の適応はありませんが, コタローの加味逍遥散は便秘への適応を有しています.

(h) 加味帰脾湯

少陽病期の虚実中間証. 肝・心・脾の気血両虚がある場合に用います. イライラ, 不眠, 不安, 物忘れ, 食欲不振などがみられます. 本剤も抗うつ薬を必要としないレベルの軽い抑うつならば対応できます.

(i) 抑肝散

少陽病期虚証の方剤です. 腹力はやや弱く (5段階なら3以下), 胸脇苦満は目立たないことが多いです. 左の腹直筋が攣急するのが典型的です. 不眠, イライラ, 興奮しやすい, 筋肉の痙攣 (眼瞼などに出ることが多い) などを呈する場合に用います.

(j) 柴朴湯

少陽病期虚実中間証の方剤です. 小柴胡湯と半夏厚朴湯の合方です. 腹力は中等度, 胸脇苦満, 心下痞鞕があります. 喉が痞える, 気分がふさぐ, 不安などに用いる方剤です.

黄芩・黄連グループ

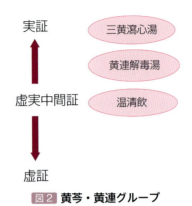

図2 黄芩・黄連グループ

黄芩・黄連グループは，黄芩・黄連を含む方剤です 図2．実証側にあるのが三黄瀉心湯です．中間にあるのが黄連解毒湯．黄連解毒湯に四物湯を加えたものが温清飲です．いずれも腹候では，心下痞鞕がみられます．三黄瀉心湯は，大黄を含む方剤です．これが適応するのは，便秘があって，のぼせるような場合です．ちなみに腹力は4/5以上です．三黄瀉心湯の証に似ていますが，大黄を含まないのが黄連解毒湯です．適応となる患者さんは便秘がなくて，三黄瀉心湯よりも虚実中間よりです．黄連解毒湯の腹力は（3～4/5）となります．温清飲は，黄連解毒湯に四物湯を合方したもので，熱をもち，血虚もあるという状態に有効です．温清飲は3/5くらいの腹力を呈することが多いと思います．

表3 黄芩・黄連グループ

陰陽	虚実	方剤名	特徴
少陽病期	実証	三黄瀉心湯	腹力充実，心下痞鞕があり，のぼせ，イライラ，鼻血などを呈する
	虚実中間証	黄連解毒湯	腹力中等度，心下痞があり，イライラ，のぼせ，赤ら顔を呈する
		温清飲	黄連解毒湯と四物湯の合方．腹力中等度，心下痞鞕，両側腹直筋攣急がみられる．のぼせ，興奮，皮膚の乾燥，不安を呈するときに用いる

(a) 三黄瀉心湯

少陽病期実証の方剤です．黄連解毒湯よりさらに実証側です．腹力は充実し，心下痞鞕が明瞭にあります．のぼせ，イライラ，鼻血など出血傾向を呈し，便秘，不安がみられます．

(b) 黄連解毒湯

　少陽病期虚実中間証の方剤です．腹力中等度，心下痞鞕を呈します．便秘はないのが普通です．のぼせ，イライラ，赤ら顔で，目の充血，不安をみることもあります．

(c) 温清飲

　少陽病期虚実中間証の方剤です．黄連解毒湯と四物湯の合方です．腹力中等度，心下痞鞕，腹直筋攣急がみられます．のぼせ，イライラ，赤ら顔，皮膚乾燥，精神不安などがみられます．

気剤・その他のグループ

　気剤・その他のグループでは，半夏厚朴湯，香蘇散，桂枝加竜骨牡蛎湯，酸棗仁湯の4つをあげます 図3 ， 表4 ．半夏厚朴湯は，虚実中間かやや虚証くらい（腹力でいくと2〜3/5）．半夏厚朴湯が適応する場合には，患者さんは喉に何かが痞えているような感じがあると訴えます（この症状が絶対なければだめということではありません）．香蘇散は虚証向けの方剤です（腹力は2/5くらい）．気を巡らせる生薬で構成されています．香蘇散はその構成要素に安神作用，鎮静作用をもつ方剤は含んでいません．例外的ではありますが，体力が虚弱な患者さんで不安が強いときに用いるためにここにあげておきました．桂枝加竜骨牡蛎湯は，桂枝湯に竜骨牡蛎を加えた方剤です．腹部に心下悸，臍上悸を認め柴胡加竜骨牡蛎湯に腹候が似ています．しかし，桂枝加竜骨牡蛎湯は，柴胡剤ではないので，胸脇苦満はみられず，やせ形で腹力も弱く，腹直筋攣急がみられることがあります（腹力は2〜3/5くらいです）．酸棗仁湯は安神作用のある酸棗仁を含みます．不安があって，不眠を呈しているような症例に用いる方剤です（腹力は2〜3/5くらい）．

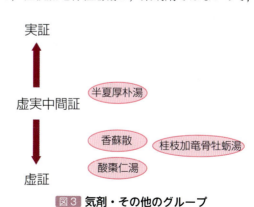

図3 気剤・その他のグループ

表4 **気剤・その他のグループ**

陰陽	虚実	方剤名	特徴
少陽病期	虚実中間証	半夏厚朴湯	腹力中等度，心下痞，喉の痞え（梅核気），気分がふさぐ，動悸，不安，嘔気などを呈する
太陽病期	虚証	香蘇散	腹力は軟弱，無力．半夏厚朴湯に比べて，訴えは漠然としている
少陽病期	虚証	桂枝加竜骨牡蛎湯	腹力はやや軟で，下腹部（臍の下）に腹直筋攣急がみられたり，心下悸や臍上悸がみられることがある．不眠があり，些細なことで驚く，不安，動悸がみられる場合に用いる
		酸棗仁湯	腹力軟，疲労が蓄積して不眠，不安，興奮などを呈した場合に用いる

(a) 半夏厚朴湯

　少陽病期虚実中間証の方剤です．小半夏加茯苓湯に厚朴，蘇葉を加えたものです．小半夏加茯苓湯が脾胃の水滞を散じ，厚朴，蘇葉で咽の気滞をとるものと考えられます．腹力は中等度，心下痞，喉の痞え（梅核気），気分がふさぐ，動悸，不安，嘔気などを呈します．脾胃が弱って水滞を呈しているほか，喉に気滞を生じています．

(b) 香蘇散

　太陽病期虚証の方剤です．気を巡らせる作用があります．同じ気うつに用いる半夏厚朴湯と違い，気うつは一箇所に限りません．訴えが漠然としていることが多いです．不安，不眠，頭痛などに用います．

(c) 桂枝加竜骨牡蛎湯

　少陽病期虚証の方剤です．腹力はやや軟で，下腹部（臍の下）に腹直筋攣急がみられたり，心下悸や臍上悸がみられることがあります．不眠があり，些細なことで驚く，不安，動悸がみられる場合に用います．

56 ● 各論Ⅰ　こころの病気の漢方診療

(d) 酸棗仁湯
さんそうにんとう

少陽病期虚証の方剤です．腹力軟，体力が低下している人で，心身の疲労が蓄積して不眠，不安，興奮などを呈した場合に用います．

なお，これらの方剤の位置関係をまとめたのが 図3 です[10]．以上のような方剤群から実際にはどのように処方を決めていくかを次の症例で示します．

●不安 ··· 30歳　男性　会社員　症例6

主訴　朝起きると身体がだるい，今後どうしてよいか不安である．
大学卒業後，家業を手伝っていたが，売り上げが伸びず，このまま家業を継いでいいのか，それとも転職するべきなのか，決断できずに悩む日々が続いた．1年ほど前から朝起きると身体がだるく，8時間寝ても疲れがとれない状態が続いていた．その頃から追いかけられる夢をよく見るようになり，便秘するようになった．また，頭が重い感じが出現した．身体の冷えはなかった．性欲の減退がみられていた．食欲は良好．

望診　痩せ型，長身

問診　朝起きると身体だるい，今後どうしてよいか不安

脈診　沈，弦，やや弱，数遅中間

舌診　やや紅から暗赤色，腫れ歯痕はなく，乾燥したやや厚い白苔

腹診　腹力中間よりやや弱い，心下痞鞕－，胸脇苦満－，心下悸＋，臍上悸＋，腹直筋攣急＋，臍傍圧痛－，小腹不仁－，胃部振水音－

鑑別のポイントと処方　将来について不安を感じるようになってから種々の症状が出てきた患者さんである．眠れていても眠りの質が落ちているようであった．ここで，鑑別すべき処方は柴胡加竜骨牡蛎湯，柴胡桂枝乾姜湯，桂枝加竜骨牡蛎湯，酸棗仁湯，加味帰脾湯などである．

この症例では胸脇苦満がなく，脈が弱く，腹力もやや弱いことから，柴胡剤で実証の方剤である柴胡加竜骨牡蛎湯は外れます．柴胡桂枝乾姜湯では，胸脇苦満が目立たない「胸脇満微結」の患者さんに用いる方剤であるので，保留にしておきます．腹直筋攣急があり，心下悸と臍上悸という腹部の動悸を触れること，性欲の減退があること，夢をよく見ることからは，桂枝加竜骨牡蛎湯は，有力候補になります．酸棗仁湯は心の気が高ぶる場合に用いる方剤です．不安で心の気が高ぶっていることは想定できますが，桂枝加竜骨牡蛎湯と比較すると桂枝加竜骨牡蛎湯の症状が揃っているように思われました．加味帰脾湯については，イライラが目立たないこと，食欲があることから第一選択にはならないと考えました．以上から，桂枝加竜骨牡蛎湯が適応する状態と思われました．桂枝加竜骨牡蛎湯を開始して4週間後には不安は軽減されて朝のだるさも軽快しました．

🔖 文献
1) KM100％編集委員会（編著）．国試マニュアル100％シリーズ精神科第6版．東京：医学教育出版社；2011．p.161．
2) 野村総一郎，樋口輝彦，監修．標準精神医学第6版．医学書院，東京．2015．p.249．
3) 日本うつ病学会．日本うつ病学会治療ガイドラインⅡ．うつ病（DSM5）／大うつ病性障害 2016（http://www.secretariat.ne.jp/jsmd/mood_disorder/img/160731.pdf）
4) 野村総一郎，樋口輝彦，監修．標準精神医学第6版．東京：医学書院；2015．p.382．
5) 日本神経学会，編．認知症疾患治療ガイドライン2010　コンパクト版2012．東京：医学書院；2012．p.22．
6) 日本神経学会，編．認知症疾患治療ガイドライン2010　コンパクト版2012．東京：医学書院；2012．p.56．
7) American Psychiatric Association. Diagnostic and Statistical Manual of Mental Disorders, 5th ed. (DSM-5). American Psychiatric Publishing, Arlington, 2013.（日本精神神経学会日本語版用語監修，高橋三郎，大野裕監訳．DSM-5精神疾患の診断・統計マニュアル．東京：医学書院；2014．）
8) 高山宏世．腹證図解漢方常用処方解説第51版．東京：日本漢方振興会漢方三考塾；2012．p.40-41．
9) 福冨稔明，山方勇次．漢方123処方臨床解説－師・山本巌の訓え－．京都：メディカルユーコン；2016．p.83．
10) 檜山幸孝の漢方アーカイブ　現代漢方診療への提言（http://www.kampo-future.com/doctor/stress.html）

🔖 参考文献
11) 寺澤捷年．症例から学ぶ和漢診療学第3版，東京：医学書院，2012．
12) 高山宏世．腹證図解漢方常用処方解説第51版，東京：日本漢方振興会漢方三考塾；2012．
13) 野村総一郎，樋口輝彦，監修．標準精神医学第6版．東京：医学書院；2015．

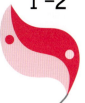

I-2 こころの病気の漢方診療
不眠

はじめに

ここでは，不眠の診断基準を示し，不眠の治療アルゴリズムを紹介します．また，睡眠薬の臨床用量依存を起こさないために気をつける点について説明します．最後に本題である不眠についての漢方薬治療を説明します．

下記にDSM-5の不眠障害についての診断基準の抜粋を示します[1]．ここでは，項目Bに注目してください．すなわち，「その睡眠の障害は，臨床的に意味のある苦痛，または社会的，職業的，教育的，学業上，行動上，または他の重要な領域における機能の障害を引き起こしている」という項目です．眠れないだけではなく，日中のその人の活動に支障をきたしているかどうか，が診断の上でポイントになります．言い換えると「眠れないけど，日中特に不都合はないという方は不眠障害としません」，ということです．不眠に限らず，その人の日常活動に支障をきたしているかどうか，が精神症状や精神疾患を診断する際に大きなポイントになります．

A. 睡眠の量または質の不満に関する顕著な訴えが，以下の症状のうち1つ（またはそれ以上）を伴っている．
 (1) 入眠困難（子どもの場合，世話する人がいないと入眠できないことで明らかになるかもしれない）
 (2) 頻回の覚醒，または覚醒後に再入眠できないことによって特徴づけられる，睡眠維持困難（子どもの場合，世話する人がいないと再入眠できないことで明らかになるかもしれない）
 (3) 早朝覚醒があり，再入眠できない．
B. その睡眠の障害は，臨床的に意味のある苦痛，または社会的，職業

的，教育的，学業上，行動上，または他の重要な領域における機能の障害を引き起こしている．

C. その睡眠困難は，少なくとも1週間に3夜で起こる．

D. その睡眠困難は，少なくとも3カ月間持続する．

E. その睡眠困難は，睡眠の適切な機会があるにもかかわらず起こる．

F. その不眠は，他の睡眠-覚醒障害（例：ナルコレプシー，呼吸関連睡眠障害，概日リズム睡眠-覚醒障害，睡眠時随伴症）では十分に説明されず，またその経過中にのみ起こるものではない．

G. その不眠は，物質（例：乱用薬物，医薬品）の生理学的作用によるものではない．

H. 併存する精神疾患および医学的疾患では，顕著な不眠の訴えを十分に説明できない．

その睡眠薬の使用は適切ですか？

　患者さんから不眠の訴えを聞くと，つい睡眠薬を処方してしまいがちです．いったん処方すると漫然と出し続けてしまうことがあります．これははたして適切と言えるのでしょうか．

　図1 をご覧ください．これは厚生労働科学研究班・日本睡眠学会ワーキンググループが作成した不眠治療のアルゴリズムです[2]．まず，患者さんが不眠を訴えたときにはその症状把握をします．この際には，日本睡眠学会の睡眠医療入門キットを参照してください[3]．このキットにある，スクリーニングガイドラインのディシジョンツリー 図2 に従って鑑別診断をすることで，仮診断を行うことができます．

　これらの仮診断のうち，睡眠関連呼吸障害，睡眠関連運動障害，中枢性過眠症，睡眠時随伴症，概日リズム睡眠障害を疑う時には，かかりつけ医から総合的睡眠医療専門施設に紹介するよう推奨されています．もし近くに睡眠医療専門施設がない場合には，神経内科，精神科への紹介を勧めています．上記の睡眠障害が除外されてなお不眠がある場合に，「その他の原因による不眠症疑い」となります．ここに含まれる不眠症は，かかりつけ医での対応が可能です．

　再びアルゴリズムを見てみましょう．不眠症の治療が必要な場合に，担当医はまず，睡眠衛生指導を試みましょう． 表1 に睡眠衛生についての

指導内容を示します[2]．睡眠衛生指導は，睡眠に入りやすい環境や状態を作り出すこと，途中で覚醒する状況を作り出さないことを目標としています．

アルゴリズムでは，睡眠衛生指導を行ってもまだ不眠が持続している場合に，薬物療法を考慮するとありますが，その前に睡眠薬の長期使用のリスクを評価することが望ましいとしています．睡眠薬の長期使用のリスクとして留意すべき点としては，

- 不眠が重度であること
- 抗不安薬（主としてベンゾジアゼピン系薬物）の服用もしくは服用歴
- 高齢
- 合併症の存在
- ストレスの存在
- 薬物依存の履歴
- アルコールとの併用
- 性格特性（受動的，依存的，慢性不安，心気的）

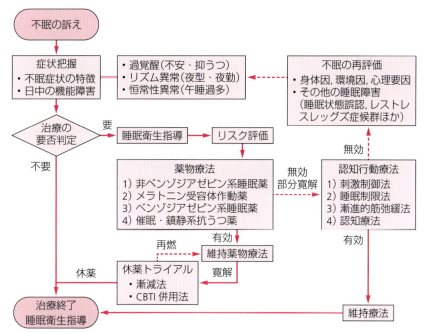

図1 不眠症治療のアルゴリズム
（日本睡眠学会．睡眠薬の適正な使用と休薬のための診療ガイドライン[2]より）

などをあげています．

　これらのリスク要因を抱えている場合には，専門診療科との連携，心理カウンセリング，環境調整が必要としています．

　これらを一つひとつ確認してから薬物療法に入ります．不眠の治療には，大きく分けて，(1) ベンゾジアゼピン系薬物，(2) 非ベンゾジアゼピン系薬物，(3) メラトニン受容体作動薬，(4) 鎮静系の抗うつ薬などが用いられます．

　こうして薬物療法を開始した後，はたしていつまで継続するか，が問題になります．ベンゾジアゼピン系睡眠薬は，長期投与（6ヵ月以上）により退薬症候が生じやすくなり減薬・中止を困難にするため短期間に留めるべきとされます[4]．睡眠薬は，①夜間睡眠が確保され，②日中の不調がな

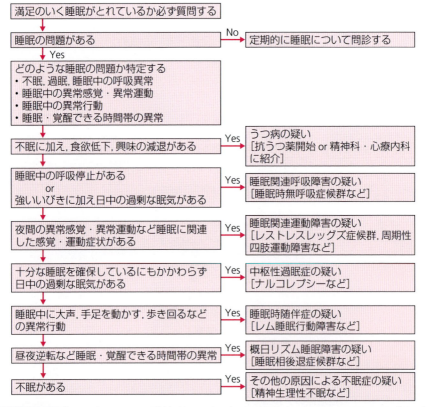

図2　**睡眠障害のスクリーニングガイドライン**（日本睡眠学会．睡眠医療入門キット[3]より）

くなり，③不眠に対する恐怖感が軽減され，④適切な睡眠習慣が身につく，といった条件を満たした時に睡眠薬の中止を考えます[5]．

表1 睡眠衛生のための指導内容
（日本睡眠学会．睡眠薬の適正な使用と休薬のための診療ガイドライン[2] より）

指導項目	指導内容
定期的な運動	なるべく定期的に運動しましょう．適度な有酸素運動をすれば寝つきやすくなり，睡眠が深くなるでしょう．
寝室環境	快適な就床環境のもとでは，夜中の目覚めは減るでしょう．音対策のためにじゅうたんを敷く，ドアをきっちり閉める，遮光カーテンを用いるなどの対策も手助けとなります．寝室を快適な温度に保ちましょう．暑すぎたり寒すぎたりすれば，睡眠の妨げとなります．
規則正しい食生活	規則正しい食生活をして，空腹のまま寝ないようにしましょう．空腹で寝ると睡眠は妨げられます．睡眠前に軽食（特に炭水化物）を摂ると睡眠の助けになることがあります．脂っこいものや胃もたれする食べ物を就寝前に摂るのは避けましょう．
就寝前の水分	就寝前に水分を摂りすぎないようにしましょう．夜中のトイレ回数が減ります．脳梗塞や狭心症など血液循環に問題のある方は主治医の指示に従ってください．
就寝前のカフェイン	就寝の4時間前からはカフェインの入ったものは摂らないようにしましょう．カフェインの入った飲料や食べ物（例：日本茶，コーヒー，紅茶，コーラ，チョコレートなど）を摂ると，寝つきにくくなったり，夜中に目が覚めやすくなったり，睡眠が浅くなったりします．
就寝前のお酒	眠るための飲酒は逆効果です．アルコールを飲むと一時的に寝つきが良くなりますが，徐々に効果は弱まり，夜中に目が覚めやすくなります．深い眠りも減ってしまいます．
就寝前の喫煙	夜は喫煙を避けましょう．ニコチンには精神刺激作用があります．
寝床での考え事	昼間の悩みを寝床に持っていかないようにしましょう．自分の問題に取り組んだり，翌日の行動について計画したりするのは，翌日にしましょう．心配した状態では，寝つくのが難しくなるし，寝ても浅い眠りになってしまいます．

不眠治療における漢方薬の役割

　　睡眠薬の適正な使用と休薬のためのガイドラインにおいて，「不眠症に対する漢方薬の有効性は確認されておらず，推奨されない」とされています．不眠症に対して漢方薬を用いた大規模な臨床研究が行われていないために上記のような記載になったものと推察します．

　　ガイドラインでは不眠症の治療に漢方薬は推奨されないとなっていますが，実際には，不眠症に対して有効な漢方薬があります．依存のおそれがなく，西洋薬よりもむしろ漢方的治療の特性が生かせる不眠症もあると思われます．

具体的な不眠に対しての方剤選択の流れ

　　患者さんが不眠を訴えた場合には，次のように方剤を決めていきます．

① 陰陽を判別する
② 虚実を判別する
③ 気・血・水の異常はないか診察結果から推察する
④ 五臓のどこに異常があるかを推察する

陰陽を判別する

　　六病位のうち，太陽病，少陽病，陽明病を陽証と呼びます．太陰病，少陰病，厥陰病を陰証と呼びます．まず陽証にあるのか，陰証にあるのかを判別します．陰証では冷えが目立つことが多くあります．たとえば，暑い湯船に長く浸かっていられるか，夏でも飲み物は温かいものを好むかどうか．これらが当てはまれば，冷えがあると考えられます．この場合には陰証の可能性があります．ただし，陽証であっても下半身，特につま先に冷えがある患者さんもいます．部分的な冷えや火照りには注意が必要です．

　　不眠を訴える患者さんは少陽病期に位置していることが多いです．特徴的な腹証がないか診ていきます．胸脇苦満，心下痞鞕，腹直筋攣急，腹動（心下悸，臍上悸など），心下振水音などです．

　　柴胡を含む方剤群は，不安の項で説明しました．イライラして頭に血が

64 ● 各論Ⅰ　こころの病気の漢方診療

上る．そのため興奮冷めやらずに眠れない．そんなタイプの不眠に用います．肝気の亢進を鎮めることで不眠を改善します．

陰証でも不眠は起こります．冷えがあり，眠れないと患者さんは訴えます．その場合には，温める生薬を含むような方剤を用います．

虚実を判別する

次に虚証なのか，実証なのかを判別していきます．たとえば「胸脇苦満があるけど，あまりはっきりしないような気もする．腹動もあった．腹力はあまりないなあ」．最初のうちはこのような感じで方剤選択に悩むことがしばしばです．柴胡加竜骨牡蛎湯は実証側の方剤で，柴胡桂枝乾姜湯は虚証側の方剤です．腹動があって胸脇苦満がある．腹力も強い実証ならば柴胡加竜骨牡蛎湯でしょう．腹動はあるけど，胸脇苦満はなく，腹力もなくて弱い感じの腹ならば柴胡桂枝乾姜湯でしょう．

このように虚実によって適応となる方剤は変わってくるのです．方剤を覚えるときには是非虚実いずれに用いる方剤であるのかを覚えてください．

気・血・水の異常はないか診察結果から推察する

陰陽虚実で方剤を決めかねる場合には別の尺度で考えてみる必要があります．気・血・水の異常がないかを考えましょう．気・血・水の異常については，すでに総論の 3 章で説明しました．ここで復習してみます．まず気の異常から．気虚はエネルギーである気が不足している状態でした．心の血が不足して血虚になると，脾にも影響を及ぼします．脾は気を作り出す臓ですが，作れなくなり，気虚になります．このような場合，気も血も不足しています．気血両虚といいます．

気が滞るのが気うつです．喉で気が滞り，何かが痞えた感じになる．これを梅核気といいます．気うつでは不安が募って，クヨクヨ考えてしまい，眠れなくなります．気うつならば，半夏厚朴湯，香蘇散などを考えます．

身体全体を潤し，栄養を運ぶ血が不足しているのが血虚です．心血が減る心血虚では精神が安定せず，不安，不眠が出てきます．そのような場合には酸棗仁湯が候補にあがります．

水滞は，赤くない液体成分である水が滞る状態です．冷えがあり，血

虚，瘀血があり，水滞もあるようであれば当帰芍薬散を考えます.

五臓のどこに異常があるかを推察する

　陰陽虚実で判別ができない．気・血・水でも推察できないときには五臓のいずれかに異常がないかを考えていきます.

　肝の気が高ぶっているときには，イライラしてのぼせやすく，興奮した状態で眠れなくなります．この場合には柴胡剤，黄芩・黄連を含む方剤が主に用いられます．その他，「肝の陽気と陰液とが両方不足しているが，陰液の抑制効果の衰えが強く，このため仮性の肝の陽気の過剰状態がみられる」[6] 場合に釣藤散が用いられます.

　心血虚では不安が強くなり，不眠になります．この場合には心血を補う方剤を使います．心血虚による不眠には，甘麦大棗湯や酸棗仁湯を用います．甘麦大棗湯は，ヒステリーの様態を示し，欠伸を繰り返すような状態に用いるとされます．酸棗仁湯は疲労が蓄積してしまい，かえって眠れないというような状態に用います.

　脾の問題が単独で不眠になるということは少なく，心と脾，あるいは脾と肺で気血両虚を起こします．心，脾，肺で気血両虚を起こすと，不眠，咳などを伴います．この場合には人参養栄湯が候補になります.

　肺について，「肺に熱があり，脾の衰えを伴う病態で，肝の陽気の病的過剰と腹部を主とする気うつ」があり[7]，咳嗽，不眠を生じるときには竹筎温胆湯があがります．人参養栄湯と竹筎温胆湯は区別がしにくいと思われると思います．竹筎温胆湯は，肺に熱をもっている状態に用います．人参養栄湯は熱よりも寒がある状態に用いる方剤です.

　腎では，腎陽虚と腎陰虚の二通りが考えられます．腎陽虚では八味地黄丸を用います．陽虚（陽気虚）なので，冷えが目立ちます．冷えがあり，夜寝ている間にトイレに行く．そのために睡眠が障害されている．そのような場合には八味地黄丸が有効です．腎陰虚では火照りが出てきます．陰液（血と水）が不足するため，相対的に陽気が亢進します．そのため，火照りが出現します．手足が火照るため，患者さんは夜眠る時に手足を布団から出します．火照りのために眠れないと訴えます．このような場合には六味丸を用います．その他，清心蓮子飲は，膀胱炎，腎炎など泌尿器疾患があり，不眠となっているような場合に有効です.

66 ● 各論Ⅰ　こころの病気の漢方診療

表2 不眠に用いる漢方薬とその特徴

陰陽	虚実	方剤名	特徴
少陽病期	実証	大柴胡湯 （去大黄）	腹力充実し，広範で明瞭な胸脇苦満．のぼせ，肩こり，便秘，イライラ，不安を呈する．便秘がなければ，去大黄とする
		柴胡加竜骨牡蛎湯	腹力中等度で，胸脇苦満，腹部動悸を呈する．不安，不眠，心悸亢進，イライラを呈する
	虚実中間証	四逆散	腹力中等度，両側胸脇苦満，両側腹直筋攣急がある．不安，不眠，イライラがみられる
		小柴胡湯	腹力中等度，胸脇苦満があり，口苦，嘔気などがみられる．単独よりも，合方で用いることが多い
		柴朴湯	腹力中等度，胸脇苦満，心下痞鞕がある．小柴胡湯と半夏厚朴湯の合方．喉が痞える，気分が塞ぐ，不安不眠などに用いる
	虚証	柴胡桂枝湯	腹力はやや軟，胸脇苦満が軽度みられ，上腹部に腹直筋攣急を認める．上半身の火照り，発汗，嘔気，不安などを伴う不眠に用いる
		柴胡桂枝乾姜湯	腹力は軟弱，胸脇苦満は目立たないことがある．腹部動悸を触れる．虚証版の柴胡加竜骨牡蛎湯とされる．不眠，首から上の発汗，口渇，抑うつ，不安に用いる
		加味逍遥散	腹力は軟弱，不安，不眠，イライラ，便秘傾向がある．訴えは多彩であることが多い
		加味帰脾湯	腹力軟弱．軽い胸脇苦満がある．易疲労，気力低下，不眠，抑うつ，動悸に加えて，イライラ，のぼせ，火照りを伴う不安に用いる
太陰病期	虚証	帰脾湯	腹力軟弱．加味帰脾湯から柴胡，山梔子を除いたもの．不眠，不安，物忘れ，食欲不振に用いる．加味帰脾湯よりは虚証の人向け
少陽病期	虚証	抑肝散	腹力は軟弱，左胸脇苦満，左腹直筋攣急が典型的．不安，不眠，イライラを呈する

表2 つづき

陰陽	虚実	方剤名	特徴
少陽病期	虚実中間証	半夏厚朴湯	腹力中等度，心下痞，喉の痞え（梅核気），気分が塞ぐ，動悸，不安，嘔気などを呈する
太陽病期	虚証	香蘇散	腹力は軟弱，無力．半夏厚朴湯に比べて，訴えは漠然としている
少陽病期	虚証	桂枝加竜骨牡蛎湯	腹力はやや軟で，下腹部（臍の下）に腹直筋攣急がみられたり，心下悸や臍上悸がみられることがある．不眠があり，些細なことで驚く，不安がみられる場合に用いる
		三物黄芩湯	腹力は軟弱，心下痞，手足に火照りがある
太陰病期	虚証	当帰芍薬散	太陰病期の虚証．瘀血が主体であるが，血虚と水滞もみられる．冷え，頭痛，めまい，肩こり，月経不順などを伴う
		当帰四逆加呉茱萸生姜湯	腹力は軟弱．鼠径部に圧痛を認める．末梢の冷えが強いために眠れないという場合に用いる
少陽病期	虚証	酸棗仁湯	腹力軟，疲労が蓄積して不眠，不安，興奮などを呈した場合に用いる
		釣藤散	腹力は軟弱，のぼせ，頭痛を伴うような高血圧，不眠に用いる
		甘麦大棗湯	腹力は軟弱で，腹直筋攣急があり，精神不安，焦燥感，不眠などに用いる
陰証（太陰病期）	虚証	人参養栄湯	腹力は軟弱．心（不安，不眠）・脾（食欲低下）・肺（咳）などが合併している場合に用いる
少陽病期	虚実中間証	竹茹温胆湯	腹力はやや軟で，軽い胸脇苦満がある．風邪のあとに咳が長引き，不眠，精神不安がみられる場合に用いる
太陰病期	虚証	六味丸	腹力は軟弱で小腹不仁がみられる．腎陰虚があるため，寝ている間，手足の火照りがある．そのため，患者さんはふとんから手足を出して寝ていると話すことが多い
		八味地黄丸	腹力は軟弱で，臍下の腹力が臍上よりも低下している小腹不仁がみられる．視力低下，耳鳴りがあり，手足（特に足腰）の冷えがあり，眠れない場合に用いる

68 ● 各論 I　こころの病気の漢方診療

●**不眠症**・・・ 49 歳　女性　**症例 1**

主訴　平成 X−2 年 8 月頃より月経周期が不順になってきた．同時期より疲労感が顕著となってきた．婦人科より補中益気湯を出されて服用していたが，疲労感がとれなかった．身体のこわばる感じもあった．また，平成 X 年 1 月頃からは便秘がちになっていた．漢方治療を希望して平成 X 年 2 月 17 日来院した．
　身長 163cm，体重 58kg，血圧 104/72mmHg，脈拍 65/ 分，体温 35.9℃，頭頸部，胸腹部，四肢の身体所見において特記すべき異常所見は認めない．

望診　中肉中背，顔面紅潮はない

問診　疲れやすい，物忘れをする，イライラする，睡眠時間は 5 時間くらいで中途覚醒がある，小便：1 日 4 回，大便：2 日に 1 回

脈診　沈，やや大，やや実

舌診　正常紅，腫大歯痕はごく軽度みられる，乾燥した白苔をかぶる

腹診　腹力中等度，心下痞鞕＋，左胸脇苦満＋，心下悸＋，臍上悸＋

鑑別のポイントと処方　抑肝散，加味逍遙散，四逆散，柴胡加竜骨牡蛎湯などが鑑別にあげられる．このうち，抑肝散では筋攣縮がみられるが，本例ではみられないことから除外した．加味逍遙散は，やや虚証であり，発作性の顔面紅潮，発汗などがみられるが本例ではそのような症状はみられなかったことから除外した．四逆散では，胸脇苦満に加え，腹直筋攣急がみられるが，本例ではみられなかったことから除外した．
平成 X 年 2 月 17 日初診より柴胡加竜骨牡蛎湯エキス 5g 分 2 を開始した．3 月 5 日（17 日後）には便秘が改善していた．忙しいが，疲れてしまうことはなく，中途覚醒も軽快した．4 月 23 日（66 日後）には，中途覚醒がなくなり，まとまった睡眠がとれるようになった．5 月 21 日（94 日後）には，倦怠感はなく，睡眠もとれており，安定した．

Ⅰ-2　不眠　●69

● 不眠症 ･･･ **28 歳　男性**　**症例2**

主訴　結婚して同居を始めてから 3 カ月が経過した．中途覚醒や集中力低下，憂うつさ，倦怠感が出現するようになった．仕事が内勤で業務管理が中心．2 年前から同じ部署．少し業務が多くなってきている．

自覚症状　食欲: ない

睡眠: 中途覚醒がある

小便: 1 日 5 回，夜に 1 回

大便: 2 日に 1 回（硬い）

疲れやすい，憂うつになる，物忘れ，イライラ，汗をかきやすい，視力低下，目が疲れる，目がかすむ，目がショボショボする，喉が渇く，口の中が乾燥する，腹が張る，性欲の減退，皮膚がカサカサする，何とか日常業務はこなしている，希死念慮はない．

他覚的所見　血圧 127/74mmHg，脈拍 77bpm，体温 37.5℃，
身長 174cm，体重 63kg，BMI 20.81

舌: 正常紅からやや暗赤色，腫大歯痕は目立たず，乾湿中等度の微白苔

脈: 沈，弱，数遅中間

腹: 腹力中等度，心下痞鞕±，左胸脇苦満±，腹動−，
腹直筋攣急±，臍傍圧痛−，小腹不仁−

鑑別のポイントと処方　陰陽は陽証．虚実は中間からやや虚証の間．疲れやすさ，不眠，物忘れ，皮膚の乾燥などからは気血両虚が疑われた．家庭環境の変化や業務量の増大など適応障害的な要素も強い不眠と考えられた．気血両虚から加味帰脾湯を選択した．煎じを希望されたため，煎じ薬を処方した．2 週間後，途中で起きなくなり，睡眠がとれるようになった．そのせいか，朝起きるのがつらくなくなってきた．気分も憂うつではなくなってきた．5 週間後睡眠はよくとれており，安定していた．

70 ● 各論 I　こころの病気の漢方診療

●**不眠症**・・・ **25歳　女性**　　**症例3**

主訴　12歳くらいから疲れやすかった．夜布団をかぶって寝ていると身体が熱くなり，布団をはぐと冷たくなってしまう．そのせいで，よく眠れない．3カ月前からは逆流性食道炎のため，内科に受診するようになった．エソメプラゾールマグネシウム水和物と半夏厚朴湯を出されて服用している．

月経は不順．5カ月くらい来ないこともある．

自覚症状　食欲：ない．朝昼はほとんど食べない

睡眠：寝付きが悪い

小便：1日3回

大便：2日に1回（硬い）

疲れやすい，憂うつになる，物忘れをする，頭重，めまい，目にクマができやすい，喉が痞える，息切れ，動悸，髪が抜けやすい，手足が火照ったり，冷えたりする．

他覚的所見　血圧104/68mmHg，脈拍64bpm，体温36.8℃，

身長157cm，体重58kg，BMI 23.53

舌：正常紅，腫大歯痕はなく，乾湿中等度の薄い白苔，舌尖には赤み

脈：沈，弱，数

腹：腹力中等度，心下痞鞕±，右胸脇苦満±，左胸脇苦満±，

腹動－，臍傍圧痛右＋，左＋，小腹不仁－

鑑別のポイントと処方　陰陽については，明らかな冷えはなく，陽証とした．虚実は中間からやや虚証．気虚，気うつ，血虚などが明らか．不眠については補血による改善を目指し，ツムラ酸棗仁湯5g/日を選択した．18日後再診．睡眠はとれるようになった．酸棗仁湯は1包/日で十分とのことであった．酸棗仁湯を2.5g/日に減量．その後も睡眠はとれており，2カ月後廃薬．

I-2　不眠 ● 71

● 不眠症 ·· **43 歳　男性**　**症例4**

主訴　10 年ほど前産業医の紹介で心療内科に受診．3 〜 4 年間睡眠薬や抗不安薬を服用していた時期があった．今年に入り入眠困難，中途覚醒が出現するようになった．今の職場は多忙で，プロジェクトが立ち上がると，2 〜 3 カ月毎日残業が続くような部署．花粉症に漢方薬を処方されたことがあり，漢方薬になじみがあった．今回は不眠について漢方医学的治療を希望して来院．

自覚症状　食欲：ふつう

睡眠：寝付きが悪い，中途覚醒がある

小便：1 日 10 回，夜間に 1 〜 2 回

大便：1 日 1 回（軟便）

疲れやすい，イライラ，立ちくらみ，視力低下，目の疲れ，火照り，冷えは感じない．

他覚的所見　血圧 133/99mmHg，脈拍 97bpm，体温 36.5℃，
身長 180cm，体重 78kg，BMI 24.07

舌：正常紅，腫大歯痕はなく，やや乾燥した薄い白苔

脈：沈，弦，やや実，やや数

腹：腹力中等度，心下痞鞕−，胸脇苦満−，腹直筋攣急左に軽度，腹動−，臍傍圧痛−，小腹不仁−

鑑別のポイントと処方　陰陽は明らかな冷えはなく，陽証とした．虚実は中間くらい．ストレス下の不眠とのことで，柴胡剤を中心に考えた．柴胡加竜骨牡蛎湯，四逆散，柴胡桂枝湯，柴胡桂枝乾姜湯，抑肝散など．胸脇苦満が目立たないこと，腹力はそれほど強くないこと，腹動がないことからは柴胡加竜骨牡蛎湯は除外．同様に胸脇苦満がないことから四逆散も除外．柴胡桂枝湯，柴胡桂枝乾姜湯，抑肝散のうち，胸脇苦満がないことから柴胡桂枝湯は除外．腹動が目立たないことから柴胡桂枝乾姜湯も除外．典型的な抑肝散の腹証とはいえないが，消去法で抑肝散を選択した．ツムラ抑肝散 7.5g/ 日を開始した．23 日後再診．寝付きが良くなり，朝もすっきり起きられるとのこと．44 日後睡眠も体調も問題ない．仕事が多忙になると

72 ● 各論Ⅰ　こころの病気の漢方診療

寝付きが悪くなる傾向があるものの，その時期を過ぎれば良眠できていた．

● 不眠症 ··· 44 歳　男性　**症例5**

主訴　会社員．これまでにも仕事のストレスでだるさや不眠が現れることはあったが自制の範囲内だった．昨年夏頃から仕事上の責任が重くなった．それ以来だるさが強くなってきた．昨年秋ぐらいからは夜中に何度か目が覚めるようになった．そのせいか疲労感が強くなってきた．不眠，易疲労について漢方治療を希望して来院．

自覚症状　イライラする，肩こり，寝付きが悪い，中途覚醒，寝汗，下痢はない．

他覚的所見　舌：正常紅，腫大軽度，歯痕はなく，白苔あり

　脈：沈，実

　腹：腹力中等度，心下痞鞕＋，胸脇苦満－，腹動－，臍傍圧痛－，

　　小腹不仁－

鑑別のポイントと処方　入眠困難，中途覚醒，イライラがある．ストレスがかかる状況下での不眠であり，心下痞鞕があること，腹力中等度などからコタロー黄連解毒湯２カプセルを眠前に服用するよう勧めた．１カ月後疲れは変わりないが，「とてつもなくよく眠れるようになった」と本人が語っていた．その後眠れる時には休薬しながら，不眠が強まった時に断続的に服薬をしている．

🐎 文献

1) American Psychiatric Association. Diagnostic and Statistical Manual of Mental Disorders, 5th ed. (DSM-5). American Psychiatric Publishing, Arlington, 2013. （日本精神神経学会日本語版用語監修，高橋三郎，大野裕監訳：DSM-5 精神疾患の診断・統計マニュアル．東京：医学書院；2014.）

2) 日本睡眠学会．睡眠薬の適正な使用と休薬のための診療ガイドライン．(http://jssr. jp/data/pdf/suiminyaku-guideline.pdf)

3) 日本睡眠学会．睡眠医療入門キット．(http://jssr.jp/data/pdf/kit-2.pdf)

Ⅰ-2　不眠　● 73

4) 小曽根基裕. 睡眠−覚醒障害群 /1. 不眠障害. 精神科治療学. 2015；30（増刊号）：240-2.
5) 松浦雅人. 今日の精神疾患治療指針 第 2 版. 東京：医学書院；2016. p.540.
6) 寺澤捷年. 症例から学ぶ和漢診療学 第 3 版. 東京：医学書院；2012. p.322.
7) 寺澤捷年. 症例から学ぶ和漢診療学 第 3 版. 東京：医学書院；2012. p.320.

🔖 参考文献
7) 寺澤捷年. 症例から学ぶ和漢診療学 第 3 版. 東京：医学書院；2012.
8) 高山宏世（編著）. 腹證図解漢方常用処方解説（第 51 版）. 東京：日本漢方振興会漢方三考塾；2012.

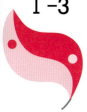

I-3　こころの病気の漢方診療

抑うつ

抑うつ，うつ状態，うつ病とは

　抑うつとは，気分が落ち込んでしまい，生きようとするエネルギーが落ちてしまうことを指します．例えば，仕事での失敗，夫婦喧嘩，試験での失敗など誰でも落ち込むでしょう．「ああ，もうダメだ」と頭を抱えてしまい，食欲がなくなり，寝ようとしても眠れません．落ち込みの原因になった出来事を思い出しては，後悔の念に苛まれます．多くの場合は，長くても数日抑うつが続いた後に，自然と抑うつから回復していきます．

　うつ状態とは気分が低調な状態で，興味関心の喪失，自責感，精神運動制止，意欲低下，食欲不振，睡眠障害などを呈する状態をさします[1]．ここでいう「状態」というのは，その患者さんが今どのような精神状態にあるのかを示すものです．いくつかの症状が集まってひとつの状態像を形成します．抑うつ状態の他にも，躁状態，幻覚妄想状態，精神運動興奮状態などが状態像の例としてあげられます．精神科診断では時間の経過で診断が変わっていくことがあります．当初うつ状態を呈していた患者さんが次第に幻覚妄想状態になり，統合失調症と確定診断されるに至るというケースもあります．初診の時点で，これまでの経過から確定診断がつけられる場合もありますが，そうでない場合もあるのです．確定診断がつくのを待っていたら，今目の前にいる患者さんの治療に取りかかれません．当面の治療を行うために患者さんがどのような状態にあるのかを診断するのです．状態像診断はいわば暫定的なものです．そのかわり，経過中に状態像が変化するかどうかを慎重にみていく必要があります．

　うつ状態は状態像であるのに対して，うつ病は，確定診断です．DSM-5 のうつ病の診断基準の抜粋を下記に示します．ポイントは，これらの症状のうち①または②を含め，5 項目以上が 1 日中ほぼ毎日，2 週間

以上にわたって継続しているということです．

① 抑うつ気分
② 興味または喜びの喪失
③ 食欲の減退または著明な体重減少
④ 不眠または過眠
⑤ 精神運動興奮または制止
⑥ 易疲労感または気力低下
⑦ 無価値感または過剰ないし不適切な罪悪感
⑧ 集中力または決断力の低下
⑨ 希死念慮

　上記の症状が数日しか続いていないのであれば，うつ病と診断できません．また，他の精神疾患の診断と同様に，日常生活に支障をきたしているかどうかが診断のポイントになります．

うつ病以外にも抑うつは生じる 図1

　抑うつは誰でも起こるものであることをすでに説明しました．うつ病以外の精神疾患にも抑うつは生じます．つまり，抑うつがあるからうつ病とは診断できません．では，抑うつのある患者さんを診察した時にはどのように鑑別していくのか．色々な考え方があると思いますが，伝統的な精神科診断の手順に沿って外因，内因，心因の順に診断していくと見逃しを作りにくいと思います．

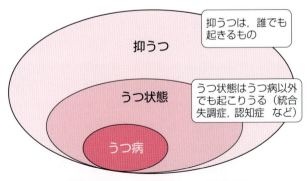

図1 抑うつ，うつ状態とうつ病の関係

(a) 外因による抑うつ

　外因には，薬物，一般身体疾患，脳器質性疾患が含まれます．抑うつを起こす薬物，疾患を 表1 ， 表2 に示しました．外因による抑うつであれば，外因を除去できれば抑うつは改善していきます．もし，抑うつを呈しやすい薬物が投与されている場合には，当該薬物の中止を検討します．また，身体疾患による抑うつであれば，身体疾患の治療を行うことでうつ症状が改善します．一般身体疾患の経過（発症時期症状の悪化・改善など）と抑うつ気分の出現との間に時間的な関連性が明確ではない場合には，一般身体疾患とうつ病の合併を考慮するべきです[2]．また，身体状況の改善

表1 うつ状態の原因になりうる薬剤

解熱鎮痛剤	アスピリン，インドメタシン
循環器系薬剤	レゼルピン，βブロッカー
消化器系薬剤	H_2ブロッカー，シメチジン
ホルモン製剤	副腎皮質ホルモン，黄体・卵胞混合ホルモン
免疫調整剤	インターフェロン
抗結核薬	サイクロセリン，イソニアジド，エチオナミド
化学療法薬	ビンクリスチン
向精神薬	ハロペリドール

（稲本淳子. medicina. 2016；53：1917[1] より一部改変）

表2 うつ病・うつ状態を伴いやすい疾患

器質性	神経疾患	Parkinson 病，脳血管障害，認知症，てんかん，Huntington 病，水頭症，片頭痛，多発性硬化症
症状性	内分泌疾患	副腎疾患（Cushing 病，Addison 病），副甲状腺疾患，月経に関連したもの，産褥，甲状腺疾患（甲状腺機能低下症，橋本病）
	感染症	HIV，肺炎，結核，インフルエンザ
	膠原病	関節リウマチ，全身性エリテマトーデス，皮膚筋炎
	他の身体疾患	がん，心筋梗塞，低ナトリウム血症

（稲本淳子. medicina. 2016；53：1917[1] より）

が望めない場合には，身体疾患の治療と並行してうつ病の治療を行います[1]．

(b) 内因による抑うつ

　双極性障害，内因性うつ病，統合失調症が代表的な内因性精神疾患です．双極性障害では，うつ状態と躁状態（あるいはその軽症である軽躁状態）を呈します．うつ状態で受診された場合には，うつ病と双極性障害の鑑別が困難です．以前に躁状態を呈した既往があれば双極性障害を第一に考えます．そのため，うつ状態を診察した際には，必ず躁状態（あるいは，軽症である軽躁状態）が今までになかったかを尋ねることが必要です．躁状態も，軽躁状態も本人は問題として捉えていません．そのため，こちらから積極的に質問する必要があるということです．

　躁状態では，気分が高揚して，次々にアイデアが湧いてきます．しかし注意が次々と移ってしまい，アイデアを具体化することができにくいため，言動がまとまりを欠きます．自分のアイデアや行動を妨げられると，とたんに不機嫌になり，怒り出します．そのため，周囲と衝突してしまいます．また，軽躁状態では，そこまで症状が激しくなることはありません．躁状態と比べて，社会生活において破綻することは少なく，仕事が早くて，エネルギッシュな人と自他共に捉えている場合が多いです．

　躁状態や軽躁状態について確認するためには，以下のような質問をするとよいでしょう．

① これまでに寝ないでも，アイデアがいくらでも浮かんできたということはありましたか
② 気分が爽快で仕方ないということはありましたか
③ 周りの対応に怒りがこみ上げてしまい，イライラして，まわりと上手くいかずに衝突するようなことはありましたか
④ 業績が上がって楽しくて仕方ないということはありましたか

　統合失調症における抑うつは，統合失調症のうつ状態なのか，双極性障害なのか，統合失調感情障害なのか，鑑別に迷う場合があります．気分障害の症状に伴っていたり，微小妄想などの気分症状に一致した幻覚妄想などの精神病症状であれば，双極性障害としてよいと思います．もし，うつ病の病期と一致しない幻覚妄想がある場合には，統合失調症を疑うべきで

78 ● 各論I　こころの病気の漢方診療

しょう．双極性障害と統合失調症の症状いずれも同時に顕著に存在する場合には統合失調感情障害と呼ばれます．統合失調感情障害と統合失調症の鑑別は精神科専門医でも悩む場合が多いです．

(c) 心因による抑うつ

何らかの心理的ストレスをきっかけにして抑うつを呈したものがここに含まれます．正常範囲の抑うつも，神経症による抑うつもここに含まれます．神経症という診断は，現在の診断基準である DSM-5 では使われない言葉です．しかし，現場では慣用されている言葉です．神経症は現在以下のように細分化されています．

① 不安症 / 不安障害
② 強迫症および関連症 / 強迫性障害および関連障害
③ 心的外傷およびストレス因関連障害
④ 解離症 / 解離性障害
⑤ 身体症状症および関連症

漢方薬はまず心因による抑うつに使ってみる

抑うつを呈する疾患について，外因，内因，心因と鑑別することを説明しました．漢方薬を抑うつに用いる場合には，心因による抑うつに対して用いるのが良いと思います．先に述べたように，外因性のうつに対しては，外因となっている薬剤の除去，原因となっている身体疾患の治療を行うことが優先されます．内因性のうつについては，抗うつ薬，抗精神病薬による治療が優先されます．心因による抑うつは，治療について抗不安薬，SSRI などの抗うつ薬による治療になりがちです．しかし，これらの薬剤は依存や副作用の問題を生じる場合があります．そのために，心因性のうつ状態であれば，依存や副作用の心配の少ない漢方薬を活用する余地があると考えられます．

自ら対応できない時にどうするか

心因による抑うつと診断して漢方薬を開始したものの，良くならない場

合について考えてみましょう．2週間漢方薬による治療を行っても全く状態が変わりない場合には漢方薬による治療に拘らず，精神科医，心療内科医に紹介しましょう．筆者の場合には，治療を開始する時点で「漢方薬で治療をできるか，西洋薬で治療をするべきか悩ましいところです．2週間漢方薬で様子をみます．それでも改善がなければ，西洋薬に切り替えをさせて頂きたいと思います」とあらかじめ患者さんに説明するようにしています．向精神薬の使用に自信がない場合には「2週間漢方薬を使ってみて改善がない場合には，精神科あるいは心療内科に紹介させてください」とあらかじめ説明しておくのも一つの方法かと思います．

気を補う薬，気を巡らせる薬を中心に考える

抑うつは，漢方医学的にみれば，気虚，気うつと呼ばれる状態に該当します．抑うつには気を補う方剤，気を巡らせる方剤を中心に考えていきます．なお，気が不足すると，血も不足します．気虚だけでなく，血虚を伴う気血両虚という状態を呈してきます．気血両虚がないかにも注意を払い，血虚を伴うようならば，気血両虚を改善する漢方薬を用います．

気虚に用いる漢方薬

気虚は全身を巡る気が不足した状態です．身体がだるい，気力がない，疲れやすい，食欲がないなど，抑うつを示す患者さんが訴える症状が並んでいます．気虚を改善するには，気を補う方剤を用います．

人参を含む人参湯類，桂枝湯を基本にした桂枝湯類が主として気を補います．気虚に用いる方剤を 表3 に示します．

80 ● 各論Ⅰ　こころの病気の漢方診療

表3 気虚に用いる漢方薬とその特徴

類	陰陽	方剤名	特徴
人参湯類	陽証	補中益気湯	内臓下垂，下痢，全身倦怠を伴う抑うつに用いる
		茯苓飲（合半夏厚朴湯）	胃の過緊張による胃内停水，食欲低下，全身倦怠感，喉の痞え，気分が塞がる感じに用いる
	陰証	六君子湯	胃が弛緩して，嘔気，食欲低下，胃もたれ，全身倦怠感を伴う気力低下に用いる
		四君子湯	気虚の基本骨格．単独で用いることは少ない
		人参湯	冷えが目立ち，口に唾が溜まりやすく，下痢，食欲低下，全身倦怠，気力低下に用いる
		小建中湯	腹直筋攣急あり，全身倦怠，気力低下に用いる
桂枝湯類	陰証	黄耆建中湯	小建中湯の証があり，発汗が目立ち，全身倦怠，気力低下に用いる
		当帰建中湯	月経前後の腹痛や産後の全身倦怠，気力低下に用いる
		真武湯	全身が冷えて，下痢，めまいがある．すぐに横になりたくなるような強い倦怠感，気力低下に用いる
その他	陰証	四逆湯	冷えが強く，未消化便が出るような全身倦怠感，気力低下に用いる（※エキス剤にはない）

気うつに用いる漢方薬

　気うつは，気が身体のどこかで停滞してしまう状態です．**表4** に症状を示します．停滞した部位に応じて症状が変わります．喉であれば，喉に何かが痞えた感じ（梅核気といいます）を生じます．胸に生じると，息苦しい感じ，腹部であれば，腹部膨満してガスが溜まった感じなどです．気

うつは，気虚と合併することがあります．それは，気虚で気の推動作用（動かす力）が減るため気が滞ることによって生じるものです．気うつに対しては，気を巡らせる方剤を用います．

　基本となるのは，半夏厚朴湯，香蘇散，柴胡剤などです．

表4 気うつに用いる漢方薬とその特徴

陰陽	虚実	方剤名	特徴
少陽病期	虚実中間証	半夏厚朴湯 （はんげこうぼくとう）	腹力中等度，心下痞鞕，喉の痞え（梅核気），気分が塞ぐなど
太陽病期	虚証	香蘇散 （こうそさん）	腹力は軟弱，無力．半夏厚朴湯に比べて，訴えは漠然としている
少陽病期	実証	大柴胡湯 （だいさいことう）	腹力充実し，広範で明瞭な胸脇苦満．のぼせ，肩こり，便秘，イライラを呈する
		柴胡加竜骨牡蛎湯 （さいこかりゅうこつぼれいとう）	腹力中等度で，胸脇苦満，腹部動悸を呈する．不安，不眠，心悸亢進，イライラが目立つ
	虚実中間証	四逆散 （しぎゃくさん）	腹力中等度，両側胸脇苦満，両側腹直筋攣急がある．不安，不眠，イライラがみられる
		柴朴湯 （さいぼくとう）	腹力中等度，胸脇苦満，心下痞鞕がある．小柴胡湯と半夏厚朴湯の合方．喉が痞える感じ，気分が塞ぐようなときに用いる
	虚証	柴胡桂枝乾姜湯 （さいこけいしかんきょうとう）	腹力は軟弱，胸脇苦満は目立たないことがある．腹部動悸を触れる．虚証版の柴胡加竜骨牡蛎湯とされる．不眠，不安，首から上の発汗，口渇，抑うつに用いる

82 ● 各論Ⅰ　こころの病気の漢方診療

気血両虚に用いる漢方薬

　気虚と血虚がともにみられる状態を気血両虚といいます．気虚の症状は先に述べた通りです．血虚では，不眠，集中力低下，やせ，めまいなどが生じます．気血両虚では，気と血虚を補う必要があります．抑うつを示す気血両虚には，十全大補湯，人参養栄湯，帰脾湯（加味帰脾湯）がよく用いられます 表5 ．

表5 気血両虚に用いる漢方薬とその特徴

陰陽	虚実	方剤名	特徴
少陽病期	虚証	加味帰脾湯	易疲労，気力低下，不眠，不安，動悸に加えて，イライラ，のぼせ，火照りを伴う抑うつに用いる
太陰病期	虚証	十全大補湯	腹力は軟弱，気力がなく，顔色は悪く，疲れやすく，皮膚が枯燥している，食欲低下があるような抑うつに用いる
		人参養栄湯	腹力は軟弱，心（不安，不眠）・脾（食欲低下）・肺（咳）などが合併している場合に用いる
		帰脾湯	腹力は軟弱，気虚の症状として，食欲低下，気力低下，易疲労など．血虚の症状としては，貧血，不眠，不安，動悸などが出現する

●抑うつ・・・・・・・・・・・・・・・・・・・・・・・・・・・・・・・・・・・・・・・ **47歳　女性　会社員**　　症例 1

主訴 これまでに精神科や心療内科への受診歴はない．平成X年1月から4月にかけて，気分が沈むようになり，出勤しても「何をしていいかわからない」という状態になった．趣味の絵画を描くことにも興味がなくなった．平成X年5月産業医に相談．更年期障害かもしれないと言われた．6月に入り，抑うつ気分は少し改善したが，体調が思わしくないため欠勤や早退を繰り返した．そのため精神疾患を疑い当院に平成X年8月初診となった．抑うつ気分のほか，自責感，思考渋滞もあったが，希死念慮はなかった．

I-3　抑うつ ● 83

身長 154cm, 体重 46kg, 血圧 110/60mmHg, 脈拍 103/分, 体温 36.6℃

望診 中肉中背, 目の下にクマがある

問診 疲れやすい, 気分が憂うつ, 頭重, めまい, 立ちくらみ, 水分をよく摂る, 汗はかきにくい, 手足の火照りはない, 小便: 1日8回, 大便: 1日に1回

脈診 沈, やや実, やや数

舌診 正常紅, 腫大歯痕はなく, 薄い白苔

腹診 腹力中等度, 心下痞鞕−, 胸脇苦満−, 腹動−, 臍傍圧痛−, 小腹不仁＋

鑑別のポイントと処方 気うつ, 気虚, 水滞などがみられる. 半夏厚朴湯, 香蘇散, 桂枝加竜骨牡蛎湯, 補中益気湯, 八味地黄丸などを鑑別候補にあげた. 喉の痞えはなく, 半夏厚朴湯は除外. 香蘇散ほど虚している感じはなく, 香蘇散も除外. 胸脇苦満がなく, 臍上悸もないことから補中益気湯も除外. 八味地黄丸と桂枝加竜骨牡蛎湯とで悩んだ. ご本人によれば, もともと胃弱とのことであった. 八味地黄丸には地黄が含まれる. 地黄は胃弱の人では胃もたれを起こしやすいため, 八味地黄丸は除外. 消去法で桂枝加竜骨牡蛎湯を選択した. ツムラ桂枝加竜骨牡蛎湯 7.5g 分3 で開始した. 気分は少し良いということで2カ月ほど継続した. しかし低空飛行のままであった. 平成X年10月下旬よりツムラ加味帰脾湯 7.5g 分3 に変更した. 1カ月後には食欲が改善. 趣味の絵画も再開するようになった. 翌年7月には仕事にも集中できるようになり, 服装にも興味関心が出てきたとのことであった. 翌年11月には社内で行われたレクリエーションに参加し, 楽しめたとのことであった. 以後良好な状態を維持している. なお処方は加味帰脾湯 7.5g 分3 を継続していた.

●抑うつ ･･ 29歳　男性　**症例 2**

主訴　仕事量が最近多くなっていて，帰宅時間も遅くなっている．産業医
面談を受けたところ，残業時間を減らすこと，精神科への受診を勧
められた．気分の落ち込みのほか，中途覚醒，食欲低下がある．仕
事の能率も落ちてしまっている．仕事が上手くいかないとイライラ
してしまう．負荷がかかると，胃痛も出現するとのことで，内科か
ら紹介されて受診となった．
状態としてはうつ状態．これまでには精神科や心療内科への受診歴
はない．抗うつ薬による治療を勧め，ミルタザピン 7.5mg/ 日を開
始した．服用開始 2 日後から眠気，めまいが出現した．その他発汗，
イライラ，焦燥感が強くなった．そのためミルタザピンは自己判断
で中止したという．服用開始 3 日目に再診．

他覚的所見　舌：暗赤色，腫大歯痕はなく，乾湿中等度のやや厚い白苔
脈：浮沈間，虚実中間，数遅中間
腹：腹力充実，心下痞鞕＋，胸脇苦満右＋，左＋，腹動－，
　　臍傍圧痛－，小腹不仁－

鑑別の処方とポイント　副作用と思われる症状のため，ミルタザピンは継
続できないと考えた．他の西洋薬でも眠気が出てくることが予想
されたため，漢方薬での治療へ切り替えをすることとした．他覚的
所見から大柴胡湯証と判断．ツムラ大柴胡湯 7.5g/ 日を開始した．
大柴胡湯を開始して 12 日後再診（以下大柴胡湯開始からの日数）．
気分が良くなった，イライラや焦りもない，とのことであった．1
カ月後再診．気分が沈むようなことはない．その後も気分は落ち込
むことなく経過．
本来ならば，SSRI や NaSSA，SNRI などで加療するレベルのうつ状
態と考えてミルタザピンを選択したが，副作用が出てきてしまい，
継続できなかった．西洋医学的治療なら，クラスの違う SSRI や
SNRI へ変更するところであったが，他覚的所見からは大柴胡湯証
ど真ん中であったため，本人の了解を得て，漢方薬での治療を行っ
た．うつ病の第一選択とすべきかどうかは別として，大柴胡湯もう

つ病の急性期に用いて奏効することがある.

● うつ状態 ……………………………………………… 40 歳　男性　**症例3**

主訴　事務職. 5年くらい前から軽い気分の落ち込み，意欲低下，集中力低下，頭痛，倦怠感が続いている. 昨年うつ病を自ら疑って受診したところ，軽いうつ傾向があると言われた. 精神科や心療内科にかかったことはない. できれば西洋医学的治療よりも漢方で良くしたいと考えて受診したとのこと.

自覚症状　食欲: 以前より落ちている

睡眠: 寝付きが悪く，途中で目が覚める，早朝に目が覚める

軽い気分の落ち込み，意欲低下，集中低下，首から肩，腰のこり，手の震え，目の奥が疲れる感じがする

他覚的所見　血圧 101/61mmHg，脈拍 60bpm，体温 36.3℃，
身長 171cm，体重 60kg，BMI 20.52

舌: やや暗赤色，腫大歯痕はなく，乾湿中等度の白苔

脈: 浮沈間，弦，やや渋

腹: 腹力やや充実，心下痞鞕±，胸脇苦満＋（左に優位），
心下悸＋，臍上悸＋，臍傍圧痛左＋

鑑別のポイントと処方　やせ型の人であり，腹動を所見として優先すべきか悩んだ. 結局，気うつと捉えて JPS 半夏厚朴湯 7.5g/ 日を開始した. 2 週間後良くなった気もするし，そうでない気もする. 4 週間後正直よくわからない. そのまま横ばいで継続していたが，5 カ月後やはりすっきりしないから何とかしてほしいとの希望が患者さんから強く出された. その時点の所見は以下の通り.

他覚的所見　舌: 正常紅，腫大歯痕はなく，乾湿中等度の白苔

脈: 沈，やや緊

腹: 腹力中等度，心下痞鞕＋，左右胸脇苦満＋，腹直筋攣急＋，
心下悸＋，臍上悸＋，臍傍圧痛－，小腹不仁－

86 ● 各論Ⅰ　こころの病気の漢方診療

結局ツムラ柴胡加竜骨牡蛎湯 5g/ 日に変更した. 6 カ月後には気分が改善して，運動を開始したとのことであった. その後徐々に活動性も改善してきた.

文献
1) 稲本淳子. うつ状態のようにみえる，ゆううつ感を訴え. medicina. 2016; 53: 1916-20.
2) 菅原裕子，坂元薫. 抑うつ気分，今日の精神疾患の治療指針 第 2 版. 東京: 医学書院; 2016. p.38.

参考文献
3) 杉山暢宏，高橋由佳. うつ病・大うつ病性障害（幻覚妄想を伴う），今日の精神疾患の治療指針 第 2 版. 東京: 医学書院; 2016. p.115-8.
4) 寺澤捷年. 症例から学ぶ和漢診療学 第 3 版. 東京: 医学書院; 2012.
5) 大熊輝雄（原著）. 現代臨床精神医学 改訂第 12 版. 東京: 金原出版; 2015. p.214-38.
6) 野村総一郎，樋口輝彦（監修）. 標準精神医学 第 6 版. 東京: 医学書院; 2015.
7) 高山宏世. 腹證図解漢方常用処方解説 第 51 版. 東京: 日本漢方振興会漢方三考塾; 2012.

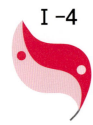

Ⅰ-4　こころの病気の漢方診療

パニック発作

はじめに

　パニック発作は，パニック障害以外の身体疾患，精神疾患，薬物によっても出現します．つまり，パニック発作があるからといって，パニック障害とは診断できないことに注意が必要です．厚労省研究班から発表されたパニック「障害」（ここではパニック発作ではなく，パニック障害です．ややこしくてすみません）の診断治療ガイドラインがあります．その中で，パニック障害を治療する薬剤で第一選択になるのは，抗うつ薬（SSRIを中心）と抗不安薬です．残念ながら，漢方薬は治療薬として選択されていません．ガイドラインに選択されていないから漢方薬がパニック障害に対して効果がないということではありません．漢方医学の先人たちは，奔豚気病という名前で，ほぼパニック障害と同じ病態を捉えていました．もちろんパニック障害の概念が提唱されるはるか昔のことです．ここでは，パニック発作に類似した症状が出現しうる疾患を鑑別し，どのような場合に漢方薬を用いると良いのかを解説していきます．

パニック発作とは？

　突発的に，強い恐怖や不安がこみ上げてきて，循環器系，呼吸器系，神経系，消化器系など種々の自律神経症状を呈する発作をいいます．多くは10〜20分で症状は治まります．典型的には症状が出現して救急車を要請して病院に搬送されると，病院到着時には症状が治まっているというパターンをとります．あまりにも症状が強烈なため，パニック発作を経験した患者さんは，死んでしまうのではないか，このままおかしくなってしまうのではないかと感じます．DSM-5のパニック発作の診断基準の抜粋を次に示します．

以下の症状のうち少なくとも4つで特徴づけられ，繰り返されるパニック発作

① 動悸，心悸亢進，または心拍数の増加
② 発汗
③ 身震いまたは震え
④ 息切れ感または息苦しさ
⑤ 窒息感
⑥ 胸痛または胸部の不快感
⑦ 嘔気または腹部の不快感
⑧ めまい感，ふらつく感じ，頭が軽くなる感じ，または気が遠くなる感じ
⑨ 寒気または熱感
⑩ 異常感覚
⑪ 現実感消失または離人感
⑫ 抑制力を失うことに対する恐怖
⑬ 死ぬことに対する恐怖

少なくとも1つのパニック発作の後に，以下の症状のうち少なくとも1つが1カ月以上続いている．

① 結果についての持続的な心配
② 発作を避けるための不適応的変化

パニック発作の症状は，種々の自律神経症状，身体のこわばりなどを含みます．脳神経系の疾患，内分泌疾患，循環器呼吸器疾患などの症状と類似しているために，パニック発作とこれら疾患との鑑別が必要になります．また，精神疾患においてパニック障害以外にもパニック発作を呈する疾患があり，鑑別を要します．

パニック発作を呈するあるいは類似の症状を呈する身体疾患

パニック発作あるいはパニック発作様の症状を呈する身体疾患としては，以下のようなものがあげられます[1]．

甲状腺機能亢進症

　甲状腺機能亢進とは，甲状腺ホルモンの産生が亢進している状態を指します．甲状腺機能亢進を呈するものではバセドウ病が有名ですが，それ以外にも Plummer 病，下垂体 TSH 産生腫瘍，続発性甲状腺機能亢進症，視床下部性甲状腺機能亢進症などがあります．バセドウ病では，頻脈が有名で，患者によっては動悸・息切れを訴える場合もあります．またバセドウ病では一過性の心房細動が有名です．バセドウ病を疑う所見としては，眼球突出，甲状腺腫，頻脈，原因不明の体重減少，原因不明の微熱，原因不明の心房細動，精神症状，周期性四肢麻痺の存在がある時などです．

副甲状腺機能亢進症

　副甲状腺機能亢進症のうち，原発性副甲状腺機能亢進症では，副甲状腺ホルモン（PTH）が過剰に分泌されます．PTH は高カルシウム血症を起こします．この高カルシウム血症によって，多飲，多尿，抑うつ，倦怠感，筋力低下，食欲不振，便秘，悪心，嘔吐，尿路結石，骨病変が起こります．

褐色細胞腫

　カテコラミンを多量に産生する腫瘍のことで，副腎髄質あるいは傍神経節から発生します．
　症状としては 5H と呼ばれる次の症状が有名です．
　　高血圧（Hypertension）
　　高血糖（Hyperglycemia）
　　代謝亢進（Hypermetabolism）
　　発汗過多（Hyperhidrosis）
　　頭痛（Headache）
　その他に動悸，振戦，悪心嘔吐，腹痛，便秘，体重減少，四肢冷感，不安感などの交感神経刺激症状がみられます[2]．

前庭機能障害

　前庭は内耳に位置しており，直線加速度の感知をする部位です．この部位が障害されると，めまいを生じます．前庭性のめまいは末梢性と中枢性

とに分けられます.

末梢性前庭性めまいでは,片側性で,急激に発症します.激しい回転性めまいを生じ,しばしば悪心嘔吐を伴います.この回転性めまいは,閉眼によって増悪します.これは視覚による入力情報によってからだの平衡を保っていたのが,閉眼によって情報入力が失われたためです.前庭,半規管だけでなく,蝸牛にも病変が及ぶと聴覚症状も出現します.末梢性前庭性めまいを呈する疾患としては,内耳炎,メニエル病,突発性難聴などが代表的です.末梢性前庭性めまいでも,聴神経腫瘍,アミノグリコシド中毒では,浮動感や動揺感が主で,回転性めまいになることはありません.

中枢性前庭性めまいでも,緩徐に発症する脳腫瘍や変性疾患では,ほとんどが非回転性めまいになります.ただし急激に発症する血管病変によるものであれば,回転性めまいを呈します.また,閉眼によってめまいの悪化は生じません.

てんかん

てんかんのうち,単純部分発作の一部はパニック発作とよく似た症状を呈します.単純部分発作とは,意識障害を伴わない発作で,運動症状をもつもの,自律神経症状をもつもの,体性感覚症状あるいは特殊感覚症状をもつもの,精神症状を伴うもの,などに分けられます[3].体性感覚発作では,身体の一部にしびれ感,感覚脱失,その他の異常知覚が発作性に起こるとされます[3].パニック発作と似たてんかんをみたときに,てんかんと的確に診断するのは非専門医には難しいと思います.しかし,診断するには,医師がてんかんの可能性を疑ってみることが必要になります.「どんな小さなことでもよいので,何か変わったことが,短時間,何回も繰り返し起きていませんか?」「怖い・寂しい・懐かしい」などの感情発作や,「上腹部のムカムカこみ上げる感覚」などを患者さんに提示して確認することが必要です[4].てんかんの可能性がある場合には,てんかん専門医に紹介することをすすめます.

心肺疾患 (不整脈,狭心症,喘息,COPD)

不整脈は,徐脈性不整脈と頻脈性不整脈,その他に分類されます.
表1 に不整脈のうち,パニック発作と鑑別が必要なものに下線を引いてあります.

表1 不整脈の分類

頻脈性不整脈 （＞100回/分）	上室性（心房性）	心室性
	洞頻脈 心房期外収縮（APC） 心房頻拍（AT） 発作性上室性頻拍（PSVT） 心房粗動（AFL） 心房細動（AF）	心室期外収縮（VPC） 心室頻拍（VT） 心室細動（VF）
徐脈性不整脈 （＜60回/分）	房室ブロック　　1度房室ブロック 　　　　　　　　2度房室ブロック —→ Wenckebach型 　　　　　　　　3度房室ブロック —→ MobitzⅡ型 洞不全症候群（SSS）—→ Ⅰ群洞徐脈 　　　　　　　　　—→ Ⅱ群洞房ブロックor 洞停止 　　　　　　　　　—→ Ⅲ群徐脈頻脈症候群	
その他	QT延長症候群（LQTS）（先天性・後天性） 早期興奮症候群 —→ WPW症候群 　　　　　　　　—→ LGL症候群	

- 発作性上室性頻拍（PSVT）では，突然起こり突然停止する動悸（頻拍感）が出現します.
- 心房細動（AF）では，動悸，心拍不整が出現します.
- 心室期外収縮（VPC）では動悸が出現することがあります.
- 心室頻拍（VT）では，動悸，息切れ，めまい，失神，意識消失などが出現します.
- 洞不全症候群（SSS）では，めまい，失神発作，易疲労感が出現します.

　狭心症は，虚血性心疾患の一つであり，一過性の心筋虚血を起こすものです. 労作性狭心症，異型狭心症，不安定狭心症に分けられます. 労作性狭心症は，名前の通り，労作時に発作が起こります，前胸部絞扼感，前胸部圧迫感が3〜5分程度持続，硝酸薬で速やかに胸痛が消失，発作時に，心電図でST下降を認めます.

　異型狭心症は，安静時（夜間〜早朝を中心とした安静時）に胸痛発作が生じるものです. 発症機序としては，冠動脈が一過性に完全に，またはほ

92 ● 各論Ⅰ　こころの病気の漢方診療

ぼ完全に閉塞することで生じます. 心電図では ST 上昇を認めますが, 血液検査では心筋障害を示す結果はみられません.

不安定狭心症は, 重症または増悪型狭心症とされます.

労作時だけだった発作が安静時に出現したり, 労作時のままでも増悪傾向を示したりします. 不安定狭心症は, 早急な対応が必要な状態です.

気管支喘息は, 慢性に気道の炎症があり, 刺激によって一時的で可逆的な気道の狭窄を生じるものです. 刺激を起こす要因としては, 抗原, 薬物, 環境物質, 喫煙, 職業上, 感染, 運動, 情動ストレス, 肥満などがあげられます. 刺激する因子に曝露されると, 呼吸困難, 喘鳴, 粘稠な喀痰を伴う咳嗽などが発作性に出現して, 反復します.

慢性閉塞性肺疾患 (COPD) は, タバコの煙を中心とする有害な物質の吸引によって肺に炎症反応が起こり, その影響で不可逆的な気流制限が進行性に起こる病気です[5]. COPD の症状は, 細気管支領域の狭窄によるゆっくりと進行する労作性呼吸困難, 喘鳴, 中枢気道の粘液増生に伴う慢性的な咳嗽, 喀痰を主体とします[5].

パニック発作を呈する精神疾患

あらゆる精神疾患でパニック発作をきたす可能性があります. 特にアルコールを始めとした物質関連障害, 統合失調症 (I-7. 幻覚参照), パニック障害, PTSD (I-1. 不安参照), GAD 社交不安障害などでパニック発作が生じる可能性があります.

奔豚気病とパニック発作

パニック発作とよく似た症状を呈する状態が金匱要略に奔豚気病として記載されています.

師曰. 病有奔豚. 有吐膿. 有驚怖. 有火邪. 此四部病. 皆從驚發得之. 師曰. 奔豚病從少腹起. 上衝咽喉. 發作欲死復還止. 皆從驚恐得之. (奔豚気病脉證治第八)

千福貞博先生は DSM-IV-TR のパニック発作の記述と金匱要略の奔豚気病の記載がほぼ同じものであるとしています[5]. 表2 にその対比を示します.

I-4 パニック発作 ● 93

表2 パニック発作と金匱要略の奔豚気の比較

強い恐怖を感じる，他と区別できる期間で，以下の症状のうち4つ以上が突如発現し，10分以内にその頂点に達する.	『金匱要略』の記述
1 動悸，心悸亢進，または心拍数の増加	
2 発汗	
3 身震いまたは震え	
4 息切れ感または息苦しさ	「上って咽喉を衝き」
5 窒息感	「上って咽喉を衝き」
6 胸痛または胸部の不快感	「気上って胸を衝き」
7 嘔気または腹部の不快感	「吐膿あり」「少腹従り起こりて」
8 めまい感，ふらつく感じ，頭が軽くなる感じ，または気が遠くなる感じ	
9 現実感消失または離人症状	
10 コントロールを失うことに対する，または気が狂うことに対する恐怖	「驚恐あり」
11 死ぬことに対する恐怖	「発作すれば死せんと欲して」
12 異常感覚（感覚麻痺またはうずき感）	
13 冷感または熱感	「往来寒熱す」

（千福貞博. 明日から使える漢方セミナー（第4回）不定愁訴に役立つ漢方 四物湯，畏るべし 漢方と診療. 東洋学術出版社；2012[5]）

パニック発作に用いる漢方薬

　　金匱要略にある奔豚気病の記載には，「少腹従り起こりて」「上って咽喉を衝き」とあります. これは気逆の症状と考えられます. パニック発作には気逆に用いる漢方薬を中心として方剤を選びます 表3 . 奔豚湯（肘後方），苓桂甘棗湯はエキス剤にはないので，既存のエキス剤を組み合わせて用います. 奔豚湯（肘後方）については，奔豚と思われる患者さんに対して呉茱萸湯エキス7.5g/日と苓桂朮甘湯7.5g/日を併用し，奏効した症例を報告されています[7]. この2方剤を併用すると，正確には奔豚湯去半夏加茯苓朮大棗となります. つまり奔豚湯（肘後方）と全く同一ではないわけです. エキスの併用で，ある方剤の代用をする場合，必要であるもの

94 ● 各論I　こころの病気の漢方診療

表3 パニック発作に用いる漢方薬

方剤名	特徴
桂枝加竜骨牡蛎湯	虚証. 腹動, 腹直筋攣急があり, 夢をよく見る
奔豚湯 (肘後方)	胃腸虚弱と疝癖を目標に用いる
加味逍遙散	虚証. 上半身の発作性熱感. 発汗. イライラなど精神過敏. 便秘を伴っている場合が多い
苓桂甘棗湯	臍下の動悸が第一の目標. これが発作性に突き上げる.
柴胡加竜骨牡蛎湯	実証. 胸脇苦満が明瞭. 腹動も明瞭なことが多い. 便秘している場合には大黄入り. 便秘がなければ大黄なしの方剤を選択する
桃核承気湯	実証. 便秘が著明. 顔面紅潮, のぼせを伴う

が入らず，本来入っていないものが入って意味があるのか，疑問に思っていました．しかし，この呉茱萸湯と苓桂朮甘湯の併用において，構成生薬の過不足が意味をなしていることが指摘されています[7]．すなわち，本来入っていない「朮」は奔豚と合併しやすい気虚に対して補脾益気に働き，茯苓は安神作用を有する生薬であること，大棗は苓桂甘棗湯にも含まれることからここで加わることは好ましいと考察されています[6]．

　苓桂甘棗湯については，（A）苓桂朮甘湯エキス＋桂枝加竜骨牡蛎湯，（B）苓桂朮甘湯＋甘麦大棗湯という2つの近似法があります[7, 8]．千福先生は（A）を急性期に短期使用する場合に適し，（B）は亜急性期やや長期使用型とされています[5]．これはそれぞれの甘草の含有量による使い分けだと思われます．

　奔豚湯（肘後方），苓桂甘棗湯の他にも柴胡加竜骨牡蛎湯，桂枝加竜骨牡蛎湯，加味逍遙散，桃核承気湯などがパニック発作に用いられます．実証である場合には，柴胡加竜骨牡蛎湯，桃核承気湯などを考えます．胸脇苦満があり，腹動が触知される場合には，柴胡加竜骨牡蛎湯を用います．ツムラの柴胡加竜骨牡蛎湯は大黄を含まないので，便秘のない場合に用います．コタロー，クラシエの柴胡加竜骨牡蛎湯には大黄が含まれますので，便秘がちの場合に用いるようにします．もっともこの場合に用いる大黄は瀉下作用ではなく，理気を狙っていると思われますが．

　また，顔面紅潮，のぼせがあり，便秘があり，S状結腸部に圧痛がある

場合には桃核承気湯を用います．陽明病実証に用いる方剤であり，強い瀉下作用があります．私が処方する場合には最初は少量から始めて，漸増するようにしています．クラシエ社の桃核承気湯には錠剤の規格があります．漸増する場合に1錠単位で増量できるので便利です．

桂枝加竜骨牡蛎湯は，虚証で，腹動，腹直筋攣急がある，夢をよく見るなどの症状がある場合に用います．桂枝加竜骨牡蛎湯に含まれる竜骨，牡蛎はともに安神作用がありますが，場合によっては胃もたれを引き起こす場合があります．

加味逍遙散も虚証の方剤です．加味逍遙散の証では，上半身が火照り，下半身に冷えが出てくる，冷えのぼせがみられます．その他，イライラ，のぼせなどもみられます．加味逍遙散は便秘の適応があるくらいで，便通が良くなります．便通がもともと良い患者さんには用いにくいといえます．

● パニック発作 ·· **30歳　女性**　**症例**

主訴　X年3月末動悸が出現した．そのまま失神しそうになった．その後も食事をしている時や電車で座っている時に動悸が出現した．救急外来にかかったが，受診時には動悸や息苦しさなどの症状が治まっていた．心電図や採血など検査を受けたが異常はないと言われた．最近は就業中も動悸，息苦しさ，過呼吸などが出現するようになった．かかりつけ医から抗不安薬をもらっている．なるべく使わないようにしているが，服用すると症状が治まる．X年7月当院初診．

自覚症状　月経は35日周期で順調．月経痛は強くない．
食欲：ない
睡眠：寝付きが悪い
小便：1日5回かそれ以上
大便：1日1回（硬いときが多い）
疲れやすい，憂うつになる，物忘れをする，イライラする，めまい，のぼせる，喉が渇く，動悸，首肩のこり，顔と手足のほてり，時々手足が冷える，動悸が続いていた時には人混みを避けていたが今は大丈夫

96 ● 各論I　こころの病気の漢方診療

他覚的所見 血圧 112/82mmHg, 脈拍 94bpm, 体温 36.1℃,
身長 152cm, 体重 47kg, BMI 20.34

舌：正常紅, 腫大歯痕がごく軽度, 乾湿中等度の白厚苔をかぶる

脈：浮沈間, 虚実中間, 数遅中間

腹：腹力中等度, 心下痞鞕＋, 右胸脇苦満＋, 左胸脇苦満±, 心下
悸＋, 臍上悸＋, 臍傍圧痛－, 小腹不仁－

鑑別のポイントと処方 明らかな冷えはなく, 陽証ととらえた. 虚実は中
間くらい. 柴胡加竜骨牡蛎湯, 苓桂朮甘湯, 奔豚湯などを考える.
胸脇苦満があり, 腹動があることから, 柴胡加竜骨牡蛎湯を選択し
た. ツムラ柴胡加竜骨牡蛎湯 5g/ 日から開始した. 服用 2 週間後
には動悸がとれてきた. 混雑する電車内では息苦しさを感じるとい
うが, 過呼吸が出現することはなかった. 1 カ月半後, 夜に動悸,
息苦しさが出てくることはある. 2 カ月半後めまいがあることから
苓桂朮甘湯 5g/ 日を併用した. 3 カ月後めまいは消失. 4 カ月後動悸,
過呼吸は消失. その後も安定していた.

📎 **文献**

1) American Psychiatric Association: Diagnostic and Statistical Manual of Mental Disorders, 5th edition (DSM-5). APP, Arlington VA, 2013[日本精神神経学会（監修）, 高橋三郎, 大野　裕（監訳）. DSM-5　精神疾患の診断・統計マニュアル. 東京: 医学書院; 2014. p.215.
2) 大熊輝雄原著: 現代臨床精神医学改訂第 12 版. 東京: 金原出版; 2015. p.214-38.
3) 中里信和. ねころんで読めるてんかん診療―発作ゼロ・副作用ゼロ・不安ゼロ！　東京: メディカ出版; 2016. p.20.
4) 村川裕二. 新・病態生理できった内科学　呼吸器疾患第 3 版, p205-217, 医学教育出版社, 2013.
5) 千福貞博. 明日から使える漢方セミナー（第 4 回）不定愁訴に役立つ漢方　四物湯, 畏るべし　漢方と診療. 千葉: 東洋学術出版社; 2012. p.34-41.
6) 笠原裕司, 小林　豊, 地野充時, 他. 奔豚と思われた諸症状に呉茱萸湯エキスと苓桂朮甘湯エキスの併用が奏功した 6 症例. 日東医誌. 2009; 60: 519-25.
7) 花輪壽彦. 漢方診療のレッスン増補版. 東京: 金原出版; 2003. p.180.
8) 寺澤捷年. 症例から学ぶ和漢診療学第 3 版. 東京: 医学書院; 2012. p.33.

📎 **参考文献**

9) American Psychiatric Association: Diagnostic and Statistical Manual of Mental Disorders, 5th edition (DSM-5). APP, Arlington VA, 2013 [日本精神神経学会（監修）, 高橋三郎, 人野　裕（監訳）. DSM-5　精神疾患の診断・統計マニュアル. 東京: 医学書院; 2014.
10) 村川裕二. 新・病態生理できった内科学　4　内分泌疾患. 東京: 医学教育出版社; 2006.
11) 高橋茂樹. STEP 耳鼻咽喉科第 3 版. 東京: 海馬書房; 2017.

Ⅰ-5 こころの病気の漢方診療

喉の痞え

はじめに

　器質的に原因となるものがないにも関わらず，患者さんがしきりと喉の痞えを訴えてくるという経験はありませんか？　西洋医学的にはヒステリー球，漢方医学では梅核気（ばいかくき）と呼ばれる症状です．漢方医学では，この症状は気うつの一つと捉えます．そして頻用される処方が半夏厚朴湯と香蘇散です．半夏厚朴湯単方では効果が乏しかったり，他に合併する症状がある場合にはよく他剤との合方が行われます．

西洋医学からみた喉の痞え

　西洋医学的に，器質的原因のない喉の痞えは，ヒステリー球と呼ばれます．患者さんは「喉に何かボールのようなものが引っかかる患者さん」であったり，「下からボールが上に込み上げて来て喉に引っかかる」と症状を表現したりします．ヒステリー球は，その名の通り，昔はヒステリーと呼ばれていた病態の一つの表現型です．心理的葛藤が直接意識に上ることによる不安を回避するため，その葛藤が抑圧（repression）され，行き場のなくなった葛藤が身体症状として現れたもの[1]とされます．患者さんは不安と直接向き合うことを回避することができるので，精神的には安定することができます（疾病利得といいます）．また，身体症状があるために自分の果たすべき役割を免れることができるという副産物も生じます（二次疾病利得と呼びます）．現代医学的には，身体表現性障害の一つと考えられます．身体表現性障害の診断にあたっては，どこまで身体疾患の精査が終了しているかを常に念頭におく必要があります[2]．その後は，繰り返し精神疾患の診断で述べている通り，外因，内因，心因の順で除外していきます．外因としては，外傷，症状精神病，脳器質性精神疾患，その他

違法薬物による精神症状を除外します．その次に，統合失調症，気分障害を除外します．最後に心因によるものが残ります．ここにヒステリー球も含まれます．

漢方医学からみた喉の痞え

漢方医学では，咽中炙臠，あるいは梅核気と呼ばれる状態です．咽中炙臠は，火で炙った肉が喉にへばりついたような状態をいいます．梅核気は梅核つまり，梅の実の種が喉に引っかかったような感じを指します．ヒステリー球よりも，よりリアルに臨床症状を伝えてくれる名前と思いますがいかがでしょうか．漢方医学特に中医学的に梅核気を捉えると，肝気鬱結によるものとされます[3]．健康な状態では，肝の働きで，気が身体中を巡ります．何らかの病的な原因により気の流れが滞るものを気うつと呼びます．気滞のうち，精神的な緊張・情緒の過度の変動によって生じるものを肝気鬱結と呼びます．これは，ヒステリー球を心因によるものとする西洋医学的な考え方と同一です．呼び名はヒステリー球と呼んだり，咽中炙臠と呼んだりしますが，同じものを捉えていると言えると思います．

鉄板処方は半夏厚朴湯だが……

咽中炙臠（梅核気）については，半夏厚朴湯がとても有名です．原典である金匱要略では以下のようになっています．

婦人咽中如有炙臠．半夏厚朴湯主之．

「千金方」の記載として「胸満，心下堅く，咽中帖帖として炙肉有るが如く，之を吐くせども出でず，之を呑めども下らず」ともあります．大塚敬節は，金匱要略講話でこの「千金には胸満，心下堅く」が大事であると記しています[4]．「みぞおちが痞えて張っている」ものに使うべきであって，腹力が軟弱無力なものに使うと，疲れて，食欲が一層なくなるとも記されています[4]．もし，腹力が軟弱で無力な場合には，香蘇散を用いるべきと思われます．香蘇散もやはり気うつに用いる方剤の一つです．花輪は，香蘇散と半夏厚朴湯との鑑別を次のように述べています[5]．「香蘇散

は本態は中枢性の気うつにあるが，発現する部位のフォーカスは定まらないことが多い．半夏厚朴湯は本態は同じく中枢にあるが，末梢に具体的な症状を現す気うつに用いる」．表1 に花輪がまとめた鑑別点の一部を示します．

表1 香蘇散と半夏厚朴湯の鑑別

	香蘇散	半夏厚朴湯
脈証	沈・弱	沈・時にやや緊
舌証	無苔のことが多い	湿った白苔が薄くあることが多い
腹証	軟弱無力で特別の抵抗・圧痛がないか，軽度の心下痞鞕，腹部の抵抗圧痛を認める．また一般には臍傍の動悸を触れることが多い．	①香蘇散証に似る．胃内停水を認めることがある．②心下痞鞕，中脘の抵抗，圧痛などがあり，時に大柴胡湯，半夏瀉心湯などに似ることがある．触って湿った感じ・冷たい感じがすることがある
よくみられる鑑別兆候	①食事性蕁麻疹 ②うつ状態（無力様顔貌） ③腹満・腹痛 ④かぼそい声・小さな字	①咽喉頭異常感症（咽中炙臠） ②狭心症様症状・喘息様症状 ③腹満・腹痛・めまい ④神経質症・几帳面

(花輪壽彦．漢方診療のレッスン増補版．金原出版：2003[5]) より改変)

喉の痞え（咽中炙臠・梅核気）について，半夏厚朴湯が良いと書きましたが，「喉のつまる感じイコール半夏厚朴湯と一途に思い込んでしまうと，間違えることがある」と藤平は指摘しています[6]．また，藤平は，半夏厚朴湯単方ではなく，「多くは同時に存在する柴胡剤の証に合わせて両者を合方する」ことでいっそう効果が上がること，「柴胡加竜骨牡蛎湯，桂枝加竜骨牡蛎湯，加味逍遙散の証の一つとして，この症状が現れることがある」とも指摘しています[6]．喉の痞えの他に，胸脇苦満があり，腹力が充実しており，腹部に拍動を触れるようなら柴胡加竜骨牡蛎湯．胸脇苦満がなく，腹力は軟弱で腹部動悸を触れるようなら桂枝加竜骨牡蛎湯．胸脇苦満がないか，あっても極軽度，腹力は軟弱で，訴えが多彩であるなら，加味逍遥散を用いる．そうすれば，喉の痞えも軽快することがあると解釈できます．

100 ● 各論Ⅰ　こころの病気の漢方診療

●喉の痞え ・・・ 42歳　女性　**症例**

主訴　X−2年，急に喉の違和感が出現した．耳鼻科に受診．咽から肺に
かけてCTをとったが，異常所見はみられなかった．その後も症状
は出たり消えたりしていた．X年2月から，飲み込む時に喉が引き
つるような感じが出現し，段々強くなってきた．同時期より首肩が
カーッと熱くなるようになった．またふわっとするめまいもあった．
既往としては小児喘息．現在は症状は消失しており加療されていな
い．

自覚症状　月経は30日周期で順調．

食欲：良好

睡眠：良眠

小便：1日5回

大便：3日に1回（硬いか普通便）

めまい，喉の痞え，動悸，肩こり，長風呂は苦手，夏は冷たいもの
を好む，冬は温かいものを摂るが，元来冷たいものが好み

他覚的所見　血圧 136/93mmHg，脈拍 96bpm，体温 37.6℃，
身長 153cm，体重 62kg，BMI 26.49

舌：正常紅，腫大は軽度，歯痕はなく，湿潤した微白苔

脈：浮沈間，虚実中間，数遅中間

腹：腹力中等度，心下痞鞕−，右胸脇苦満＋，腹動−，
臍傍圧痛−，小腹不仁−

鑑別のポイントと処方　陰陽は陽証，虚実は中間くらい．気滞が目立つ状
態．柴朴湯か半夏厚朴湯か．よりシンプルな処方のほうが効き目が
シャープであろうと考えて，コタロー半夏厚朴湯6g/日を選択した．
初診から3週間後，喉の痞えはまだあったが，火照り，めまいは軽
減してきた．40日後，喉の痞えは軽減してきた．70日後，喉の痞
えはないこともあるが時々感じるという．4カ月後，服薬を忘れる
ことも出てくるくらい症状が軽減した．

文献

1) 北村俊則. 精神心理症状ハンドブック. 東京: 日本評論社; 2013. p.263.
2) 樋口輝彦, 市川宏伸, 神庭重信, 他. 今日の精神疾患診断指針第2版. 東京:医学書院; 2016. p.49.
3) 神戸中医学研究会, 編著. 新装版中医学入門. 千葉: 東洋学術出版社; 2013. p.194.
4) 大塚敬節. 金匱要略講話. 東京: 創元社; 2012. p.532.
5) 花輪壽彦, 漢方診療のレッスン増補版. 東京: 金原出版; 2003. p.406-8.
6) 藤平　健, 小倉重成. 漢方概論. 大阪: 創元社; 2010. p.146.

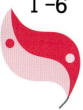

I-6 こころの病気の漢方診療

易怒性

はじめに

　易怒性は,「容易にイライラして怒りが誘発される」傾向と定義されます[1].怒りは誰でも抱く感情です.怒りを抱くだけで問題にはなりません.些細なことに過大な怒りを抱く.あるいは,いつまでも怒りを鎮めることができない.そのような怒りを抱く時には,日常生活に支障をきたします.怒りあるいは易怒性が顕著であるために周囲と上手くいかない.日常生活に支障をきたしている場合に精神的な問題が隠れている可能性があります.易怒性のために日常生活に支障をきたしているかどうか.これが治療を要するかどうかを判断する基準になります.これは全ての精神症状について共通です.

易怒性を呈する疾患

　DSM-5 で,診断基準に易怒性が含まれている疾患は,全般不安症（全般性不安障害）,心的外傷後ストレス障害（PTSD）,境界性パーソナリティ障害,反社会性パーソナリティ障害,複数の物質（カフェイン,大麻,タバコ）離脱,精神刺激薬中毒,ギャンブル障害,月経前不快気分障害といった多岐にわたります.診断基準には易怒性を含みませんが,統合失調症,双極性障害などでも易怒性はみられます.いずれも精神療法と薬物療法を必要とする疾患ばかりです.漢方医学的治療のみでは対応が難しい場合が多いと思います.全般不安症については,ベンゾジアゼピン系抗不安薬が治療の中心になっていますが,常用量依存を考えると長期にわたってベンゾジアゼピン系抗不安薬を使うのは避けたいところです.この場合には,依存を考えなくてもよい漢方薬で治療することができないか,検討する価値があると思います.

全般不安症（全般性不安障害）

　発症は 30 歳代が中心とやや遅い傾向があります．過剰な不安と心配が6 カ月以上にわたって持続します．心配を抑制しようとしても，困難を自覚します．易怒性を含め，落ち着かない，緊張する，集中困難などを伴い，それらの症状のために日常生活に支障をきたします．本疾患については，漢方治療を検討する余地があると思われます．

心的外傷後ストレス障害（PTSD）

　生命の危険にさらされたり，他人の危機的状況を目撃したりした後に生じるものです．心に深く刻まれてしまうような外傷的体験を繰り返し再体験する，外傷体験にまつわる事物を避ける，過覚醒，否定的な感情や認知などを呈します．このような症状が 1 カ月以上に及ぶか，数週から数カ月の潜伏期間を経てから出現する場合があります．本疾患は，精神療法を中心とした精神科専門医による治療が必要です．漢方治療を優先して行う疾患ではないと思われます．

境界性パーソナリティ障害

　思春期から成人期早期までに始まります．他者と安定した人間関係を築くことが困難です．見捨てられることに対する不安が強く，避けようとなりふり構わない行動をとります．感情が不安定で，怒り，抑うつ，焦燥感，空虚感などにさいなまれます．自殺企図，自傷行為，薬物乱用などを繰り返します．境界性パーソナリティ障害については，精神療法を中心とした専門治療が必須です．漢方治療を優先して行うことは現実的ではありません．

反社会性パーソナリティ障害

　他人に配慮せず，自己の欲求を満たすためには法律を侵すこともいといません．平気で嘘をつき，他者に攻撃性をむき出しにします．また，向こう見ずで無謀な行動をとります．漢方薬による治療を考えることはあまりないと思われます．

104 ● 各論Ⅰ　こころの病気の漢方診療

依存性物質からの離脱症状

依存性物質を摂取すると，精神的依存と身体的依存のいずれか，あるいは両方が引き起こされます．精神的依存は，やってはいけないのはわかっているけど，止められない状態のことです．身体的依存とは，止めようとするときに不快な症状が生じるために止められない状態のことです．この身体的依存をきたしている状態で，身体から薬物がなくなるときに生じる症状が離脱症状です．一般に中枢神経抑制作用を有する物質（＊）は身体依存を形成しやすく，耐性や顕著な離脱症状がみられる[2]とされます．この状態で漢方治療は優先するべきではないと思われます．

―――――

＊中枢神経抑制作用を有する物質としては，アヘン類（ヘロイン，モルヒネ，コデイン），睡眠薬，抗不安薬，アルコールなどが代表的です．

ギャンブル障害

ギャンブル（賭博）をやりたいという衝動が抑えられません．そのために，社会生活，家庭生活に多大な支障をきたします．ギャンブルをするために，多額の借金を抱える，ギャンブルに打ち込みすぎて，仕事を続けられないなどの問題が起こります．それでもギャンブルを止められません．

月経前不快気分障害

後出の「Ⅱ-11. 月経前症候群（PMS）」の項で説明する月経前症候群よりも症状がより重篤なものを月経前不快気分障害と呼びます．月経前の数日から2週間にわたり，抑うつ気分，過食，睡眠過多などの症状が起こりますが，月経発来とともに症状がすみやかに消退します．

統合失調症

思春期から青年前期にかけて発症し，慢性，進行性に経過します．主な症状としては，陽性症状と陰性症状に分けられます．陽性症状としては，幻覚，妄想，自我障害（されられ体験，考想伝播，思考吹入），陰性症状としては，無為（何もせずぼんやり過ごす），自閉（他者との交流をもとうとしない），感情鈍麻（喜怒哀楽がなくフラットになる）などです．

双極性障害

　以前は躁うつ病と呼ばれていました．病気の経過中に躁状態（軽症の軽躁状態もあります）とうつ状態が出現します．その時期を過ぎると，正常のレベルに戻るとされてきました．躁状態では，気分が異常かつ持続的に高揚し，開放的または易怒的になる．加えて，異常かつ持続的に亢進した目標指向性の活動または活力がある，とDSM-5では規定しています[3]．軽躁状態と躁状態の判断は症状の軽重によりますが，軽躁状態は，エネルギーにあふれて，快活な人と自他共に考えていることがしばしばで，診断が難しいといえます．

適応障害

　症状発症の引き金となるストレス因があり，それに対して情動や行動の障害が出現するものです．ストレス因となるものが始まって3カ月以内に症状が出現し，6カ月を超えて持続しないものを適応障害と診断します．この原因となるストレスが除去されれば，症状が速やかに消退します．適応障害は，大うつ病と診断されないレベルの抑うつ，不安障害と診断されないレベルの不安など，他の疾患の診断基準を満たさないものの，日常生活に一定の支障をきたします．

　以上のような易怒性を呈する精神疾患のうち，漢方医学的治療で対応がひとまず可能と思われるものは，全般性不安障害，適応障害です．漢方医学的治療を行っても，十分な効果が得られないときには，西洋医学的治療に移行すべきと思われます．筆者の場合には，だいたい2週間から4週間服薬をしていただき，漢方治療を継続するかどうか判断しています．この期間で症状が全て消失をすることはありません．一部症状が改善するようならば，脈があるものとして漢方治療を継続しています．

　全般性不安障害，適応障害以外の精神疾患については，薬物療法のみならず，精神療法，作業療法など種々の治療法を組み合わせて治療する必要があります．また，これら疾患に対しては，西洋医学的治療の知見は蓄積されています．一方，漢方医学的治療が有効かどうかについての検討も十分なされておりません．これら疾患に対して漢方治療を優先的に行うことは倫理的に疑問が生じます．そのため，漢方医学的治療より，西洋医学的

治療を優先すべきと思われます．

漢方医学からみた易怒性

　易怒性の原因を漢方医学的に説明するならば，「肝」の気が滞ってしまう状態がその原因と考えられます．「肝は疏泄を主る」と言われます．疏泄とは，「気」が伸びやかに流れるという意味です．何らかの原因で疏泄ができず，気が滞ることが易怒性につながります．そのメカニズムとしては，以下のように考えられます．気はエネルギーを持っています．エネルギーが滞れば熱を帯びます．熱は上衝する傾向がありますので，頭部に向かいます．それで，頭部に必要以上の熱を帯びるため易怒性につながると考えられます．

　一方で，肝気が滞って熱を持つと，すぐ隣り合う「心」にも影響が及ぶことがあります．肝気が亢進した影響を受けて，心の陽気が亢進すると，焦燥感，不安感，不眠，発作性の顔面紅潮，舌尖部の真紅，動悸発作などとなって現れます[4]．

　熱を冷ます生薬のうちイライラを抑える生薬としては，柴胡，黄芩，黄連などがあげられます．易怒性の改善に用いられる方剤の多くはこれらの生薬を含んでいます．

易怒性の漢方医学的治療〜陰陽，虚実，気血水，五臓で考える〜

　易怒性に用いられる方剤のうち，代表的なものは以下のようになります 表1 ．

　これらをどのように使い分けるか．陰陽，虚実，気血水，五臓から適応する方剤を考えていきましょう．これらは，四診の結果から判断していきます．四診は，望診，聞診，問診，切診の順番に行います．まず，陰陽について．肝に気が滞るのが易怒性の原因であると説明しました．陽気が過剰になるくらいですので，易怒性が目立つ患者さんは陰陽でいえば陽証である可能性が高いでしょう．ちなみに先にあげた方剤はいずれも陽証に用いられるものです．

　望診では，赤ら顔をしていたり，落ち着かない様子があったりしないか，観察しましょう．加味逍遙散，女神散，黄連解毒湯は顔が火照るのが

JCOPY　498-06928

I-6　易怒性 ●107

表1 易怒性に用いられる代表的漢方薬

陰陽	虚実	方剤名	特徴
陽証（少陽病期）	実証	大柴胡湯（去大黄）	腹力充実し，広範で明瞭な胸脇苦満．のぼせ，肩こり，便秘，イライラを呈する
		柴胡加竜骨牡蛎湯	腹力中等度で，胸脇苦満，腹部動悸を呈する．不安，不眠，心悸亢進，イライラが目立つ
	虚実中間証	四逆散	腹力中等度，両側胸脇苦満，両側腹直筋攣急がある．不安，不眠，イライラがみられる
		女神散	腹力中等度，のぼせ，めまい，肩こり，イライラ．訴えはあることに固執することが多い
	虚証	加味逍遥散	腹力は軟弱，不安，不眠，イライラ，便秘傾向がある．訴えは多彩であることが多い
		抑肝散	腹力は軟弱，左胸脇苦満，左腹直筋攣急が典型的．不安，不眠，イライラを呈する
	実証	三黄瀉心湯	腹力充実，心下痞鞕があり，のぼせ，イライラ，鼻血などを呈する
	虚実中間証	黄連解毒湯	腹力中等度，心下痞があり，イライラ，のぼせ，赤ら顔を呈する

一つのメルクマールになります．

　聞診では，質問に対する反応から，虚実をみていきます．声に張りがあって明瞭であるなら，実証である可能性が高いでしょう．声が小さく，弱いようなら，虚証の可能性が高いと思われます．ちなみに加味逍遙散と抑肝散が虚証ないし，やや虚証の方剤に当たると思います．

　問診では，易怒性のほかに症状がないかを確認します．先に述べたような，心の陽気亢進を思わせるような所見はないか注意しながら，質問していきます．

108 ● 各論I　こころの病気の漢方診療

最後に切診です．脈はどうか．実脈か，虚実中間か，弱脈なのか．虚実中間は実脈，弱脈のちょうど中間くらいの強さの脈です．次に腹候はどうかをみていきます．腹力．心下痞鞕，胸脇苦満，腹動，臍傍圧痛などです．先にあげたように，熱を冷ます生薬のうち，易怒性を抑える生薬としては，柴胡，黄芩，黄連などがあげられるといいました．このうち，柴胡を含む方剤では，胸脇苦満を呈する場合が典型的です．大柴胡湯，柴胡加竜骨牡蛎湯，四逆散，抑肝散，加味逍遙散，女神散などが該当します．また，黄芩，黄連を含む方剤では，心下痞鞕を呈することが多くみられます．黄連解毒湯，三黄瀉心湯が該当します．腹診では，これらの所見がないか注意深く観察します．以下に各方剤を解説します．

易怒性に用いる漢方薬

大柴胡湯（去大黄）
だいさいことう　きょだいおう

少陽病期で最も実証の方剤です．腹力はかなり充実し（5段階なら4ないし5），広い範囲で胸脇苦満がみられます．少陽病期とはいいながら，陽明病期に近く，便秘傾向を呈する場合が多いです．のぼせ，イライラ，胸脇部の強い張り，耳鳴り，肩こりがある場合に有効です．便秘が目立たない時，あるいは大柴胡湯で下痢してしまう場合には，大柴胡湯去大黄という選択もあります．

柴胡加竜骨牡蛎湯
さいこかりゅうこつぼれいとう

少陽病期の実証の方剤です．大柴胡湯ほどは実していませんが，それでも腹力は5段階で3〜4程度といったところでしょう．胸脇苦満があり，典型的には腹部動悸を触れます．胸脇苦満，イライラ，不安，不眠，心悸亢進がある場合に用います．ツムラの柴胡加竜骨牡蛎湯には大黄が含まれません．コタロー，クラシエの製剤には大黄が含まれます．もし，大黄入りで下してしまうようなら，大黄を含まない製剤を用いるようにしましょう．

四逆散
しぎゃくさん

少陽病期虚実中間証の方剤です．腹力は中等度（5段階なら3くらい）で，左右胸脇苦満があり，両側腹直筋攣急があります．ちょうど「介」の

Ⅰ-6　易怒性 ●109

字によく似た形で所見が出現するのが典型的です．少陽病期という陽証にありながら，四肢が冷たいのが特徴です．これは，気が四肢に行かず，四肢の逆冷を現す"熱厥"であるとされます[5]．気うつがあり，不安，イライラ，不眠がみられます．

女神散

少陽病期虚実中間証の方剤です．腹力は中等度，心下痞を呈する場合があります．のぼせ，めまい，肩こりなどがあります．加味逍遥散の証では，患者さんは多彩な訴えをするのが特徴です．一方女神散では，訴えは固定したものになります．

加味逍遙散

少陽病期虚証の方剤です．腹力は軟弱で，胸脇苦満はないか，あってもごく軽度です．臍傍圧痛はあることもないこともあります．加味逍遥散は四逆散の加減方，あるいは四物湯の加減方とみることもできるとされます．四逆散は，精神神経症状（抑うつ，イライラ，不安，不眠）に効果を有します．四物湯は脳下垂体−卵巣の内分泌機能の失調による月経異常および心身の変調によく適応する[6]とされます．そのため女性の月経前緊張症によく用いられます．なお，ツムラの加味逍遥散には便秘の適応はありませんが，コタローの加味逍遥散は便秘への適応を有しています．

抑肝散

少陽病期虚証の方剤です．腹力はやや弱く（5段階なら3以下），胸脇苦満は目立たないことが多いです．左の腹直筋が攣急するのが典型的です．不眠，イライラ，興奮しやすい，筋肉の痙攣（眼瞼などに出ることが多い）などを呈する場合に用います．

三黄瀉心湯

少陽病期実証の方剤です．黄連解毒湯よりさらに実証側です．腹力は充実し，心下痞鞕が明瞭にあります．のぼせ，イライラ，鼻血など出血傾向を呈し，便秘がみられます．

黄連解毒湯
おうれんげどくとう

　少陽病期虚実中間証の方剤です．腹力中等度，心下痞を呈します．便秘はないのが普通です．のぼせ，イライラ，赤ら顔で，目の充血をみることもあります．

●易怒性‥‥‥‥‥‥‥‥‥‥‥‥‥‥‥‥‥‥‥‥‥ **65歳　男性**　**症例1**

主訴　最近些細なことでイライラする，睡眠中にうなされる．
　　　X年3月に定年退職，2カ月後任地から地元に戻ってきた．帰郷後イライラすることが多くなり，夜はうなされるようになった．X年11月初診．初診時は寝つきは問題ないが，3回ほど眼が覚める．そのため熟睡できない．5年ほど前にも同じような症状が出たことがある．食欲は問題ない．小便は1日10回．夜に2回ほどトイレに行く．大便は1日3回．酸化マグネシウムを服用している．

望診　大柄でガッシリした体形

問診　転居後にイライラ，夜うなされるようになった

脈診　浮沈間，虚実中間，数遅中間

舌診　正常紅，腫大歯痕はなく，乾湿中等度の白苔

腹診　腹力中等度，心下痞鞕－，胸脇苦満－，腹動－，臍傍圧痛－，小腹不仁－，胃部振水音－

鑑別のポイントと処方　定年退職，転職と大きなイベントが続いた後にイライラ，中途覚醒，うなされるなどの症状が出現した．精神医学的には適応障害でよいと思われる．ただ，特徴的な所見に乏しく処方決定は少し悩んだ．鑑別するべきものとして，柴胡加竜骨牡蛎湯，桂枝加竜骨牡蛎湯，抑肝散，黄連解毒湯，加味逍遥散があげられる．イライラが目立つことからは，抑肝散，黄連解毒湯，加味逍遙散を候補にした．中途覚醒があることからは，柴胡加竜骨牡蛎湯，桂枝加竜骨牡蛎湯も候補とした．ここから鑑別していく．鑑別しやすいところから．

I-6　易怒性　●111

柴胡加竜骨牡蛎湯は柴胡剤で実証の薬である．柴胡剤が適応となる場合には，胸脇苦満があることはすでに述べた．本症例では，胸脇苦満がみられなかった．そのため柴胡加竜骨牡蛎湯は除外した．付け加えるならば，腹動もなかった．これも除外する根拠とした．

桂枝加竜骨牡蛎湯は，虚証側の方剤である．本症例は，虚実中間くらいの方だったので，ずれているように思われた．また腹動がみられていなかった．そのため，本剤も除外した．

舌診では舌尖に赤色はみられなかった．腹診では，心下痞鞕がみられなかった．そのため黄連解毒湯を除外した．

残る方剤では，抑肝散，加味逍遙散である．加味逍遙散はもっぱら女性の更年期の方剤のように思われているが，男性に用いることもある．本剤が適応となる場合には，瘀血が存在する．本症例は，瘀血の所見がみられなかった．加味逍遙散を除外して，最終的に抑肝散が残った．

ツムラ抑肝散 7.5g 分 3 で開始した．2 週間後にはイライラが少なくなり服用開始 40 日後には睡眠も改善し，夜うなされることもなくなった．

●易怒性 ·· 59 歳　女性　**症例 2**

主訴　6 年前大阪に住んでいた時に喉が痞える感じが出現した．漢方医院に受診．半夏厚朴湯を処方された．半年服用したら症状が消失して治療終結になった．
今年 5 月夫の退職に伴い東京に転居．その後些細なことでイライラするようになった．ストレスを感じると身体が震える感じもする．気分がいいときには無意識に動くことができるが，イライラしていると動くのも嫌になる．

自覚症状　食欲：ふつう
睡眠：中途覚醒がある

小便：1日5回くらい，夜に1回
大便：2日に1回
疲れやすい，物忘れ，イライラする，耳鳴り，めまい，立ちくらみ，視力低下，目が疲れる，目がショボショボする，動悸，生唾が出る，腹が張る，ガスが出る，足先が冷える，喉の痞えは今は感じない．

他覚的所見　血圧110/72mmHg，脈拍82bpm，体温36.0℃，
　　　　　　身長171cm，体重55kg，BMI 18.81
舌：正常紅，腫大歯痕はなく，湿潤しほぼ無苔
脈：浮沈間，弦，やや弱，数遅中間
腹：腹力やや軟弱，心下痞鞕±，胸脇苦満−，心下悸＋，
　　臍上悸＋，臍傍圧痛−，小腹不仁−

鑑別のポイントと処方　陰陽は陽証とした．足先の冷えは，上熱下寒によるものと考えた．虚実は脈，腹からやや虚証とした．加味逍遥散，抑肝散，桂枝加竜骨牡蛎湯などがあげられる．イライラが強く，便秘がちであり，多愁訴であることからまず加味逍遥散を選択した．ツムラ加味逍遥散5g/日で開始した．19日後前よりはイライラが少なくなり，便通が改善してきた．1カ月半後便秘がちであることから，コタロー加味逍遥散5g/日に変更．2カ月半後．前よりもイライラがはっきりと減ってきた．その後もイライラ，便通が悪化することなく，10カ月後廃薬とした．

● 易怒性 ･･････････････････････････････････ 42歳　女性　　**症例3**

主訴　3〜4年前から家族内で相続問題で諍いが続いている．そのため，イライラして，ゆったりした気持ちになれない．生理前になるとイライラがさらに強くなる．婦人科に相談したところ，ピルをすすめられたが，飲む気になれない．家を離れて独居しているが，たまに親兄弟に会うとイライラが強くなり，数日はだるくなったり熱が出たりする．

I-6　易怒性　●113

月経周期は 20 〜 28 日くらい．ここ半年は周期が乱れている．月経痛は 1 〜 2 日目．鎮痛薬がないと対処できない．

自覚症状　食欲：前より減っている

睡眠：ささいな物音がしても目が覚める

小便：1 日 8 回，夜に 1 回

大便：1 日 1 回（普通便）

疲れやすい，憂うつになる，イライラする，頭痛，頭重，視力低下，目がかすむ，唇が乾く，首肩背中のこり，冷えはない，長風呂は苦手，温かいものを好む．

他覚的所見　血圧 119/78mmHg，脈拍 76bpm，体温 36.5℃，
身長 163cm，体重 51kg，BMI 19.20

舌：淡泊紅，舌尖に赤み，湿潤した薄い白苔

脈：沈，弱，数遅中間

腹：腹力中等度，左胸脇苦満±，腹動−，腹直筋攣急±，
臍傍圧痛−，小腹不仁＋

鑑別のポイントと処方　陰陽は陽証．虚実は中間からやや虚証の間くらい．疲れやすい，食欲低下など脾気虚．不眠，イライラなど血虚の症状もみられる．気血両虚としてツムラ加味帰脾湯 7.5g/日を開始した．16 日後，気持ちが少し楽になってきた．睡眠については早朝覚醒がある．イライラは減ってきたとのこと．37 日後イライラはない．睡眠，食欲も改善している．2 カ月後ちょっとイライラすることはあるが，自制の範囲内．その後もイライラが増悪することはなかった．

● 易怒性 ···································· 47 歳　女性　**症例 4**

主訴　1 年半前に転職した．今の仕事は自分で判断して臨機応変な対応を求められる．そういうことは本来苦手としていた．相談に乗ってくれる同僚がいたため，何とかやれていたが，その同僚が退職してし

114 ● 各論Ⅰ　こころの病気の漢方診療

JCOPY 498-06928

まった．それ以来仕事中に頭が重く，ぼんやりしてしまうことが多い．その場で対応を求められることがつらい．そういうときにイライラしたり，焦ったり，不安になったりする．相手にきちんと考えていることを伝えられなくなる．

月経は 2 カ月に 1 回くらいに周期が延長してきている．

自覚症状　食欲：良好

睡眠：悩むと中途覚醒が多くなる

小便：1 日 6 回，夜に 1 回

大便：1 日 1 回（普通便）

疲れやすい，憂うつになる，物忘れをする，イライラする，汗をかきやすい，上半身特に顔が火照る，頭重，喉が渇く，水分をよく摂る，髪が抜けやすい，首肩のこり，冷えはない．

他覚的所見　血圧 132/85mmHg，脈拍 90bpm，体温 35.8℃，
　　　　　　　身長 160cm，体重 67kg，BMI 26.17

舌：正常紅からやや暗赤色，腫大歯痕が軽度，乾湿中等度の薄い白苔

脈：沈，やや弱，やや数

腹：腹力やや軟弱，心下痞鞕±，胸脇苦満ー，腹動ー，
　　臍傍圧痛右±，左＋，小腹不仁ー

鑑別のポイントと処方　明らかな冷えはなく，陽証とした．虚実はやや虚証．胸脇苦満は目立たない．柴胡桂枝湯，柴胡桂枝乾姜湯，加味逍遥散，抑肝散などが鑑別にあげられる．腹直筋攣急や腹動はないことから，柴胡桂枝湯や柴胡桂枝乾姜湯，抑肝散は除外した．最終的にツムラ加味逍遥散5g/日を選択した．3 週間後，抑うつ傾向があり，食欲低下が目立つため，ツムラ加味帰脾湯5g/ 日に変更した．4 週間後には気持ちが落ち着き，食欲や睡眠もとれるようになってきた．物忘れもなくなった．6 週間後その場での対応を求められてもなんとか応じることができるようになってきた．イライラも目立たない．9 週間後イライラはあっても，月に 1 回くらい．できれば薬を減らしたいとのことで加味帰脾湯を 2.5g/ 日に．12 週間後異動で同僚が増えて負担が軽減した．それを契機にイライラはなくなったとのこと．一旦服薬を止めたいとの希望で廃薬とした．

文献

1) American Psychiatric Association: Diagnostic and Statistical Manual of Mental Disorders, 5th edition (DSM-5). APP, Arlington VA, 2013[日本精神神経学会 (監修), 高橋三郎, 大野　裕 (監訳). DSM-5　精神疾患の診断・統計マニュアル. 東京: 医学書院; 2014. p.819.
2) 野村総一郎, 樋口輝彦, 監修. 標準精神医学第 6 版. 東京: 医学書院; 2015. p.480.
3) American Psychiatric Association: Diagnostic and Statistical Manual of Mental Disorders, 5th edition (DSM-5). APP, Arlington VA, 2013[日本精神神経学会 (監修), 高橋三郎, 大野　裕 (監訳). DSM-5　精神疾患の診断・統計マニュアル. 東京: 医学書院; 2014. p.124.
4) 寺澤捷年. 症例から学ぶ和漢診療学第 3 版. 東京: 医学書院; 2012. p.79.
5) 高山宏世. 腹證図解漢方常用処方解説第 51 版. 東京: 日本漢方振興会漢方三考塾; 2012. p.40.
6) 福冨稔明, 山方勇次. 漢方 123 処方臨床解説―師・山本巌の訓え―. 京都: メディカルユーコン; 2016. p.85.

参考文献

7) 寺澤捷年. 症例から学ぶ和漢診療学第 3 版. 東京: 医学書院; 2012.
8) 大熊輝雄 (原著). 現代臨床精神医学改訂第 12 版. 東京: 金原出版; 2015.
9) 野村総一郎, 樋口輝彦, 監修. 標準精神医学第 6 版. 東京: 医学書院; 2015.
10) 高山宏世. 腹證図解漢方常用処方解説第 51 版. 東京: 日本漢方振興会漢方三考塾; 2012.
11) 福冨稔明, 山方勇次. 漢方 123 処方臨床解説―師・山本巌の訓え―. 京都: メディカルユーコン; 2016. p.6.

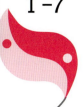

I-7　こころの病気の漢方診療

幻覚（存在しないものを知覚する）

はじめに

　幻覚は対象のない知覚と呼ばれます．この項目では，幻覚をその種類，原因別に分類します．また，漢方医学では，幻覚はどう捉えるのか説明します．どのような幻覚に漢方薬を用いるべきかを紹介します．幻覚というと抑肝散しかないように思われがちですが，そうではないことを示します．

幻覚を訴える患者さんが来院したら…

　まず幻覚と思われる症状がどのようなものなのかを把握します．幻覚は，以下のように分類できます．
　（1）幻視，（2）幻聴，（3）幻触，（4）幻嗅，（5）幻味，（6）体感幻覚

幻視

　幻視は，脳器質性精神疾患，レビー小体型認知症，中毒性精神疾患などにおいて現れることがあります．統合失調症においては典型例ではみられません．アルコール精神病では，小動物幻視と呼ばれるものが有名です．以前担当した患者さんは，壁を指しながら「虫がビッシリへばりついている」と話してくれました．しかし，私には見えませんでした．

幻聴

　幻聴は，統合失調症の症状として有名です．ただし，幻聴があれば統合失調症ということではありません．覚醒剤精神病による幻覚でも幻聴が主で，統合失調症における幻聴と酷似している，とされます[1]．幻聴は，破裂音であったり，機械の警報音のようなそれ自体は意味をもたない要素性

幻聴と，言語の形で聞こえてくる言語性幻聴とに分けられます．幻聴の内容としては，行動を実況したり，批判したり，中傷したり，命令してくる幻聴などがあります．

幻触

幻触で有名なのは，皮膚寄生虫妄想です．これは，皮膚の内側にいる寄生虫が這い回るというものです．もちろん，実際には寄生虫は見つかりません．自験例では，足の裏から寄生虫が膝辺りまで這い上がっていくという高齢女性患者さんがいました．治療によってその範囲が膝からふくらはぎ，足首と縮小していきました．しかし，完全には消失しませんでした．

幻嗅

これは，嗅覚の幻覚ですので，「げんきゅう」です．お恥ずかしいのですが，私は精神科医5年目くらいまで「げんしゅう」と読んでいました．周囲から指摘された時には顔から火が出る思いでした．幻嗅の一つに，自己臭恐怖があります．自己臭恐怖の患者さんには漢方薬は使いにくいので注意が必要です．漢方薬の原料である生薬は，多くが特徴的な臭いを発します．それを患者さんは強く知覚するため，服薬したことで症状が悪化したという誤解を生じる可能性があります．

幻味

味覚の幻覚ですので，被毒妄想と結びついて出現するとのことですが，いまだこの訴えを患者さんから言われたことはありません．

体感幻覚

体感幻覚とは，通常自覚しない臓器の知覚を訴えてきます．臓器が溶け出す，引きちぎられるなど奇妙な訴えとなって表現されます．

外因-内因-心因のいずれに当てはまるかを考える

幻覚の背景にある精神疾患が何かを考えます．ここでも外因，内因，心因に分けて考えます．外因としては，以下のようなものがあげられます．

(1) 認知症，(2) 脳腫瘍，(3) 頭部外傷，(4) てんかん，(5) 薬物中

毒，（6）代謝性疾患，（7）低栄養，（8）自己免疫疾患

　中高年になってから出現した幻覚については，第一に認知症を考える必要があります．認知症でみられる幻覚としては，レビー小体型認知症の幻視が有名です．言うまでもありませんが，物忘れに合併した幻覚であればまず頭部の画像診断をすすめるべきです．

　内因としては統合失調症，双極性障害があげられます．特に統合失調症の幻聴が有名です．ただし，幻聴があれば，統合失調症というわけではありません．他の疾患でも幻聴は出現します．また，統合失調症では，幻聴以外の幻覚も出現します．

　心因としては，心因反応です．現在は短期精神病性障害と呼ばれています．明らかな心因をきっかけにして精神病のような症状が出現します．治療を行うと速やかに症状が消退します．精神病と異なり，残遺症状がみられずに元の社会適応を回復することが多い疾患です．

幻覚を訴える患者さんをみるとき

　漢方の四診に沿って診察してみましょう．

望診

(a) 身なりはどうか

　診察にやってくるときの服装にまず注目してみます．病状の進行していない認知症の患者さんは，きれいな服装で診察にみえることが多いです．患者さん自身で気をつける余力もあるでしょう．進行してくると，季節に合わない服装をまとって来院することがでてきます．統合失調症の慢性期患者さんでは，一見きれいな服装を身につけていても，よく見ると襟が汚れていたり，袖口が擦り切れていたりすることがあります．

(b) 落ち着いて診察を受けることができるか

　幻覚がある患者さんでは，落ち着かない，周囲をなんども見回す，イライラしている，などが見られることがあります．壁を虫がビッシリと覆い尽くしているのが見えたり，何処からか監視しているかのように，自分の行動について指摘する声が聞こえたりすれば，これらの行動が起きるのも

I-7　幻覚（存在しないものを知覚する）● 119

理解できるように思います．一方で幻覚が慢性化していると，現実世界と幻覚とできしみが生じることなく，同居している患者さんもいます．この状態を「幻覚の二重帳簿」などと精神科医は呼んだりします．

聞診

　診察していると，タバコ臭が漂ってきたり，ほんのりとアルコール臭がしてくることに気づくことがあります．それで患者さんの利き手の示指と中指とを見ると黄褐色に変色していたり，目が充血していたりします．慢性期の統合失調症患者さんは，割と喫煙者が多いように思います．アルコールの多飲が疑われる患者さんでは，離脱せん妄を想定して問診で情報収集をしていきます．また，入浴していない状態が続いた後の来院では，諸々の臭いが混じって，独特の臭いを発していることがあります．これも，保衛ができない状態にあった証拠ですので，大事な情報の一つになります．

問診

(a) 話はまとまりを欠いていないか

　話はまとまっているかどうか，も一つ大事なポイントです．一つ一つの話はわかるがまとまりが悪い状態を連合弛緩と呼びます．例えるならば，一文一文の意味はわかるが段落としてみると，何が言いたいかさっぱりわからない文章でしょうか．この本がそうなっていないことを祈りますが．また，段々話をするうちに話題内容が逸れていってしまう場合も連合弛緩に含まれます．連合弛緩は統合失調症によくみられる症状です．話している時に突然患者さんが話を止めることがあります．思考障害の一つである思考途絶と呼ばれる症候です．思考途絶は幻覚によっても起こり得ます．

(b) 症状の日内変動はあるか

　症状に日内変動はないかどうかもポイントになります．認知症であったり，せん妄では幻覚について，覚えていないことが多いものです．ですので，これは，本人に聞くより周囲に尋ねたい質問です．統合失調症では症状の日内変動はみられませんが，せん妄では夕方から夜にかけて幻覚が出現してくることが知られています．

(c) 身体疾患や頭部外傷の既往の有無

　幻覚が出現する前に，身体疾患や頭部外傷受傷がなかったかを確認します．もしこれらが併存しており，幻覚に先行しているようならば，これらの治療を優先するのが原則になります．高齢者の場合には，自分で転倒したことを忘れている可能性もありえます．高齢になって出現した幻覚については，できる限り頭部の画像診断を行うことをすすめます．

(d) 薬物使用歴はあるか

　アルコール，違法薬物の使用歴はあるかどうかも大事なポイントになります．アルコール幻覚症では，幻聴より幻視が出現する傾向が強いです．違法薬物については，医師が疑ってみないとその存在が明らかになりません．もちろん，警察官が付き添って来院し，違法薬物の使用が明らかである患者さんもいますが．薬物使用による幻覚では，幻覚以外の症状，たとえば思考障害があまり目立たない，現実交流や病識が保たれている，対人接触・疎通性が良好など[5]，統合失調症とどこか印象が違ってみえることがあります．

切診

　脈診では，浮沈について，弦脈がないかどうか，虚実はどうかを中心にみていきます．
　腹診では，腹力があるかどうか，胸脇苦満があるか，腹部拍動はあるか，圧痛はあるかどうかなどを中心にみていきます．

どのような幻覚に対して漢方薬は有効か？

　現在，統合失調症（精神分裂症の現在名）の幻覚に対して，漢方薬単独では用いられないと思います．幻覚の治療においては，西洋医学的治療が優先であり，補助的に漢方薬の併用ができるようならば，検討してみるというスタンスが良いと思います．
　幻視に対する抑肝散の有効性が報告されています．認知症に出現した幻視に対して抑肝散が有効であるとする報告がなされています[3]．また，認知機能に問題ない患者さんで幻視のみが出現するシャルル・ボネ症候群と

いう病気があります．シャルル・ボネ症候群に対しても抑肝散の有効性が報告されています[4]．

幻覚に用いる漢方薬

柴胡加竜骨牡蛎湯，半夏厚朴湯，抑肝散，桃核承気湯 表1

表1 幻覚に用いる漢方薬

陰陽	虚実	方剤名	特徴
陽証（少陽病期）	実証	柴胡加竜骨牡蛎湯 （さいこ か りゅうこつ ぼ れいとう）	腹力充実，腹部動悸を広範に触れる．不眠，驚きやすいなどの症状があり，幻覚がある場合
	虚実中間証	半夏厚朴湯 （はん げ こうぼくとう）	腹力は中等度．心下痞鞕があり，喉の痞え（咽中炙臠）があり，不安，動悸を伴う幻覚がある場合
	虚証	抑肝散 （よくかんさん）	腹力は軟弱，臍上に腹動を触れる．幻視に対して効果あり
陽証（陽明病期）	実証	桃核承気湯 （とうかくじょう き とう）	腹力充実し，S状結腸部の圧痛がある．著明な便秘があり，幻覚を呈する場合

柴胡加竜骨牡蛎湯
（さい こ か りゅうこつ ぼ れいとう）

少陽病期実証の方剤です．腹力は中くらいで，5段階なら腹力は4/5から3/5くらい．大柴胡湯ほど腹力は充実していない．胸脇苦満があり，心下痞を伴う場合がある．心下悸，臍上悸を触れる．不眠，イライラ，動悸を伴うような幻覚には柴胡加竜骨牡蛎湯を用いることを考えてもよいでしょう．

半夏厚朴湯
（はん げ こうぼくとう）

少陽病期虚実中間証の方剤です．腹力中等度，心下痞がある場合があります．喉の痞えがあることが典型的です．そのような場合の幻覚に用いても良いでしょう．

122 ● 各論I　こころの病気の漢方診療

抑肝散
よくかんさん

　少陽病期虚証の方剤です．腹力はやや軟弱，胸脇苦満はないか，あっても軽くあるくらい．臍上に動悸を触れることがあります．抑肝散は，神経過敏で，興奮しやすく，イライラしたり，不眠がちであったり，興奮して手足が震える，などの症状があり，幻覚（特に幻視）がある場合に抑肝散を用います．

桃核承気湯
とうかくじょうきとう

　陽明病期実証の方剤です．腹力は充実しており，緊張は良好です．典型例ではS状結腸部の圧痛がみられます．病態としては，瘀血に気逆を伴います．そのため，顔面紅潮，のぼせ，不安，イライラ，著明な便秘などがみられます．そのような症状を伴う幻覚に用いてもよいでしょう．

●幻覚 ………………………………………… 85歳　女性　【症例】

同胞7人第3子．高等小学校卒．50歳まで農業．X−24年緑内障のため左目失明．X年6月右目失明．
元来おとなしい性格．X−21年，洗濯物をしていたら，庭の外れに知らない女の人が立っていた．しかし，自分以外には見えずすぐ消えてしまった．X年6月右目を失明した直後，6月15日頃から犬や猫が10匹から20匹．ときには男の人が見えるようになった．X年7月初診．初診時HDS-R18点．CTでは前頭葉の萎縮がみられていた．認知症に伴う幻視ととらえて，ツムラ抑肝散7.5g/日を開始．2週間後少し見える犬の数が減ってきた．1カ月後も，幻視はあるものの，出てくる犬が少なくなっているとのこと．2カ月後受診の際には，4匹がたまに出てくるくらい．夜も昼も出てくることが少なくなった．5カ月後にはほとんど出てこなくなっていた．
翌年3月圧迫骨折で入院してからも幻視はなかった．その後2年後夜間せん妄があり，その都度かかりつけ医から抑肝散を出されて，飲むと落ち着くということを繰り返しているとのことであった．

I-7　幻覚（存在しないものを知覚する）●123

文献

1) 樋口輝彦, 市川宏伸, 神庭重信, 他. 今日の精神疾患の治療指針 第 2 版. 東京: 医学書院; 2016. p.5.

2) 藤平 健, 小倉重成. 漢方概論. 大阪: 創元社; 2010. p.387.

3) Iwasaki K, Maruyama M, Tomita N, et al. Ef-fects of the traditional Chinese medicine Yi-Gan San for cholinesterase inhibitor-resistant visual hallucinations and neuropsychiatric symptoms in patients with dementia with Lewy bodies. J Clin Psychiatry. 2005; 66: 1612-3.

4) 長濱道治, 河野公範, 宇谷悦子. 抑肝散の投与により幻視が消失したシャルル・ボネ症候群の一症例. 老年精神医学雑誌. 2009; 20: 781-5.

5) 樋口輝彦, 市川宏伸, 神庭重信, 他. 今日の精神疾患の治療指針 第 2 版. 東京: 医学書院; 2016. p.646.

参考文献

6) 寺澤捷年. 症例から学ぶ和漢診療学第 3 版. 東京: 医学書院; 2012.

124 ● 各論 I こころの病気の漢方診療

II-1 こころの状態が深く関連する身体症状の漢方診療
機能性ディスペプシアとは何か？

はじめに

　機能性ディスペプシア（functional dyspepsia；FD）は上腹部痛，悪心，嘔吐，胃部不快感，胸焼け，腹部膨満感，食欲不振などの上腹部のいくつかの症状が，器質的原因が認められないにもかかわらず持続する病状を指します[1]．器質性的な原因が認められないということが重要です．たとえば上腹部痛や悪心嘔吐があっても，胃の粘膜に炎症があれば，それは胃炎であり，FD ではないということです．

　器質的原因がないにもかかわらず，脳には上腹部に症状があると伝達されている．それが FD の原因です．内分泌系や自律神経を介して脳と消化管とが互いに影響を与え合うシステムを脳腸相関と呼びます．脳腸相関には，ストレスや不安，抑うつなどの心理的・社会的要因，H.pyrori 感染，感染性腸炎，喫煙，睡眠障害などの環境要因，遺伝的要因などが影響しています．

なぜ機能性ディスペプシアに漢方なのか？

　FD の患者さんは，次のような経緯で漢方外来に来院されます．「このところ食事をしているとすぐにお腹がいっぱいになる．それに胸焼けも出てきた．内科にかかった．採血も，内視鏡もやったけど，どこも悪くないと言われた．でも，症状があるので薬をもらった．良くなったような気もするが，何となくすっきりしない．主治医から，これでだめならメンタルクリニックを紹介すると言われたが，ちょっと受診するか迷ってしまって」などと言う経過を聞くことがたびたびあります．器質的な原因がなくても症状があることから，心療内科や精神科に紹介したい内科の先生のお気持ちはわかります．内科的な治療を行っても良くならなければ尚更で

しょう．ここに漢方の出番があります．心身一如である漢方では，身体症状と精神症状を分けずに治療します．茯苓飲という処方があります．胃腸の薬と思われるこの処方にも，安神作用のある茯苓が含まれています．他にも胃腸にも精神症状にも目配りした処方がいくつもあります．身体症状と精神的要因を含む FD は漢方治療が得意とするものといえます．

診断基準は？

国際的な診断基準として Rome 委員会による診断基準 Rome 分類があげられます．2016 年に Rome Ⅳ が発表されました．その中で，FD の診断基準は，少なくとも半年以上前から症状があり，直近 3 カ月も症状が持続していること，以下の 4 つのうち 1 つ以上の症状が存在することをあげています[2]．

① つらいと感じる心窩部痛
② つらいと感じる心窩部灼熱感
③ つらいと感じる食後のもたれ感
④ つらいと感じる早期膨満感

さらに食後の不快な症候がメインか，心窩部の症候がメインかで食後愁訴症候群と，心窩部痛症候群に分けています．詳細は成書をご覧ください．

日本消化器病学会が 2014 年に発表した消化管疾患診療ガイドライン 2014（以下ガイドライン）によれば，症状の原因となる器質的な原因，全身的，代謝性疾患がないことが FD の定義になります[2]．これらの症状の原因となるものがないことを確認するためには，血液検査，内視鏡検査を行う必要があります．ガイドラインでは，*H.pyrori* 感染がある場合には，*H.pyrori* 関連ディスペプシアとして，速やかな除菌を推奨しています．ガイドラインでは，初期治療には酸分泌抑制薬，運動機能改善薬を推奨し，二次治療に抗不安薬，抗うつ薬，漢方薬を使用してもよい薬剤としてあげています．ちなみにガイドラインには，六君子湯と半夏厚朴湯の有効性が示されています．

126 ● 各論Ⅱ　こころの状態が深く関連する身体症状の漢方診療

漢方ではこれらの症状をどのように捉えるか

　気血水では，気虚，気うつ，水滞が FD の諸症状の原因として考えられます．五臓で考えるならば，肝，心，脾の陽気の亢進あるいは減弱によって症状が起こりえます．

気虚

　気虚は，気の産生の障害や気の消費が亢進した場合に生じます．気は脾で産生されます．そのほか，肺で外から取り込まれる気，腎に蓄えられている先天の気があります．五臓の五角形をもう一度参照してください．脾は肺の母，肺は腎の母です．つまり，脾の力をつけてやることで，肺，腎も回復していくのです．気虚の場合には，まず脾の力を回復することを考えます．

気うつ

　気うつは，人体のエネルギーである気の流れが停滞した状態をさします．有名な気うつの症状としては，喉に生じた気うつ（梅核気，あるいは咽中炙臠）です．腹部に気うつが生じると，腹部膨満感，げっぷなどの症状が生じます．気うつの診断基準に抑うつ傾向が含まれていますが，ガイドラインでも，治療薬には抗うつ薬が含まれています．西洋医学的に見立てをしても，漢方医学的に見立てても，抑うつがあることをしっかりと捉えていることがわかります．

水滞

　身体を潤したり，栄養したりする物質的なものの一つに水があります．水は身体のあちこちに偏在することがあります．その状態を水滞と呼びます．FD に関連する水滞としては，心下に水滞が生じた場合があげられます．悪心・嘔吐，胃痛，食欲不振，胃部振水音などが生じます．

肝

　五臓のうち，肝の陽気が過剰になると，FD の症状が生じます．これは，五臓の五角形で，肝と脾が相克の関係になることと関連があります．肝の陽気が過剰になると，脾の働きを抑えてしまいます．そうすると，脾

が気を産生するのを障害してしまいます．この状態を木克土といいます．

心

　心の陽気が過剰になるときにも，悪心・嘔吐，胸焼けなどの症状が出てきます．肝の陽気が過剰になり，その影響を受けて心の陽気も過剰になることもしばしばあります．心の陽気が過剰になると，精神状態の安定を欠くようになり，不安，抑うつも出てきます．

脾

　臨床的には脾気（代謝エネルギー）が不足した状態（脾気虚，脾陽虚）が多い．脾気虚は脾の働きが低下した状態で食欲不振，胃膨満感，無気力，倦怠感，すぐ眠くなる，下痢軟便などの症状が現れる[4]とされます．また，脾の陰液が衰えた状態では，時に異常な食欲の亢進があり，食べると胃がもたれるということもある[4]とされます．

どんな処方を用いるか？

　気血水の異常，五臓の異常から用いるべき方剤を整理します．

気虚

　脾の力が弱ると，気を作り出す力が弱まり，気虚となります．その場合，脾の力を補うような方剤を用いて気を増やすようにします．気虚に用いる方剤としては，大きく人参湯類と桂枝湯類とに分類されます 表1 ．人参湯類は，人参を含む方剤のグループです．人参湯，六君子湯，四君子湯などが含まれます．六君子湯は弛緩性の胃症状に用いるものです．六君子湯は，平素から胃腸が弱く，食欲が少ない，食べ物によく気を付けているにも関わらず，少しのことで腹をこわす者に用いる，とされます[5]．

　桂枝湯類とは，桂枝湯を基本骨格にしている方剤のグループです．実際には小建中湯は桂枝加芍薬湯に膠飴を追加したもの，黄耆建中湯は桂枝加芍薬湯に黄耆，膠飴を追加した形になっています．

表1 **気虚に用いる漢方薬**

陰陽	虚実	方剤名	特徴
少陽病期 （人参湯類）	虚証	補中益気湯	胃の蠕動運動が低下した食欲低下に用いる．発汗，下痢が目立つような場合にもよい
太陰病期 （人参湯類）	虚証	六君子湯	普段から胃腸が弱く，胃内停水がある
		四君子湯	脾気虚の基本骨格．四君子湯単方ではなく他の方剤に含まれて用いられることが多い
		人参湯	冷えがあり，唾がたまりやすく，嘔気や食欲低下がある場合に用いる
太陰病期 （桂枝湯類）	虚証	小建中湯	腹直筋攣急があり，全身倦怠感，気力低下がある
		当帰建中湯	月経前後の腹痛や産後の全身倦怠，気力低下に用いる
		黄耆建中湯	小建中湯の証があり，発汗が目立ち，全身倦怠，気力低下に用いる

気うつ

　香蘇散と半夏厚朴湯が代表的な気うつの方剤です 表2．これらを単独で用いる他に，他の方剤と組み合わせて用いる場合がしばしばあります．香蘇散エキスと四逆散エキスを併用することで，柴胡疎肝湯という方剤に近似することができます．柴胡疎肝湯は，四逆散の使用目標に加えて，胸脇部につまりを生じて痛みを自覚する場合，あるいはこれが上部に及んで，頭部，肩，背中などがこわばりひきつるような患者に用いるとよいとされています[6,7]．寺澤先生によると，腹部膨満感を示すものを目標とするとあります[4]．

　半夏厚朴湯は茯苓飲と合方した茯苓飲合半夏厚朴湯が有名です．エキスにもあります．気分がふさいで咽喉食道部に異物感があり，時に動悸，めまい，嘔気，胸やけなどがあり，尿量の減少するものに用います[8]．

表2 気うつに用いる漢方薬

陰陽	虚実	方剤名	特徴
太陽病期	虚証	香蘇散	香蘇散は本態は中枢性の気うつにあるが，発現する部位のフォーカスは定まらないことが多い
少陽病期	虚実中間証	半夏厚朴湯	末梢に具体的な症状を現す気うつに用いる．特に咽喉部異物感を呈することが多い
		柴胡疎肝湯	腹直筋攣急があり，腹部膨満感を示す
	虚証	茯苓飲合半夏厚朴湯	咽喉部の異物感と上腹部の膨満感を示す

水滞

　水滞が原因の FD の諸症状については，茯苓を含む方剤を用います．茯苓飲，小半夏加茯苓湯，半夏白朮天麻湯などです．茯苓は，水腫（浮腫）・痰飲（病的な原因で体内に貯留する液体のこと）の治療，健脾に使用するとされます．利尿作用があり，軽度のむくみをとります．食欲不振，消化不良，上腹部が張って苦しい，泥状便・下痢などの脾胃気虚の症状があるときに使用されます[9]．その他に精神安定作用があり，驚きやすい，動悸，不眠などの症状を改善することが知られています．

　茯苓飲は，胃の過緊張と幽門部の攣縮・逆蠕動という機能障害に適応す

表3 水滞に用いる漢方薬

陰陽	虚実	方剤名	特徴
少陽病期	虚証	茯苓飲	緊張が亢進して食べられないような食欲低下に用いる
		小半夏加茯苓湯	腹力は軟．胃内停水による悪心嘔吐やつわりに用いる
太陰病期	虚証	半夏白朮天麻湯	気虚と水滞が存在する場合に用いる．胃腸虚弱，疲れやすい，立ちくらみ，頭痛，めまいなど

るものです.

　小半夏加茯苓湯はつわりによく用いられます. 半夏は制吐作用, 生姜は止嘔作用, 茯苓は上記のように利尿作用があります. 小半夏加茯苓湯は, つわりだけでなく, 悪心・嘔吐を伴う病態に用いることができます. なお, 小半夏加茯苓湯に厚朴, 蘇葉を加えると半夏厚朴湯になります.

　半夏白朮天麻湯は, 平素胃腸虚弱のもの, 胃内停水があり, 外感や精神的ショック, または食事の不摂生などによって, 胃内の水毒が動揺して上逆し, 頭痛と眩暈, 嘔吐を発するものに用いるとされます[10].

肝

　肝気の亢進が脾の働きを抑えてしまう木克土の状態になると, 悪心, 胸焼け, 食欲低下などの症状が出てきます. その時には肝気を抑える方剤を

表4 肝気亢進に用いる漢方薬

陰陽	虚実	方剤名	特徴
少陽病期	実証	大柴胡湯	腹力充実. 胸脇苦満, 上腹部が張って苦しい. 悪心嘔吐, 食欲不振などを伴う
		柴胡加竜骨牡蛎湯	胸脇苦満, 腹部動悸がある. イライラ, 不眠, 不安がみられる
	虚実中間証	四逆散	胸脇苦満, 腹直筋攣急があり, 手掌足蹠の発汗を伴う冷え. 腹部膨満, 腹痛など
	虚証	柴胡桂枝湯	胸脇苦満, 上腹部腹直筋の緊張があり, 嘔気, 発汗などを示す
		柴胡桂枝乾姜湯	胸脇苦満は弱い. 臍上悸があり, 不眠, 動悸がある
		抑肝散	肝気が亢進した状態. 左腹直筋攣急があり, イライラ, 不眠, 胸部のもやもやとした感じを訴える. 脾虚が強ければ, 抑肝散加陳皮半夏を用いる

用います．胸脇苦満がみられる場合には柴胡剤から選びます．その際には大柴胡湯，柴胡加竜骨牡蛎湯，柴胡桂枝乾姜湯，抑肝散などから虚実に合わせて方剤を選びます．心下痞鞕がみられるようなら，黄連解毒湯も候補にあがります．

心

心の陽気が亢進すると悪心嘔吐，胸焼け，のぼせなどの症状が出現します．そのときには，舌尖に赤みがみられたり，心下痞鞕が出現したりすることがあります．半夏瀉心湯，三黄瀉心湯などが候補になります．

表5 心の陽気亢進に用いる漢方薬

陰陽	虚実	方剤名	特徴
少陽病期	実証	三黄瀉心湯	のぼせ，イライラ，鼻出血，胸の痞え，便秘を伴う
	虚実中間証	黄連解毒湯	心下痞鞕，のぼせ，顔面紅潮，胸焼け，心窩部膨満感を伴う
	虚証	半夏瀉心湯	心下痞鞕があり，げっぷ，下痢を伴う

脾

気虚の項を参照してください．

● 機能性ディスペプシア ················· 55歳　女性　　症例1

主訴 胃もたれ．
X−3年，胃もたれが出現した．内科で上部内視鏡検査を受けたところ，逆流性食道炎と言われた．内服薬を出されて服薬したところ症状が軽快し治療を中断．その後も，度々胃もたれやむかつきがみられた．X年1月より胃もたれ，むかつき，食欲低下が出現．この

時期に実父の介護のため実家と自宅を行き来しなければならなかった．X年3月に上部内視鏡検査を受けたところ，特に異常はみられなかった．X年3月26日当院にて初診．

望診 小柄で華奢

問診 疲れやすい，緊張すると眠れない，便は1日1回（ときどき下痢する）

脈診 沈，やや弱，数

舌診 やや暗赤色，腫大歯痕はみられず，やや乾燥

腹診 腹力やや軟，心下痞鞕－，左胸脇苦満＋，心下悸＋，臍上悸＋，臍傍圧痛－，小腹不仁＋，胃部振水音－

鑑別のポイントと処方 もともと神経質な面がある方で，親の介護のため実家と自宅を行き来する必要が出てきて，消化器症状が悪化した．肝気の亢進が脾に影響を与えた木克土の状態と考えられた．

処方としては柴胡加竜骨牡蛎湯，抑肝散（あるいは抑肝散加陳皮半夏），黄連解毒湯，加味逍遥散が候補として考えられる．

脈や腹証からは，虚証と考えられ，柴胡加竜骨牡蛎湯，黄連解毒湯は除外した．便通は1日1回あり，時々下痢をする方であり，加味逍遥散を投与すると下痢が悪化する可能性があると考えられ加味逍遥散も除外した．最終的にツムラ抑肝散加陳皮半夏7.5g分3を選択した．2週間後には胃の不快感はとれ，食欲も戻った．また，げっぷや，みぞおちの痞えがとれた．

● **機能性ディスペプシア** ································· 33歳　女性　**症例2**

主訴 1年くらい前から，食事をした後に食物が胃の中に残っている感じが続いていた．帰宅が毎晩遅くなり，夜10時過ぎに夕食を摂っている．そのためか，朝起きて胃の中に夕食で食べたものが残っている感じがする．そのため朝食は食べられない．元来胃腸が弱い．数カ月に1回胃腸炎を発症し，嘔吐，発熱が出現する．そういう時には2日くらい寝込むと症状が消失する．

月経は30日周期で順調．

自覚症状　食欲：ないではないが，あまり食べられない

睡眠：眠れている

小便：1日4回

大便：1日1回（軟便）

げっぷ，胸焼け，嘔気，腹が鳴る，肩こり，足の冷え，足のむくみ，長風呂は平気，胃腸のことを考えて温かいものを摂るようにしている．

他覚的所見　血圧 96/64mmHg，脈拍 81bpm，体温 36.4℃，

身長 155cm，体重 43kg，BMI 17.90

舌：正常紅，腫大歯痕はなく，乾湿中等度の薄い白苔

脈：浮沈間，虚実中間，数遅中間

腹：腹力中等度，心下痞鞕−，胸脇苦満−，腹動−，臍傍圧痛−，小腹不仁−

鑑別のポイントと処方　陰陽は陰証，虚実は中間くらい．茯苓飲か六君子湯．食べたものが残っているとのことから，胃が弛緩していると推測された．そのためツムラ六君子湯 7.5g/日を開始した．初診から3週間後再診時，消化不良の感じはとれてきた．7週間後再診．お腹が緩いが食欲は回復傾向．3カ月後食欲が維持できている．

文献

1) 久保千春，編著．心身医学標準テキスト　第3版．東京：医学書院；2013. p.117.
2) 日本消化器病学会機能性ディスペプシア治療ガイドライン：https://www.jsge.or.jp/guideline/guideline/fd.html
3) 高山宏世．弁証図解　漢方の基礎と臨床＜症状・病名と常用処方＞第8版．東京：日本漢方振興会漢方三考塾；2011. p.29.
4) 寺澤捷年．症例から学ぶ和漢診療学第3版．東京：医学書院；2012. p.357.
5) 福冨稔明，山方勇次．漢方123処方臨床解説—師・山本巌の訓え—．京都：メディカルユーコン；2016. p.6.
6) 燎原編集部．浅田宗伯方函・口訣・附症候別索引．燎原；1983. p.76-7.
7) 矢数芳英．漢方の歩き方　レーダーチャートで読み解く痛みの治療戦略　第15回こころもゆるめる，LISA，Vol.22，No.03，東京：メディカルサイエンスインターナショナル；2015. p.286-95.
8) 藤平　健，山田光胤，監修．改訂三版　実用漢方処方集．東京：じほう；2006. p.391.
9) 中山医学院（編），神戸中医学研究会（訳編）．漢薬の臨床応用．東京：医歯薬出版；1996. p.138.
10) 矢数道明．臨床応用漢方処方解説増補改訂版．大阪：創元社；2004. p.511.

参考文献

11) 寺澤捷年．症例から学ぶ和漢診療学第3版．東京：医学書院；2012.
12) 高山宏世，編著．腹證図解漢方常用処方解説（第51版）．東京：日本漢方振興会漢方三考塾；2012.

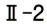
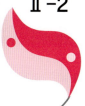

II-2 こころの状態が深く関連する身体症状の漢方診療

下痢

はじめに

　こころの漢方で治療対象となる下痢は，機能性疾患としての下痢です．機能性疾患と診断するには，器質的な原因を除外することが重要になります．まず，下痢を急性と慢性とに分けて概説します．次に漢方医学的には下痢をどのように捉えられるかを説明し，下痢を治療する漢方薬について解説をします．

器質因の除外

急性の下痢

　まず，下痢は，1日3回かそれ以上の緩い便か水様便がみられる場合，あるいは普段と比べて明らかに便の硬度が低下し頻度が増加した場合に下痢と定義されます．急性の下痢とは，持続期間が2週間以内の下痢を指します．急性の下痢の90％は感染性の下痢であるとされます．その他非感染性の原因としては，薬物，食物アレルギー，炎症性腸疾患の初発，甲状腺疾患（甲状腺機能亢進症，甲状腺中毒症），カルチノイドなどがあります．

(a) 感染性の下痢（急性下痢の90％）

（1）ウイルス性：冬期，感冒症状，嘔気

　急性下痢の原因となるウイルスとしては，ノロウイルス，ロタウイルス，アデノウイルス，アストロウイルスなどがあげられます．

　ノロウイルスは，1年のうち，特に冬期に流行します．手指や食品，吐物などから飛散して経口感染します．嘔吐，下痢，腹痛などを起こしま

す．健康な人であれば，1〜2日で回復しますが，子どもや高齢者では重症化する場合があります．治療は輸液など対症療法に限られます．

ロタウイルスは，3月から5月にかけて流行します．ロタウイルスによる胃腸炎の患者さんの糞便を触った手にはロタウイルスが付着します．手洗いをしてもロタウイルスが残存している場合に手から口に入ることで感染するといわれています．ロタウイルスは子ども（0〜6歳）の急性胃腸炎の原因となります．大人はすでに何度もロタウイルス感染を経験している場合が多く，症状が出ません．症状は，水のような下痢，吐き気，嘔吐，発熱，腹痛です．治療としては，水分補給と栄養補給といった対症療法になります．

(2) 細菌性: 生ものの摂取歴, 海外渡航歴

サルモネラは，動物の腸管，川，下水，湖などに存在します．生肉，特に鶏肉，鶏卵で感染することが多いと言われています．潜伏時間は6時間から72時間で，激しい腹痛，下痢，発熱，嘔吐が出現します．

カンピロバクターは，鶏，牛，ペット，野鳥，野生生物などに存在しています．生の鶏肉，加熱不足の鶏肉や調理中の不備による二次感染などから感染することが知られています．通常の加熱で死滅します．症状は下痢，腹痛，悪心，嘔気，嘔吐，発熱などです．

腸管出血性大腸菌は，赤痢菌が産生する志賀毒素類似のベロ毒素を産生し，激しい腹痛，水様性の下痢，血便を特徴とします．溶血性尿毒症を引き起こしたり，脳症を起こしたりします．様々な食材が感染源になることがあります．原因として有名なものは，牛の内臓や牛肉の生食が知られています．

その他，水道設備の整っていない国へ渡航して帰国した場合に，下痢の原因となるものとしては，赤痢，腸チフス，コレラなどがあげられます．赤痢では，激しい腹痛と時に血便がみられます．コレラでは，大量の水様便があり，下痢による脱水，嘔吐もみられます．

(b) 薬剤による下痢

下痢を引き起こす薬剤の一覧を 表1 に示します．抗菌薬による下痢はよく知られています．単純に抗菌薬による下痢のほかに，薬剤性大腸炎があります．抗菌薬による菌交代が起こり，*Clostridium difficile* が大量に毒素を産生して大腸粘膜を傷害するものです．抗菌薬投与後数日〜数週

表1	下痢と関連する薬剤

1. 酸分泌抑制薬（H_2ブロッカー，プロトンポンプ阻害薬）
2. マグネシウムを含む抗酸薬
3. ウルソデオキシコール酸
4. 抗不整脈薬
5. 抗菌薬
6. 抗炎症薬（非ステロイド性抗炎症薬）
7. 降圧薬（βブロッカー）
8. コルヒチン
9. プロスタグランジンアナログ
10. テオフィリン

（小俣富美雄. medicina, vol.54, No.6. 医学書院；2017. p.898-901[1] より）

間後に下痢，発熱，腹痛で発症します．大腸内視鏡検査で偽膜を確認することで診断されます．

(c) 慢性炎症性腸疾患の初発

慢性炎症性腸疾患では，下痢の経過が2週間以上と長いことが多く他の急性の下痢を引き起こす疾患との鑑別はそれほど困難ではないとされます[1]．

慢性の下痢

(a) 大腸癌

大腸粘膜から生じる悪性腫瘍です．S状結腸，直腸に好発し，60歳を過ぎると急速に罹患率が増加します[2]．高齢者で下痢と便秘を繰り返す患者さんをみたときには，必ず念頭におきたい疾患です．大腸癌は進行するに従い，下痢と便秘を繰り返し，血便，便柱狭小化がみられます．これらの症状があり，家族歴や炎症性腸疾患の既往がある場合には，下部内視鏡を行って大腸癌を除外する必要があります．

(b) 内分泌疾患

(1) 甲状腺機能亢進症

甲状腺機能亢進症では，下痢が起こります．これは甲状腺ホルモンが腸管の蠕動運動を亢進させるためです．甲状腺機能亢進症では，眼球突出，甲状腺腫，頻脈の Merseburg の3徴が有名です．その他に多食，肝機能障害，情緒不安定（不安，イライラ，躁状態），高齢者の原因不明の心房細動，中年男性の周期性四肢麻痺がみられます．

(2) 副腎皮質機能不全

副腎皮質では，体重減少，低血糖，低血圧，食欲不振，悪心嘔吐，下痢，便秘，全身倦怠感，感情不安定，無月経などが出現します．これらは糖質コルチコイドと鉱質コルチコイドの作用が低下するために生じると考えられます．

(3) 糖尿病による自律神経障害

糖尿病による微小血管の障害が結果的に下痢を起こすことがあります．神経を栄養する小さな血管に障害が及ぶと，様々な自律神経障害が起こります．胆嚢の収縮が悪くなり，胆汁酸が出にくくなります．ミセル形成が悪くなり，脂肪吸収が低下し，脂肪便となり，最終的に下痢傾向となります[3]．

(4) 神経内分泌腫瘍

膵臓に発生する腫瘍のうち，神経内分泌細胞に由来する腫瘍です．その名前の通り，各種ホルモンを産生します．グルカゴノーマでは，慢性の下痢がみられます．その他に，腹痛，口角炎，食欲不振，高血糖などが出現します．その他，VIP 産生腫瘍や Zollinger-Ellison 症候群でも，慢性の水様性下痢が出現します．

(c) 炎症性腸疾患

潰瘍性大腸炎と Crohn 病を併せて炎症性腸疾患と呼びます．いくつかのポイントについて，相違を覚えるほうが覚えやすいと思われますので，その相違について 表2 のようにまとめました．

表2 潰瘍性大腸炎と Crohn 病の相違

	潰瘍性大腸炎	Crohn 病
好発年齢	若年から高齢者まで 20 代に緩やかなピーク	10 代から 20 代
病変部位	大腸のみ．直腸部から始まる．連続性病変	口腔から肛門まで．非連続性病変
症状	下痢，粘血便，下腹部痛．蠕動で痛みが強まり，排便で軽快	肉眼的な血便は目立たない．下痢，発熱，腹痛．小腸に病変が及ぶと，貧血，体重減少，栄養失調
肛門病変の有無	なし．ただし二次的に肛門周囲膿瘍はできうる	あり．痔瘻，肛門周囲膿瘍が生じる
癌への移行	大腸癌への移行リスク	小腸癌への移行リスク

(d) 吸収不良症候群

消化障害性，続発性，本態性に大きく分けられます．消化障害性は，消化の段階で，消化酵素が上手く分泌されないことによって起こります．ここでいう消化酵素は，胃酸，膵液（リパーゼ，トリプシン，キモトリプシン，アミラーゼなど），胆汁などを指しています．続発性とは，吸収段階で障害されるものです．腸に炎症が起こる Crohn 病，慢性感染症などが原因となります．本態性としては，セリアック病が有名です．脂肪，蛋白質，糖のいずれも体重減少が起こります．糖の吸収不良によって浸透圧性下痢が起こります．

(e) 腸管慢性感染症

腸結核，HIV 患者の下痢，アメーバ赤痢などでは急性の下痢ではなく，慢性の下痢を呈することがあります．

(f) 過敏性腸症候群について

機能性腸疾患の代表が過敏性腸症候群（IBS: irritable bowel syndrome）です．これまで述べてきた器質的な腸疾患が除外された上で診断するべきものです．特徴として，①青壮年期の発症，②発症・増悪に

ストレスが関与する，③夜間便・血便・脂肪便を伴わない，④体重減少をきたさない，などがあげられます．

　過敏性腸症候群と診断するには，まず，腹痛と便通異常（下痢，便秘，交代型）が存在し，警告症状（発熱，血便，体重減少，関節痛，腹部腫瘤）がなく，危険因子（50歳以上の発症，大腸器質疾患の既往，家族歴）がないことを確認します．これらがあるときには，採血，尿検査，大腸内視鏡検査などを積極的に行うべきです．過敏性腸症候群の Rome IV 診断基準は以下のようになっています．

　繰り返す腹痛が，最近3カ月の間で平均して1週間につき少なくとも1日以上を占め，下記2項目以上の特徴を示す．
- a. 排便に関連する
- b. 排便頻度の変化に関連する
- c. 便形状（外観）の変化に関連する
- ※少なくとも診断の6カ月以上前に症状が出現し，最近3カ月は基準を満たす必要がある

下痢を漢方医学ではどう捉えるか？

　漢方医学では，下痢を痢疾と泄瀉に分けます．痢疾は，裏急後重があり，臭気が強く，粘液，血便を出します．泄瀉は，裏急後重はなく，臭気がありません．出ると気持ちが良くなるような下痢です．痢疾は陽証，泄瀉は陰証として捉えます．

表3　漢方医学的な下痢の分類

	陽	陰
名称	痢疾	泄瀉
裏急後重	あり	なし
大便の性状	臭気強い 粘液便，血便	臭気なし 清穀下痢

（佐藤　弘. 漢方治療ハンドブック. 南江堂；1999. p.93[4]より改変）

140 ● 各論Ⅱ　こころの状態が深く関連する身体症状の漢方診療

経過から下痢は急性と慢性とに分けられます．急性の炎症性下痢は陽証とされ，慢性の下痢は陰証，虚証とされます．急性の下痢は，主に湿邪，寒邪，熱邪などの外因，飲食不摂生，食傷などの不内外因で起こることが多いとされます．慢性の下痢は脾虚や腎虚あるいは食習慣の誤りなどにより，消化吸収機能が弱ったり，不調をきたして起こることが多く，内因性のものとされます[5]．

下痢に用いられる漢方薬

陽証と陰証の下痢に用いられる漢方薬を 表4 ，表5 に示す．

表4 陽証の下痢に用いられる漢方薬

病期	虚実	方剤名	特徴
太陽病期 （陽明病との合病）	虚実中間証	葛根湯	太陽と陽明の合病．発熱悪寒に腹痛，潮熱などに下痢を伴う場合
太陽病期と少陽病期の合病	実証	黄芩湯	太陽と少陽の合病．嘔吐，心下痞，下痢
少陽病期	虚実中間証	半夏瀉心湯 （甘草瀉心湯）	心下痞鞕，げっぷ，下痢
		黄連湯	黄芩湯に似るが，下痢は軽度
		五苓散	口渇，嘔気嘔吐，尿不利，発汗を伴う下痢
		平胃散	平素虚弱．冷たいものを摂取して下痢したもの
		胃苓湯	平胃散と五苓散の合剤．
	虚証	補中益気湯	胃下垂，食欲不振，気力低下，倦怠感，多汗などがあり，下痢するもの

Ⅱ-2　下痢 ●141

表5 陰証の下痢に用いられる漢方薬

病期	虚実	方剤名	特徴
太陰病期	虚証	桂枝加芍薬湯	薄い腹直筋を全長にわたり触れる
		小建中湯	桂枝加芍薬湯に似るが, より虚弱な状態
		人参湯	心下痞鞕があり, 冷えて, 口に生唾がたまる
		桂枝人参湯	人参湯に似るが, 頭痛がみられるもの
		六君子湯	食欲低下, 食後の眠気, 胃部振水音がある
		四君子湯	脾気虚. 易疲労感, 心下痞鞕があり, 下痢する
		啓脾湯	慢性の泥状ないし水様便
少陰病期	虚証	真武湯	尿量減少, めまい（浮動性）, 腹動を触れる

陽証

(a) 葛根湯

　傷寒論太陽病中篇に「太陽ト陽明ノ合病ハ, 必ズ自ラ下利ス. 葛根湯之ヲ主ル」とあります. 大塚敬節先生は, 傷寒論解説で「太陽病では, 汗が出なくても, 邪は體表にあるから, それが裏に迫って下痢を起こすことはない. また陽明病では, 全身から濈然として汗が出るのが一つの徴候であって, そのために, 便秘の状となるのであるが, 太陽と陽明とが動悸に病んだ場合は, 太陽の邪のために, 表が塞がり濈然として出べき陽明の汗が道を失い, それが裏に迫って下痢となる」とされています[6].

　腹力は緊張は良く, 汗はかいていません. 首すじがこると患者さんは訴えることが多いです. 太陽病と陽明病の合病では, 太陽病の症候（頭痛, 悪寒, 発熱, 頭項強痛など）も陽明病の症候（腹満, 便秘, 譫語, 潮熱など）が同時に出現しますが, すべて出そろうというわけではありません.

142 ● 各論Ⅱ　こころの状態が深く関連する身体症状の漢方診療

そのいくつかがモザイク状に出現します.

(b) 黄芩湯

太陽病と少陽病の合病です. 太陽病の症候と少陽病の症候が合わさって出現します. 発熱, 口苦, みぞおちの痞え, 嘔気, 下痢を呈します.

(c) 半夏瀉心湯

少陽病期虚実中間証の方剤です. 心には陽気が過剰にあり, 胃にも熱, しかし脾には寒があるという寒熱が錯雑した状態を呈するものに用います. 腹力は中等度, 心下痞がありますが, 通常は心窩部に痛みを伴いません. げっぷ, 胸焼け, 腹鳴を伴うような下痢に用います.

(d) 黄連湯

少陽病期虚実中間証の方剤です. 半夏瀉心湯の黄芩をとって, 黄連を増量し, 桂皮を加えたものとみなせます.

小柴胡湯: 半夏, 黄芩, 甘草, 大棗, 人参, 黄連, 乾姜

黄連湯: 半夏, 桂皮, 甘草, 大棗, 人参, 黄連, 乾姜

桂皮が入るのは病位が半夏瀉心湯より上位にあるためです[7].

胸中には熱がありますが, 脾胃には寒があります. 腹力は中等度, 心窩部痛, 心下痞鞕があり, 悪心嘔吐, 下痢するような場合に用います.

(e) 五苓散

少陽病期虚実中間証の方剤です. 腹力は中等度, 心下痞, 臍上悸がみられることがあります. 口渇, 嘔気嘔吐 (ゲポッと勢いよく吐く. 水逆), 尿不利, 発汗があるような水瀉性下痢に用います.

(f) 胃苓湯

少陽病期虚実中間証の方剤です. 平胃散と五苓散の合方です. 腹力は中等度, 心下痞, 胃部振水音がみられ, 口渇, 尿不利, 嘔気嘔吐, 胸焼けなどがある場合の水瀉性下痢に用います.

(g) 平胃散

少陽病期虚実中間証～やや虚証の方剤です. 腹力は中等度, 心下痞があ

り，胃部振水音がみられます．構成生薬は朮，厚朴，陳皮，大棗，甘草，生姜です．食物，水分が停滞している状態があり，朮で水分を利し，厚朴と陳皮が気滞をとることで食物の停滞を改善すると考えられます．胃もたれ，胸焼け，食欲不振のある下痢に用いられます．半夏瀉心湯ほどは，心下痞鞕は目立ちません．

(h) 補中益気湯

少陽病期虚証の方剤です．腹力は軟弱，胸脇苦満はないか，あっても軽度．臍上悸がみられることがあります．本剤は升提作用（下がっているものを上げるという意）が中心です．胃下垂，食欲不振，気力低下，倦怠感，多汗などがあり，下痢する場合に用いられます．

陰証

(a) 桂枝加芍薬湯

太陰病期虚証の方剤です．腹力はやや軟弱，腹直筋攣急があります．名前のとおり，桂枝湯に芍薬を加えて倍増させたものです．虚満（押すとへにゃっとなる力のないお腹），腹痛，下痢を呈したものに用います．

(b) 小建中湯

太陰病期虚証の方剤です．桂枝加芍薬湯に膠飴（水飴）を加えたものです．桂枝加芍薬湯の症状があり，桂枝加芍薬湯よりさらに体力が低下した（虚した，と表現される）人に用います．

(c) 人参湯

太陰病期虚証の方剤です．腹力は軟弱，心下痞鞕があります．舌は腫大し淡泊紅色です．口に唾が溜まりやすく，手足を中心とした冷えがあります．胃腸の力が落ちて，冷えてしまっているような下痢に用います．

(d) 桂枝人参湯

太陰病期虚証の方剤です．人参湯から乾姜を少なくして，桂皮を加えたものです．人参湯証（冷え，食欲低下，倦怠など）に似ていますが，頭痛，発熱，汗など表証を伴います．腹力は軟弱で，心下痞鞕があります．

144 ● 各論Ⅱ　こころの状態が深く関連する身体症状の漢方診療

そのような症状を伴う下痢に用います．

(e) 四君子湯

太陰病期虚証の方剤です．気虚の方剤の基本骨格であり，種々の方剤に組み込まれています．腹力は軟弱，腹鳴，下痢を呈する場合に用います．なお，四君子湯単独で用いることはあまりありません．他の方剤中に一部，あるいは全て含まれている場合が多いです（六君子湯，十全大補湯など）．

(f) 六君子湯

四君子湯と二陳湯の合方です．胃内停水があり，胃のあたりでポチャポチャと水の音がすると患者さんが訴える場合があります．茯苓飲が胃の過緊張を呈するのに対して，六君子湯は，胃が弛緩し食欲低下があり，みぞおちの痞え，胃もたれ，悪心嘔吐などの症状があります．腹力はやや軟弱，心下痞があることがあります．上記のように胃内停水があり，みぞおちを軽くポンポンとたたくと水音がする場合があります．食欲低下，倦怠感があり，下痢するような場合に用います．

(g) 啓脾湯

太陰病期虚証の方剤です．腹力は軟弱，胃内停水があります．脾胃の力が低下しており，慢性に経過する下痢に用いられます．便は泥状ないし水様便であることが多いです．食欲が低下し，倦怠感を伴います．

(h) 真武湯

真武湯は少陰病期虚証の方剤です．腹力は軟弱，腹部動悸を触れます．四肢が冷えて，身体が重く，横にならずにいられないような倦怠感を自覚します．また，道を歩いていると，ふわふわと雲の上を歩いているような気がするという浮遊感がみられます．それらに加えて，腹痛や下痢を呈する場合に用います．

文献

1) 小俣富美雄. 急性下痢「お腹が痛いです」. medicina. 2017; 54: 898-901.
2) 筒井佳苗, 猿田雅之. 慢性下痢「このところずっと, 下痢が続いています」. medicina. 2017; 54: 902-5.
3) 相馬正義. 新・病態生理できった内科学4 内分泌疾患. 東京: 医学教育出版社; 2006. p178.
4) 佐藤 弘. 漢方治療ハンドブック. 東京: 南江堂; 1999. p.93.
5) 高山宏世, 編著. 弁証図解漢方の基礎と臨床 第8版. 東京: 日本漢方振興会漢方三考塾; 2011. p.293.
6) 大塚敬節. 臨床応用傷寒論解説. 大阪: 創元社; 2013. p.196-8.
7) 大塚敬節. 臨床応用傷寒論解説. 大阪: 創元社; 2013. p.345.

参考文献

8) 高山宏世, 編著. 腹證図解漢方常用処方解説 (第51版). 東京: 日本漢方振興会漢方三考塾; 2012.
9) 寺澤捷年. 症例から学ぶ和漢診療学 第3版. 東京: 医学書院; 2012.
10) 相馬正義. 新・病態生理できった内科学4 内分泌疾患. 東京: 医学教育出版社; 2006.

厚生労働省ホームページ
ノロウイルス
http://www.mhlw.go.jp/bunya/kenkou/kekkaku-kansenshou19/norovirus/
ロタウイルス
http://www.mhlw.go.jp/bunya/kenkou/kekkaku-kansenshou19/Rotavirus/index.html
細菌による食中毒
http://www.mhlw.go.jp/stf/seisakunitsuite/bunya/kenkou_iryou/shokuhin/syokuchu/saikin.html
腸管出血性大腸菌
http://www1.mhlw.go.jp/o-157/o157q_a/
海外で注意しなければならない感染症
http://www.mhlw.go.jp/seisakunitsuite/bunya/kenkou_iryou/kenkou/dl/travel-kansenshou_2017gw_00.pdf

II-3 こころの状態が深く関連する身体症状の漢方診療

便秘

はじめに

　患者さんが便秘を主訴に来院した場合に，患者さんの言う「便秘」が医学的な便秘とずれている場合もありえます．患者さんが本当に便秘と呼ぶべき状態なのか確認するために，問診，診察，検査を行う必要があります．

　こころの漢方で治療の対象になるのは，機能性便秘，中でも過敏性腸症候群の便秘型が中心になると思われます．この診断をするには除外診断をしなければなりません．そのためには便秘の分類ができること，検査では器質性疾患を念頭に置いた検査の選択を行う必要があります．心療内科，精神科で可能な検査は限られます．採血，便潜血反応は可能かもしれませんが，腹部X線，腹部エコー，腹部CT，大腸内視鏡などは心療内科，精神科の病医院では難しい場合がほとんどではないかと思われます．便秘即下剤ではなく，原因を考えるために，できる検査を行い異常所見がみられた場合には精査が可能な病院に紹介することが重要と思われます．

便秘の定義

　日本内科学会の基準は「3日以上排便はない状態，または毎日排便があっても残便感がある状態」となっています[1]．日本消化器病学会では「排便が数日に1回程度に減少し，排便間隔不規則で便の水分含有量が低下している状態（硬便）をさすが，明確な定義はない」となっています[2]．一方，Rome IVでは，表1 のような診断基準になっています．

表1 Rome IVによる機能性便秘の診断基準

① 次のうち2つ以上を含む
  a. 怒責が排便時の少なくとも25%
  b. 硬便が排便時の少なくとも25%
  c. 残便感が排便時の少なくとも25%
  d. 直腸肛門の閉塞感が排便時の少なくとも25%
  e. 用指的補助が排便時の少なくとも25%（摘便，骨盤底の支持）
  f. 1週間に排便が3回未満
② 下剤を服用しないと軟便（下痢）は稀である
③ 過敏性腸症候群の診断基準を満たさない

（Lacy BE, et al. Gastroenterology. 2016; 150: 1393-1407[3]）

便秘の診察手順

図1 に便秘の診察手順を示します．

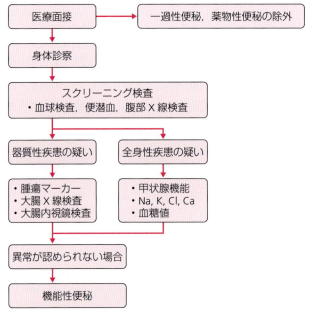

図1 **便秘の診断の進め方**（福井次也, 他. 内科診断学 第3版. 医学書院；2016. p.589 より）

まず，医療面接（問診）を行います．問診では次のような内容を確認します．

① 発症時期
② 排便の頻度，便の性状，排便の状況
③ 常用薬
④ 既往歴
⑤ 生活環境
⑥ 食事習慣

次いで，身体診察を行います．身体診察では，次のような点に注意しながら所見をとります．

- 腹部全体の膨隆，または限局性の膨隆の有無，手術瘢痕の有無
- 蠕動不穏の有無，腸蠕動音の消失，金属音の聴取
- 鼓腸の有無
- 圧痛や腫瘤の有無

血液検査は，続発性便秘を鑑別するために行います．また，便潜血検査は器質性疾患による便秘を鑑別するために行います．

便秘の原因となる疾患

① 甲状腺機能低下症

甲状腺機能低下症は，甲状腺機能亢進症の真逆になります．冷えがあり，浮腫がみられます．動作は緩慢で，精神活動も不活発になります．記憶力の低下もみられます．食思（欲）不振，腸蠕動運動の緩慢による便秘が起こります．採血では T3，T4 が低下します．原発性では TSH は上昇．続発性では TSH は低下します．その他，貧血，血清コレステロール高値，血清 CK 高値，血清 AST，ALT 高値などがみられます[4]．

② 褐色細胞腫

高血圧，代謝亢進，高血糖，頭痛，発汗などが主症状です．代謝亢進するのにも関わらず褐色細胞腫で便秘が起こるのは，カテコラミンが腸の蠕動運動を抑制するためと考えられます．血中・尿中カテコラミンが上昇します．

③ 原発性副甲状腺機能亢進症

　副甲状腺ホルモン（PTH）が過剰に分泌されることにより，高カルシウム血症が起こります．高カルシウム血症になると，筋肉が興奮しにくくなり，筋力が低下します．これを患者さんは倦怠感として自覚します．消化管の運動も筋肉によって行われているため，筋力が低下すると消化管の蠕動運動が起こりにくくなり，食思（欲）不振，便秘，ひどいときには悪心や嘔吐が起こります[5]．採血では血清 Ca が上昇し，P が低下します．

④ 糖尿病

　腸管の自律神経の機能失調とともに腸管平滑筋や腸内細菌叢の変化によって蠕動運動が低下して便秘をきたすと考えられます[6]．採血では血糖の上昇，HbA1c の上昇がみられます．

⑤ 低カリウム血症

　カリウムが低値になると，筋力低下が起こります．腸の蠕動運動も低下し，便秘を引き起こします．低カリウム血症の原因としては，原発性アルドステロン症，Cushing 症候群などがあります．採血ではカリウムが低下しているのは言うまでもありません．

⑥ アミロイドーシス

　難溶性のアミロイド蛋白が限局性，あるいは全身性に沈着することで種々の障害を引き起こします．脳に限局して沈着したものがアルツハイマー型認知症です．便秘を引き起こすのは，消化管にアミロイド蛋白が沈着した場合です．全身性アミロイドーシスでは，アミロイド腎が有名です．蛋白尿，浮腫などをきたします．その他にも心臓病変（心伝導異常，心不全，心肥大），肝臓病変（肝腫大，肝機能障害），神経病変（多発性神経炎，自律神経障害）などもきたします．

⑦ 大腸癌

　大腸癌の見逃しを避けるために最低でも便潜血検査 2 回法を行い，大腸疾患の家族歴を有する場合や，大腸癌が好発する 40 歳以上は大腸内視鏡検査を考慮すべき[7]とされます．

⑧ Crohn 病

　10 歳代後半から 20 歳代が好発年齢です．腹痛，下痢，体重減少，肛門病変などを生じます．若者の痔瘻をみたら，本疾患をまず想定しなければなりません[8]．縦走潰瘍，非連続性病変を生じますが，これらが線維化すると狭窄を生じます．それが便秘の原因となります．

150 ● 各論Ⅱ　こころの状態が深く関連する身体症状の漢方診療

⑨ 虚血性大腸炎

高齢者に多く，突然の左下腹部痛，それに続く下痢（水様），下血（一過性）などがみられます．通常は一過性です．便秘がちの高齢者に多くみられるといわれます．注腸検査での母指圧痕像（thumb printing）は国家試験の対策で出てきた記憶がありますが，現在の検査の第一選択は内視鏡になっているようです．内視鏡では，縦走潰瘍がみられます．多くは保存的治療で軽快するとされます．

⑩ Parkinson 病

主症状は，①振戦（tremor），②強剛（rigidity）または筋硬直，③無動（akinesia）の３つです[9]．その他に自律神経障害として起立性低血圧，排尿障害，便秘などを認めます．

⑪ Hischsprung 病

先天性巨大結腸症，腸管無神経節症とも呼ばれます．先天的に遠位結腸の壁内 Auerbach 神経叢にあるはずの副交感神経節細胞が欠如している病気[10]．そのため蠕動が起こらず，病変の手前で内容物が停滞して便秘になります．そのため巨大結腸となります．

⑫ 多発性硬化症

視力障害で初発することが多く，その他錐体路障害，感覚障害などがみられます．また膀胱直腸障害が起こるため，便秘をきたすことがあります．

⑬ 機能性便秘（FC）と過敏性腸症候群（便秘型）（IBS-C）

Rome Ⅲ あるいは Rome Ⅳ では腹痛の有無で機能性便秘（以下 FC）と便秘型過敏性腸症候群（以下 IBS-C）とを区別します． 表1 に示しましたが，FC の診断基準には，過敏性腸症候群の診断基準を満たさないという一項があります．しかし，FC と IBS-C では症状や便性状は同じことも多いこと，FC と IBS-C との間には移行があること，治療にも類似点が多いこと，などから実際には厳密には両者を区別する必要はないとされます[11]．

IBS-C は，数カ月以上にわたり，腹痛，下痢，便秘などを繰り返し，排便によって腹痛が軽快します．発熱，粘血便，体重減少などの警告徴候を認めず，内視鏡検査，注腸造影，血液検査などで原因となる異常を認めない場合に過敏性腸症候群と診断されます． 表2 に過敏性腸症候群の Rome Ⅳ 診断基準を示します．

Ⅱ-3　便秘　● 151

表2 過敏性腸症候群の Rome Ⅳ 診断基準

繰り返す腹痛
　腹痛の頻度が最近 3 カ月の間で，平均して 1 週間につき少なくとも
　1 日以上占める
腹痛は下記の 2 項目以上の特徴を示す
　① 排便に関連する
　② 排便頻度の変化に関連する
　③ 便形状（外観）の変化に関連する
　※少なくとも診断の 6 カ月以上前に症状が出現し，最近 3 カ月は基
　　準を満たす必要がある.

(Lacy BE, et al. Gastroenterology. 2016; 150: 1393-1407[3])

便秘に用いる漢方薬

　先に示した診断の流れにのっとり，鑑別を行います．そして，機能性便
秘，あるいは過敏性腸症候群の便秘型と考えられる便秘に対して，漢方薬
での治療を考えます．まず陽証か陰証なのかを判断します．次に虚実を判
断します．便秘に用いられる代表的な漢方薬は以下のようになります．陽
証であれば，少陽病期か陽明病期の方剤が中心となります．陰証であれ
ば，太陰病期の方剤が中心になります 表3.

　便秘といえば，「胃家実是なり」と傷寒論に記されている陽明病期が代
表的な病位でしょう．食欲が旺盛にもかかわらず便秘している状態といえ
ます．大黄が含まれる方剤が中心です．

　陰証の便秘は，ほとんどが麻痺性の便秘を呈している場合です．枯燥し
ているか，冷えて麻痺しているかに分けられます．冷えている場合には，
温めて出す，枯燥している場合には潤して出すようにします.

表3 便秘に用いる漢方薬とその特徴

● 陽証

病位	虚実	方剤名	特徴
少陽病期	実証	大柴胡湯	腹力充実，胸脇苦満明瞭で，肩こり，高血圧などに便秘を伴う
		柴胡加竜骨牡蛎湯	胸脇苦満と腹部動悸．イライラ，不眠を伴う便秘
		三黄瀉心湯	のぼせ，イライラ，鼻出血を伴う便秘
	虚証	加味逍遥散	不眠，イライラ，上熱下寒を伴うような便秘
陽明病期	実証	大承気湯	腹力充実，脈は遅で力がある．汗はかくが悪寒はない
		桃核承気湯	のぼせ，イライラ，頭痛．月経前の便秘に
		通導散	桃核承気湯に似る．胸苦しさ，腹満のある便秘に
		調胃承気湯	腹力中等度．承気湯類の基本骨格
	虚実中間証	大黄甘草湯	二味の方剤で，効き目はシャープ
	実証	防風通聖散	太鼓腹で頭痛，のぼせ，高血圧のある便秘に

● 陰証

病位	虚実	方剤名	特徴
太陰病期	虚実中間証	桂枝加芍薬大黄湯	腹直筋攣急があり，虚満がある
	虚証	大建中湯	温めて便秘を改善する．蠕動不穏のある便秘に
		人参湯	手足の冷え，口に唾が溜まりやすい．温めて便秘を改善する
	虚実中間証	麻子仁丸	体液枯燥による便秘に用いる
		潤腸湯	麻子仁丸よりさらに枯燥が著明な便秘に

陽証

(a) 大柴胡湯

　少陽病期実証の方剤です．腹力は充実，心下痞鞕，胸脇苦満が明瞭であることが多いです．かなりガッシリした体格で，耳鳴り，肩こり，高血圧，口苦などを伴う便秘に用います．

(b) 柴胡加竜骨牡蛎湯（大黄入り）

　少陽病期実証の方剤です．大柴胡湯ほど実証ではありませんが，腹力は充実し，胸脇苦満は明瞭で，腹部動悸（心下悸や臍上悸）を触れます．精神不安，イライラ，不眠などを呈している便秘の方に用います．ツムラの柴胡加竜骨牡蛎湯には大黄が含まれていません．コタローの柴胡加竜骨牡蛎湯には大黄が含まれています．便秘に用いる場合には大黄入りを使います．

(c) 三黄瀉心湯

　少陽病期実証の方剤です．腹力は中等度かそれ以上，心下痞鞕があります．気の上衝があり，のぼせ，イライラ，鼻出血などがみられる便秘に用います．

(d) 加味逍遥散

　少陽病期虚証の方剤です．腹力は軟弱で，胸脇苦満はないか，あっても軽度です．臍傍圧痛がみられる場合があります．多愁訴であり，不眠，イライラ，肩こり，上熱下寒などを伴う便秘に用います．ツムラの加味逍遥散は便秘の保険適応はありませんが，コタローの加味逍遥散は便秘に適応があります．

(e) 大承気湯

　陽明病期実証の方剤です．腹力充実し，心下痞鞕がみられます．臍を中心に膨満するようなお腹の人が目標です[12]．脈は遅で力のある脈です．汗は出ていても，悪寒はありません．筋肉質で身体が重く，呼吸が促迫するような状態です．これらに加えて，便秘があるときに用います．

(f) 桃核承気湯
とうかくじょうきとう

　　陽明病期の実証の方剤です．腹力は中等度かそれ以上，典型例ではS
状結腸部の圧痛があります（なくても症状が合えば用いることがあり）．
気逆があり，のぼせ，イライラ，頭痛，耳鳴り，肩こりなどがあります．
これを「下焦の蓄血が上衝して心を侵すので，のぼせや精神不安定を起
す」と高山宏世先生は述べています[13]．

　　月経前の便秘は良い適応です．クラシエの桃核承気湯には錠剤があり，
用量調整をしやすいというメリットがあります．

(g) 通導散
つうどうさん

　　陽明病期の実証に用います．古方の桃核承気湯，後世方の通導散と並び
称される駆瘀血剤です．瘀血だけではなく，気うつも伴います．のぼせ，
頭痛，頭重，めまい，肩こり，胸苦しさ，腹満なども生じます．腹力は
中等度以上で，下腹部の膨満，圧痛があるのが典型的です．そのような場
合の便秘に用います．ちなみにもともとは打撲を治す目的で用いられまし
た．

(h) 調胃承気湯
ちょういじょうきとう

　　陽明病期の瀉下剤の基本骨格です．調胃承気湯に桃仁，桂皮を加えると
桃核承気湯です．腹力は中等度で実満，心下痞鞕があり便秘するような場
合に用います．

(i) 大黄甘草湯
だいおうかんぞうとう

　　陽明病期の虚実中間証．大黄と甘草の二味のみから成り立っています．
腹力は中等度です．構成生薬が少ないので，効き目がシャープです．

(j) 防風通聖散
ぼうふうつうしょうさん

　　陽明病期実証の方剤です．腹力は中くらいかそれ以上．臍を中心に盛
り上がっているお腹（太鼓腹）が特徴です．皮下脂肪が多く，頭痛，のぼ
せ，肩こり，高血圧，便秘などに用います．

陰証

(a) 桂枝加芍薬大黄湯

太陰病期虚実中間証の方剤です．腹力は中等度，腹直筋が緊張しており，腹満（虚満）があり，便秘するような場合に用いられます．便秘の程度があまり強くない場合には，1日2回を桂枝加芍薬湯，1回を桂枝加芍薬大黄湯としてみる．それで，まだ便秘なら，桂枝加芍薬湯1日1回で桂枝加芍薬大黄湯を2回にする，といった形でちょうどよいところを探っていくというやり方もあります．

(b) 大建中湯

太陰病期虚証の方剤です．小建中湯と名前は似ていますが，構成生薬はかなり異なります．

大建中湯: 山椒，乾姜，人参，膠飴
小建中湯: 芍薬，桂皮，大棗，甘草，生姜，膠飴

大建中湯のほうが温める生薬（山椒，乾姜）を多く含んでいます．大建中湯のほうが小建中湯証よりも，いっそう体力が低下し，寒が強いです．蠕動が不穏で，蠕動運動が見えるともいいます（全ての例で見られるわけではありません）．腹力は軟弱で腹痛が著明です．大建中湯は温めることで腸管の運動を正常化して，便秘を改善する，というイメージです．

(c) 人参湯（附子理中湯）

太陰病期虚証の方剤です．腹力は軟弱，心下痞鞕を認めます．口に唾が溜まりやすく，手足は冷えています．大建中湯ほどではないにせよ，脾胃が冷えて麻痺性に便秘をしているような場合に用います．附子理中湯は人参湯に附子を加えたものです．附子が入るため，人参湯よりさらに温める作用が強まっています．

(d) 麻子仁丸

太陰病期虚実中間証の方剤です．腹力は軟弱です．枯燥がベースにあるような便秘に用います．枯燥が腸管にも及ぶために便秘しているというような場合です．枯燥しているため，便も硬く，コロコロとした便が腹部に

156 ● 各論Ⅱ　こころの状態が深く関連する身体症状の漢方診療

触知することがあります.

(e) 潤腸湯
じゅんちょうとう

　　太陰病期虚実中間証の方剤です．体液枯燥した便秘に用います．麻子仁
丸より潤腸湯のほうがより枯燥が著明です．腹力は軟弱で，皮膚は枯燥し
てカサカサです．麻子仁丸同様に腹壁を通して硬い便塊を触れる場合があ
ります．

文献
1) 中島　淳．慢性便秘の診断と治療．日本内科学会雑誌．2016；105：429-33.
2) 日本消化器病学会．医学用語集 https://www.jsge.or.jp/citizens/yogo/
3) Lacy BE, et al. Gastroenterology. 2016; 150: 1393-407.
4) 相馬正義．新・病態生理できった内科学 4　内分泌疾患．東京：医学教育出版社；
　　2006．p.73.
5) 相馬正義：新・病態生理できった内科学 4　内分泌疾患．東京：医学教育出版社；
　　2006．p.139.
6) 北條麻理子，渡辺純夫．慢性便秘へのアプローチ　病歴聴取・身体診察のポイント.
　　medicina．2016；53：1336-9.
7) 水上　健．便秘「薬を飲んでも出ません」．medicina．2017；54：906-10.
8) 高橋茂樹．STEP 内科 6 消化器・膠原病．東京：海馬書房；2015．p.118.
9) 村川裕二（総監修）．新・病態生理できった内科学 7 神経疾患．東京：医学教育出版社；
　　2015．p.216.
10) 村川裕二（総監修）．新・病態生理できった内科学 7 神経疾患．東京：医学教育出版社；
　　2015．p.49.
11) 阿部　剛．便秘型 IBS へのアプローチ．G ノート．2017；4：776-85.
12) 大塚敬節．臨床応用傷寒論解説．大阪：創元社；2013．p.363.
13) 高山宏世（編著）．腹證図解漢方常用処方解説（第 51 版）．東京：日本漢方振興会漢方
　　三考塾；2012．p.272-3.

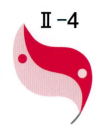

II-4 こころの状態が深く関連する身体症状の漢方診療

食欲低下

はじめに

食欲低下を訴える患者さんが来たと想定して話をすすめます．外注で採血はできるが，画像検査はできないような外来での診療を想定します．その中でどこまで検査をして，他科に紹介するかを考えたいと思います．結論から申しますと漢方で対処する食欲低下は，器質的な原因がないのに，食欲低下をきたしている状態です．そこには精神的要因が関与するものも含まれます．

そもそも食欲低下とは？

食欲低下とは，摂食したいという生理的欲求が低下した状態をさします[1]．食欲低下は，様々な疾患において出現します 図1 ．

見逃してはいけない食欲低下をきたす疾患

食欲低下をきたす疾患の中では，悪性腫瘍，急性感染症（特に高齢者）を見逃さないことが必要です．以前，腰痛と食欲低下を主訴に来院された患者さんがいました．腰痛ということで整形外科にずっとかかっていました．湿布をもらって貼っていたが，一向に良くならない．食欲低下が出てきたため，内科（当時内科の研修医でした）に受診されました．採血で肝機能障害が見つかり，超音波検査を行ったところ，肝臓に多発性に悪性腫瘍が見つかりました．また，発熱が目立たないで，食欲低下や発動性の低下を主訴に来院される高齢者の急性感染症があります．認知症と見間違う危険性があり，この場合にも注意が必要です．

若年者の場合には，内分泌疾患，妊娠，慢性感染症を見逃さないように

```
                  生理的要因 ── ストレス，運動不足，過労，睡眠不足，宿酔，妊娠

                  病的要因  消化器的  消化管の機械的閉塞・通過障害 … 消化管閉塞，消化器癌
                           要因   消化管の粘膜病変 …………………… 上部・下部消化管疾患
                                 消化管のうっ血 ………………………… 呼吸器・循環器疾患
                                 消化管の運動障害 …………………… 腹膜疾患
                                 腹痛 ……………………………………… 胆道・膵臓疾患
                                 肝機能障害 …………………………… 肝疾患

                           非消化器  脳圧亢進状態 ………………………… 脳神経疾患
                           的要因   低酸素状態 …………………………… 呼吸器・循環器疾患
  食                               食欲低下物質の産生 ………………… 感染症，血液疾患，膠原病
  欲                               内分泌・代謝異常 …………………… 内分泌・代謝性疾患
  低                               腎機能障害 …………………………… 腎疾患
  下                               薬物の副作用 ………………………… ジギタリス中毒などの薬物中毒
                                 精神神経的要因 ……………………… 精神神経疾患
                                 悪性腫瘍 ……………………………… 腫瘍による食欲低下物質
                                                            の産生，受容器における
                                                            抑うつ状態，癌性疼痛の
                                                            抑うつ状態，抗癌薬の副
                                                            作用，麻薬鎮痛薬の副作
                                                            用

                  食事・環境要因 ── 高温，多湿，おいしくない，不潔
```

図1　食欲低下の鑑別診断（福井次矢，他．内科診断学　第3版．医学書院；2016.
p.401[1]）より一部改変）

注意が必要です．内分泌疾患では，糖尿病性ケトアシドーシス，甲状腺・
副甲状腺クリーゼなどを見逃さないようにします．妊娠可能な年代の女性
では，妊娠の可能性について確認が必要です．

　結核，HIV/AIDS など慢性感染症によっても食欲低下は起こり得ます．
過去に感染した結核が高齢化によって顕性化し，療養型の病院などで集団
感染する事例が出てきています．

診察のポイント

　問診，身体診察に分けて説明します．問診では，上記のような見逃して
はいけない疾患が隠れていないか，注意します．さらに，①義歯を装着し
ている患者さんでは，義歯不適合がないか，②若年者（男性でも女性で

Ⅱ-4　食欲低下 ●159

も）では，摂食障害がないか，③生殖可能な年代の女性では，妊娠の可能性がないか，④薬剤性の食欲低下がないか，などを確認します．以下に補足します．摂食障害は女性の疾患のイメージが強いですが，男性においても起こり得ます．妊娠の可能性については，本人が（少量でも）出血があったから妊娠していないと捉えていることがあります．嘔気があったり，妊娠の可能性があるようなら妊娠反応のチェックをしましょう．食欲低下をきたす薬剤については，表1 のようなものが知られています[2]．

表1 食欲低下をきたす薬剤

消化器障害を起こすもの	非ステロイド性抗炎症薬，ビスホスホネート
悪心を引き起こすもの	ジギタリス，テオフィリン，トピラマート，ゾニサミド，レボドパ，塩酸ドネペジルなど抗コリンエステラーゼ阻害薬，ビタミンD，鉄剤，H_2遮断薬，抗菌薬
消化運動を抑制するもの	抗コリン作用のある薬剤（抗うつ薬，レボメプロマジンなど定型抗精神病薬など）
糖尿病治療薬	特にメトホルミンや，リラグルチド，エキセナチドなどのGLP-1製剤
抗悪性腫瘍薬	特にシスプラチン，シクロホスファミドなど催吐リスクの高いもの
医療用麻薬	トラマドール，オピオイド全般
市販薬やサプリメント	カフェイン，アロエ，ニコチン，エフェドリン，甘草，セントジョーンズワートなど

　食欲低下は，非特異的であることは先に述べた通りです．食欲低下の原因疾患を特定するために，随伴する症状によって，絞り込みを行います．表2 に食欲低下の他にどのような症候が出現するかを示しました．食欲低下の他に，これらの随伴する症状はないかを問診をしながら確認していきます[1]．

160 ● 各論Ⅱ　こころの状態が深く関連する身体症状の漢方診療

表2	食欲低下に随伴する症状・症候
消化器疾患	貧血の有無，黄疸の有無，アンモニア臭の有無，腹部の触診・聴診
呼吸器・循環器疾患	血圧，脈拍・リズム，心肥大や心音，下腿浮腫の有無，呼吸音，チアノーゼの有無
脳神経疾患	髄膜刺激所見，反射の亢進・低下，知覚鈍麻，乳頭浮腫など
感染症	発熱，表在リンパ節腫脹の有無

消化器疾患

　悪心嘔吐，腹部膨満，下痢，便秘，便潜血などがあれば，消化器疾患を疑います．他院で上部下部内視鏡を施行されていなければ，消化器科へ紹介して診てもらう必要があります．

　黄疸，腹部膨満，倦怠感，腹部痛や背部痛があり，肝・胆道系あるいは膵臓由来の酵素が上昇しているようならば，肝・胆道系の疾患を疑います．この場合にも確定診断をつけるには消化器科への受診が必要です．

脳神経疾患

　神経症状，髄膜刺激症状，反射の亢進・低下などの症状がみられる場合には神経内科や脳神経外科への紹介をします．急な頭痛（髄膜炎を疑う）や，これまで経験したことのない頭痛（クモ膜下出血を疑う）を伴う食欲低下は要注意です．

呼吸器・循環器疾患

　ちょっとした動作でも息が切れる，動悸がする，胸痛がしばしば起こる，胸から左肩に向かって痛みがあるなどは呼吸器科，循環器科へ紹介をすべきです．

感染症

　発熱，採血で炎症所見があれば，感染症を疑います．正直に言って，感染症を疑う場合には，精神科医の出る幕は少ないと思われます．積極的に

II-4　食欲低下　● 161

身体科に紹介するべきです.

膠原病疾患

女性で食欲低下を訴え,関節痛がある場合には炎症がないかを確認する必要があります.赤沈,CRP などは精神科でも測定できるでしょう.膠原病が疑われるようなら,こちらも積極的に膠原病科に紹介するべきです.

その他にも,糖尿病,甲状腺疾患,副甲状腺疾患などについて疑う場合にはそれぞれの専門科に紹介し,それらの疾患の治療を優先すべきです.

食欲低下時の検査項目について

食欲低下についてスクリーニングに用いる検査の中で,採血,尿検査,便潜血,バイタルサイン,妊娠反応などはどの外来でも可能でしょう.
採血では,末梢血,生化学(総蛋白,アルブミン,ビリルビン,AST,ALT,γGTP,ChE,BUN,クレアチニン,尿酸,血糖),CRP,赤沈,甲状腺(FT3,FT4,TSH)などから必要と思われる項目を選択していきます.

食欲低下に用いる漢方薬

漢方による食欲低下の治療を述べていきます.食欲低下をみた場合に,その患者さんは,脾胃の気虚なのか,それとも気虚だけでなく,気血両虚なのか,あるいは肝が脾胃を相克する状態(木克土)なのかを考えるようにします.まず,一番シンプルな病態を考えます.食欲低下ですので,一番関係するのは脾胃ですね.食欲低下が脾胃気虚によって生じていないかとまず考えます.脾胃の気虚による食欲低下であれば,脾胃の気虚を改善すれば良いので,補気剤がよく用いられます.気が失われれば統血作用が減弱します.そのため,気と血が共に低下する,気血両虚と呼ばれる状態を呈することもしばしばみられます.その場合には,気血双補といい,気も血も両方補う方剤を用います.五臓論で,肝気が亢進しすぎて,脾を抑制する場合があります(木克土).この場合には,脾胃の力を補うだけで

162 ● 各論Ⅱ こころの状態が深く関連する身体症状の漢方診療 　 JCOPY 498-06928

は不十分で，行きすぎた肝気の高ぶりを抑える必要があります．

（脾）気虚に用いる漢方薬

気虚に用いる漢方薬とその特徴を 表3 に示します．

表3 気虚に用いる漢方薬とその特徴

陰陽	虚実	方剤名	特徴
陽証（少陽病期）	虚証	補中益気湯	胃の蠕動運動が低下した食欲低下に用いる．発汗，下痢が目立つような場合にもよい
陰証（太陰病期）	虚証	茯苓飲	緊張が亢進して食べられないような食欲低下に用いる
		六君子湯	普段から胃腸が弱く，胃内停水がある．
		四君子湯	脾気虚の基本骨格．四君子湯単方ではなく他の方剤に含まれて用いられることが多い
		人参湯	冷えがあり，唾が溜まりやすく，嘔気や食欲低下がある場合に用いる

（a）補中益気湯

陽証で気虚があるならば，まず補中益気湯があげられます．補中益気湯は，升提作用があります．升提とは，下がったものを上げる働きのことです．胃腸の弛緩性漸増運動低下，脱肛，直腸脱，膀胱麻痺による尿閉，括約筋の緊張低下による失禁などを改善する作用を升提作用と呼びます[3]．補中益気湯が適応になるのはアトニーによる食欲低下です．緊張していて，食欲が湧かないというような場合には向きません．虚しているために発汗もありますし，便が緩い場合もあります．そのような症状を伴う食欲低下に対して用います．

もし，陰証ならば，茯苓飲，六君子湯，四君子湯，人参湯などから選択します．大塚敬節先生の漢方診療三十年によると，この4剤のうち，茯苓飲は一等実証に用いられるとあります[4]．人参湯は四君子湯と同様です

が，より冷えが強い場合に人参湯が選択されます．

(b) 茯苓飲

六君子湯とは異なり，過緊張による痙攣があり，食が進まないものに用います．食べたくないのではなく，すぐにお腹が一杯になってしまうので食べられないのです．痙攣しているため，胃の内容は先に進まず，停滞します．腹力は軟で，心下痞があり，胃内停水が聞かれることがあります．

(c) 六君子湯

四君子湯と二陳湯の合方です．四君子湯は脾気虚の基本骨格です．二陳湯は胃内停水を改善する方剤です．胃腸が弱って，水分の停滞が起こっているような食欲低下に用います．腹力は軟弱で，心下痞鞕があり，胃のあたりを軽くたたくとポチャポチャと水の音が聞こえることがあります．平素より胃腸が弱く，食欲が少ない，食べ物によく気を付けているにも関わらず，少しのことで腹をこわす人に用います[5]．

(d) 四君子湯

脾気虚による食欲低下に用います．と言っても，本剤を単独で用いるよりも他の方剤に組み込まれて用いることのほうが多いです．方剤の構成生薬中で，人参，朮，茯苓，甘草，生姜，大棗の組み合わせを含む場合には，四君子湯の方意（脾気虚を改善する）をもっていると理解するようにしましょう．気虚をざっくりとしたイメージで言い換えるならば，「弛緩」です．四君子湯を用いる場合には，患者さんの症状に弛緩するイメージがないか（内臓下垂，筋緊張低下，軟便，下痢など），考えながら用いるようにします．

(e) 人参湯

太陰病期虚証の方剤です．冷えがあり，嘔気，下痢，腹痛，食欲低下などがある場合に用います．口に唾がたまりやすく，手足は冷えており，腹力は軟弱，心下痞鞕があります．

164 ● 各論Ⅱ　こころの状態が深く関連する身体症状の漢方診療

気血両虚に用いる漢方薬

表4 気血両虚に用いる漢方薬とその特徴

陰陽	虚実	方剤名	特徴
陽証（少陽病期）	虚証	加味帰脾湯	易疲労，気力低下，不眠，不安，動悸に加えて，イライラ，のぼせ，火照りを伴う食欲低下に用いる
陰証（太陰病期）	虚証	十全大補湯	疲れやすく，皮膚が枯燥しているような食欲低下に用いる
		人参養栄湯	心（不安，不眠）・脾（食欲低下）・肺（咳）などが合併している場合に用いる
		帰脾湯	易疲労，気力低下，不眠，不安，動悸を伴う食欲低下に用いる

陽証の気血両虚に用いる代表的な方剤が加味帰脾湯です．陰証ならば，十全大補湯，人参養栄湯，帰脾湯などが用いられます．

(a) 加味帰脾湯

加味帰脾湯は帰脾湯の証で，柴胡，山梔子を必要とするようなイライラする，のぼせる，火照るなどの症状が加わった場合に用います．腹力は軟弱，胸脇苦満がある場合も目立たない場合もあります．気虚の症状としては，食欲低下，気力低下，易疲労など．血虚の症状としては，不眠，不安，動悸などが起こります．ここまでは帰脾湯の証と共通です．そこにイライラ，のぼせ，火照りなども起こりえます．これらの症状がある場合に用います．

(b) 十全大補湯

十全大補湯は，気虚に用いる四君子湯と血虚に用いる四物湯，さらに桂枝，黄耆を加えたものです．腹力は軟弱，気力がなく，疲れやすく，顔色は悪く，血虚のために皮膚は枯燥しています．さらに食欲低下を伴うような場合に用います．なお，本剤で胃もたれをするような場合には，気虚の治療を優先する必要があります．四物湯を外すか，補気剤のみでまず脾胃

の力を回復するようにします.

(c) 人参養栄湯

人参養栄湯は,十全大補湯から川芎を去り,遠志,五味子,陳皮を加えたものです.腹力は軟弱です.気虚の症状である虚弱,食欲低下,血虚の症状である貧血,不眠,動悸,健忘のほか,咳などがある場合に用います.

(d) 帰脾湯

帰脾湯は,人参養栄湯に似ていますが,酸棗仁,竜眼肉,遠志と精神に働く生薬を多く含むところが人参養栄湯と異なります.適応する人は,ストレスがかかり,それが脾の働きを弱めてしまった.その結果,気虚になり,統血ができなくなり,出血しやすくなった.最終的に心血虚となり,不眠などを呈した状態と考えられます.腹力は軟弱です.気虚の症状としては,食欲低下,気力低下,易疲労など.血虚の症状としては,貧血,不眠,不安,動悸などが起こります.

肝気の亢進を抑える漢方薬

(a) 柴胡剤（抑肝散含む）

柴胡剤はすでに何度も出てきていますので詳細はそちらに譲ります.柴胡剤を必要とするような食欲不振の場合には,ストレスがかかり,脾胃の力をそいでいるような状態です.問診の内容から,ストレスの有無は判断できる場合が多いように思います.六君子湯の項で述べていませんでしたが,柴芍六君子湯という方剤があります.六君子湯に柴胡,芍薬を加えたものです.エキス剤で近似させるならば,六君子湯に四逆散（柴胡,芍薬,枳実,甘草）を合方することになります.厳密には枳実,甘草が余計ですが,この場合には枳実の理気作用が状態改善に役立つでしょうから,目をつむれるかと思います.

166 ● 各論Ⅱ　こころの状態が深く関連する身体症状の漢方診療

その他

(a) 半夏瀉心湯
はんげしゃしんとう

　半夏瀉心湯は，小柴胡湯の柴胡を黄連に代え，生姜を乾姜に代えたとみることができます．状態としては寒と熱が混在するような状態です．胸焼けを訴えるとともに，下痢がみられます．また，患者さんはみぞおちの痞えを自覚し，その部位を押すと抵抗を触知します．しかし，痛みの訴えは通常みられない場合が多いです．痛みを訴える場合には他の方剤を考えましょう．

(b) 黄連湯
おうれんとう

　黄連湯は半夏瀉心湯の黄芩を桂皮に代えたものです．本剤も，寒熱が錯雑するような病態に用います．胸に熱があり，胃には寒がある状態に用いるとされます．本剤は構成生薬も，目標とする症状も，半夏瀉心湯に一見似ています．心窩部痛があるところが黄連湯と半夏瀉心湯との違いです．胸焼け，腹痛があり，時に下痢があります．

●食欲低下・・・・・・・・・・・・・・・・・・・・・・・・・・・・・・・・・・・・・ **40代　女性**　　**症例**

> **主訴**　20歳くらいから夏になると食欲低下をきたすようになった．食欲低下のほか，天候悪化する前，緊張したり，やることが沢山あるような状況で頭痛が出現する．頭痛時市販の頭痛薬を服用すると治るので，頭痛が起こるたびに鎮痛薬を服用していた．仕事が忙しく，帰宅すると疲れてグッタリしてしまう毎日．
>
> **自覚症状**　食欲：ない．1日2食がやっと．おにぎりを見ると気持ちが悪くなる．暑いときにはゼリーを摂っている
> 睡眠：眠れている
> 疲れやすさ，憂うつになる，手足末端の冷え，首肩腰のこり，立ちくらみ

JCOPY 498-06928

Ⅱ-4　食欲低下 ● 167

他覚的所見 血圧 122/72mmHg, 脈拍 76bpm, 体温 37.5℃,
身長 160cm, 体重 47kg, BMI 18.36

舌: 淡紅からやや暗赤色, 腫大はなく, やや湿潤した薄い白苔

脈: 浮沈間, 弦, 弱

腹: 腹力中等度, 心下痞鞕－, 左胸脇苦満＋, 腹動－,
臍傍圧痛－

鑑別のポイントと処方 陰陽は陽証, 虚実はやや虚証. 疲れやすさ, 食欲
低下があり, 気虚があると考えられた. コタロー補中益気湯 12g/
日を開始した. 1 カ月後には疲れやすさが軽減. 胃もたれがとれて
食欲が出てきた. 初診から 3 カ月後夏になり, むくみ, 胃部振水音
が出現するようになった. そのためコタロー六君子湯 9g/ 日に変更.
4 カ月後には胃もたれなく, 食欲も落ちていない. 半年後には胃部
振水音は消失していた. その後も六君子湯を継続している.

🔖 文献
1) 福井次矢, 奈良信雄. 内科診断学 第 3 版. 東京: 医学書院; 2016. p.400-7.
2) 内木場紗菜, 八重樫牧人. 食欲低下「最近, ごはんが進まなくて・・・」. medicina.
2017; 54: 814-7.
3) 福冨稔明, 山方勇次. 漢方 123 処方臨床解説—師・山本巌の訓え—. 京都: メディカ
ルユーコン; 2016. p.15.
4) 大塚敬節. 漢方診療三十年. 大阪: 創元社; 2015. p.239.
5) 福冨稔明, 山方勇次. 漢方 123 処方臨床解説—師・山本巌の訓え—. 京都: メディカ
ルユーコン; 2016. p.6.

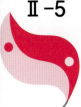

Ⅱ-5 こころの状態が深く関連する身体症状の漢方診療

高血圧

そもそも高血圧とは何か？

　血圧を一定に保つメカニズムには，血行動態要因（心拍出療法，末梢血管抵抗，大動脈壁弾性，循環血液量，血液粘度など），自律神経系，ホルモンの活性，腎臓による体液量調節などがあります．通常はこれらの諸因子が作用することで血圧は一定の範囲内に収まっています．それが障害を受けて，高値を呈した状態が高血圧と言えます．高血圧は収縮期血圧が 140mmHg かつまたは拡張期血圧が 90mmHg を超えると高血圧とされます．なぜこの値なのか？　高血圧はある一点を超えると急に臓器障害を引き起こすというものではありません．血圧が上昇すると共に臓器障害を引き起こすリスクが高まるということがわかっています．そこで，疫学研究によってリスクが明らかに高くなる血圧を求め，これを超えると高血圧と定義[1]しているのです．

高血圧治療はなぜ必要なのか

　高血圧の状態が続くと，大動脈，中動脈，小動脈を障害します．大動脈では脆弱化を起こして，大動脈瘤や大動脈解離の原因となります．中動脈では，アテローム沈着により血管内腔の狭小化が起こります．
　その結果として，狭心症，心筋梗塞，脳梗塞などを引き起こします．小動脈においては，内膜の肥厚やフィブリノイド壊死，硝子化変性を起こします．その結果として，脳出血，脳梗塞，腎障害などが起こります．高血圧が続くことで起こるこれらの臓器障害が生命予後に関連するために高血圧治療が必要になるのです．

診断と治療

図1 をご覧ください．高血圧の患者さんを診療するときの流れを示しています．

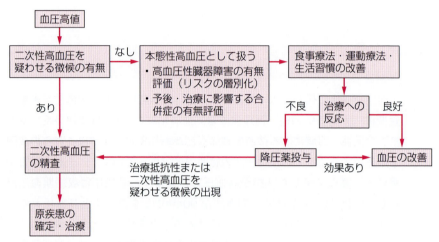

図1 高血圧患者の診療フローチャート

漢方治療にこだわりすぎない

　高血圧の治療において，第1の目的は正常血圧を維持することにあります．治療において，所期の目的を達することができれば，西洋薬でも漢方薬でも構わないはずです．西洋薬だと，一旦飲み始めると止められないと聞くので，漢方薬で何とかなりませんか？　と患者さんが質問してくる場合があります．西洋薬だから，止められない．漢方薬は体質を変えるから身体に良さそうだ．そのようにイメージだけで理解されている患者さんがいます．西洋薬による高血圧治療を行ったとしても，場合によっては休薬は可能です．また，漢方薬で治療をしているから，いつか必ず高血圧の治療を止められるわけではありません．西洋薬であれ，漢方薬であれ，腎臓や網膜などの重要な臓器障害を引き起こすことがないよう，正常血圧を保つことが重要です．漢方薬による高血圧治療を行うには，200/110mmHgを超えるような場合には漢方薬単独ではなく，西洋薬と

の併用が必要になります[2].

高血圧治療に用いる漢方薬

　高血圧治療に用いる漢方薬としては，表1 のようなものがあげられます．なお，実臨床では特徴にあげた症状がすべて揃わない場合も多々あります．すべての特徴を満たさなくても方剤を用いることがしばしばあります．ただし，陰陽虚実は間違わないようにしましょう．

　多くは，少陽病期，陽明病期に用いる方剤になります．血圧は血管抵抗と循環血液量によって規定されます．これらのいずれか，あるいは両方が上がると血圧も上昇します．血管抵抗の上昇を引き起こすのは交感神経の緊張状態，あるいは動脈硬化です．交感神経の緊張状態は，漢方的に言えば，肝や心の気が亢進した状態と考えられます．気うつ，気逆の状態と言えます．動脈硬化を起こしている状態は，瘀血と考えられます．また，循環血液量が上昇している状態は水滞です．先ほど示した 表1 を確認していただければ，気逆，気うつ，瘀血，水滞の方剤が並んでいることに気づかれると思います．

陽証

(a) 大柴胡湯

　腹力が5段階で評価するなら，4/5以上と充実している．胸脇苦満が明瞭であり，心下急（みぞおちが張り，圧すると痛がる症状）もある．上腹部が張って苦しく，耳鳴り，のぼせ，便秘がちであるような高血圧に対して大柴胡湯が用いられます．もし，便通の問題がないものの，腹力が充実しているようなら，大柴胡湯去大黄を用います．

(b) 柴胡加竜骨牡蛎湯

　胸脇苦満があり，大柴胡湯ほど腹力は充実していない．5段階なら腹力は4/5から3/5くらい．胸脇苦満があり，心下痞を伴う場合がある．心下悸，臍上悸を触れる．不眠，イライラ，動悸を伴うような高血圧には柴胡加竜骨牡蛎湯を用います．

Ⅱ-5　高血圧　●171

表1 漢方薬治療に用いる漢方薬とその特徴

陰陽	虚実	方剤名	特徴
陽証 (少陽病期)	実証	大柴胡湯 (だいさいことう)	腹力があり，胸脇苦満，上腹部の張りがあり，のぼせ，頭痛，肩こりがあるような高血圧に用いる
		柴胡加竜骨牡蛎湯 (さいこかりゅうこつぼれいとう)	胸脇苦満，腹部動悸があり，不眠，イライラ，動悸を伴うような高血圧に用いる
		三黄瀉心湯 (さんおうしゃしんとう)	腹力充実し，心下痞鞕があり，のぼせ，イライラ，目の充血，鼻血，便秘を伴うような高血圧に用いる
	虚実中間証	黄連解毒湯 (おうれんげどくとう) (温清飲) (うんせいいん)	腹力中等度，心下痞があり，イライラ，不眠のあるような高血圧に用いる
	虚実中間証 から実証	桂枝茯苓丸 (けいしぶくりょうがん)	腹力中等度，舌禍静脈怒張，臍傍圧痛など瘀血兆候のある高血圧に用いる
	虚実中間証	女神散 (にょしんさん)	腹力中等度，のぼせ，めまい，頭痛，不安，不眠などのある高血圧に用いる．訴えは限定的
	虚証	加味逍遙散 (かみしょうようさん)	腹力は軟弱，イライラ，不眠，冷えのぼせ，便秘傾向のある高血圧に用いる．訴えは多彩
		抑肝散 (よくかんさん)	腹力はやや軟弱．興奮したり，イライラ，不安を呈しやすい．手足の震えを呈する
		釣藤散 (ちょうとうさん)	腹力は軟弱，のぼせ，頭痛を伴うような高血圧に用いる
陽証 (陽明病期)	実証	防風通聖散 (ぼうふうつうしょうさん)	腹力充実し太鼓腹．頭痛，のぼせ，肩こり，便秘を伴う高血圧に用いる
		桃核承気湯 (とうかくじょうきとう)	腹力充実．典型的にはS状結腸部の圧痛あり．のぼせ，イライラ，不安，著明な便秘を伴うような高血圧に用いる
陰証 (太陰病期)	虚証	七物降下湯 (しちもつこうかとう)	腹力は軟弱．冷え，皮膚の枯燥，のぼせ，頭痛，耳鳴り，肩こりがあるような高血圧に用いる
陰証 (少陰病期)	虚証	真武湯 (しんぶとう)	腹力は軟弱．冷え，強い倦怠，下痢，めまいを伴うような高血圧に用いる

(c) 三黄瀉心湯

少陽病期実証の方剤です．腹力は緊張良好です．心下痞鞕があります．のぼせ，イライラが強く，目が赤く充血している．鼻血が出やすい場合もあります．さらに便秘しているような場合の高血圧には三黄瀉心湯を考えます．

(d) 黄連解毒湯 (温清飲)

少陽病期虚実中間証の方剤です．腹力は5段階なら3/5くらい．中間です．心下痞鞕を認めます．三黄瀉心湯と同じようにイライラ，不眠，眼の充血，出血傾向があるものの，便秘は目立たないような高血圧ならば，黄連解毒湯を考えます．温清飲は，黄連解毒湯に四物湯を合方したものです．補血作用のある四物湯を合方するのは，皮膚の乾燥，爪がもろい，髪が抜けやすいなどの症状が合併している場合です．

(e) 桂枝茯苓丸

少陽病期虚実中間証から実証の方剤です．腹力が中等度くらい．加味逍遥散の証のお腹と比べると，腹力が充実しており，固太りのような感じをもちます．また，桂枝茯苓丸の証では，肩こり，舌下静脈怒張や臍傍圧痛がみられ，瘀血の存在が示唆されます．また，手足の先に冷えがみられます．そのような場合の高血圧には桂枝茯苓丸を用います．加味逍遥散と違って，精神症状は目立たないことが通常です．

(f) 加味逍遥散

少陽病期の虚証の方剤です．腹力は軟弱で，胸脇苦満はないか，あっても軽度．イライラ，不眠，肩こり，冷えのぼせ（上半身は熱く，下半身は冷える），頭痛，便秘などの症状がみられる場合に用います．訴えが多く，問診票を書いてもらうと，いくつも○がつくのが特徴的です．診察中も訴えも多彩なことが多いです．

(g) 女神散

女神散は，浅田宗伯先生が勿誤薬室方函口訣で「血証上衝眩暈ヲ治ス」と記述されています．あえて訳すならば，血虚，気の上衝，めまいがある

ものを治す，といった感じです．女神散の証では，体力が中等度かそれ以上．腹力は中等度くらいで心下痞があります．のぼせ，めまい，頭痛があります．さらに不眠，不安があるような高血圧の患者さんに用います．加味逍遥散が多愁訴であるのに対して，女神散は訴えが限定していることが多いように思われます．

(h) 抑肝散

少陽病期虚証の方剤です．腹力はやや軟弱，胸脇苦満はないか，あっても軽くあるくらい．臍上に動悸を触れることがあります．抑肝散は，神経過敏で，興奮しやすく，イライラしたり，不眠がちであったり，興奮して手足が震える，などの症状がある患者さんが高血圧を呈しているときに用います．たとえるならば，抗不安薬を用いると，イライラが収まり，その結果として，すっと血圧が下がる患者さん．そのような人に向きます．

(i) 釣藤散

釣藤散は少陽病期虚証の方剤です．腹力は軟弱．臍上に動悸を触れることがあります．のぼせ，頭痛（特に朝）があり，動脈硬化があり，高血圧を呈する患者さんに用います．その病態は「肝の陽気と陰液とが共に不足しているが，陰液の抑制効果の衰えが強く，このため仮性の肝の陽気の過剰状態が続く」ものです[3]．抑えの効かなくなった肝の気が上衝するため，のぼせや頭痛につながるのです．

(j) 防風通聖散

陽明病実証の方剤です．腹力は中くらいかそれ以上．臍を中心に盛り上がっているお腹（太鼓腹）が特徴です．皮下脂肪が多く，頭痛，のぼせ，肩こり，便秘を伴うような高血圧に用います．市販薬で内臓脂肪を落とす効果をうたって宣伝している薬のなかには防風通聖散のエキス製剤が散見されます．そのためか，外来にみえる患者さんのなかには防風通聖散を指名して，処方してほしいと訴える方もいます．証が合っていれば，処方しますが，明らかに患者さんの状態が虚証である場合には，証が合っていないことを説明して，処方しないこともしばしばです．

174 ● 各論Ⅱ　こころの状態が深く関連する身体症状の漢方診療

(k) 桃核承気湯

陽明病期実証の方剤です．腹力は充実しており，緊張は良好です．典型例ではS状結腸部の圧痛がみられます．病態としては，瘀血に気逆を伴います．そのため，顔面紅潮，のぼせ，不安，イライラ，著明な便秘などがみられます．そのような症状を伴う高血圧に用います．

陰証

(a) 七物降下湯

七物降下湯は，大塚敬節先生考案による方剤です．四物湯に釣藤鈎，黄耆，黄柏を入れたものです．釣藤鈎には脳血管の痙攣を予防する効果，黄耆には毛細血管拡張作用，黄柏には地黄が胃にもたれるのを予防する効果，四物湯には止血効果を期待したものとその構成を考えた理由を述べています[4]．また，「疲れやすく，最低血圧の高いもの，尿中に蛋白を証明し，腎硬化症の疑いのあるもの，腎炎のための高血圧症」などに用いるとされています．腹力は軟弱，臍上に動悸をみる場合があります．冷え，皮膚の枯燥，のぼせ，頭痛，耳鳴り，肩こりがあるような高血圧に用います．

(b) 真武湯

少陰病期虚証の方剤です．腹力は軟弱，時に心下，臍上に拍動を触れることがあります．裏寒のため，食欲不振，下痢，全身倦怠，四肢の冷え，水滞のためにめまいが生じます．少陰病期の大綱にある通り，身体が重くて，すぐ横になりたがります．そのような場合の高血圧に用います．

●高血圧 ··· 40歳　男性　**症例**

主訴 X−1年から両足の冷えを自覚するようになった．霜焼けはない．元々肩こりがあったが，最近強くなってきた．眠りが浅く，早朝に

目が覚めてトイレに行く．

自覚症状　食欲: 普通

睡眠: 中途覚醒がある

小便: 1日4回，夜間に1回

大便: 1日1回（普通便から軟便）

疲れやすい，目が疲れる，首肩背中のこり，足の冷え

他覚的症状　血圧 148/100mmHg，脈拍 81bpm，体温 36.5℃，
身長 183cm，体重 86kg，BMI 25.68

舌: 正常紅，腫大歯痕は軽度，やや乾燥した白苔

脈: 沈，細，弱

腹: 腹力中等度，心下痞鞕±，胸脇苦満−，臍上悸±，臍傍圧痛−，
小腹不仁−，腹直筋攣急−，胃部振水音−，鼠径部圧痛−

鑑別のポイントと処方　陰陽は，陰証で，虚実は中間からやや虚証と判断
した．両足の冷えについて，附子理中湯，真武湯，当帰芍薬散加附
子などを考えた．食欲があり，BMIも25と高いため，参耆剤の適
応はないと考えた．血虚はなく，当帰芍薬加附子も保留とし，舌の
乾燥が気になったが，真武湯を選択した．1カ月ほどで冷えは改善
し，睡眠もとれるようになった．冷えはもう気にならなくなった
が，高血圧が気になる（140/100mmHg）ということで，七物降下
湯エキス 7.5g に切り替え．塩分制限も平行して行い，2週間後に
は 130〜140/70〜90mmHg 程度になり，その後も横ばいで経過
した．

🐟 **文献**

1) 高橋茂樹. step 内科循環器 第3版. 東京: 海馬書房; 2015. p.245.
2) 花輪壽彦. 漢方診療のレッスン増補版. 東京: 金原出版; 2003. p.79.
3) 寺澤捷年. 症例から学ぶ和漢診療学 第三版. 東京: 医学書院; 2012. p.322.
4) 大塚敬節. 症候による漢方治療の実際 第5版. 東京: 南山堂; 2011. p.208.

🐟 **参考文献**

5) 寺澤捷年. 症例から学ぶ和漢診療学 第3版. 東京: 医学書院; 2012.
6) 高山宏世（編著）. 腹證図解漢方常用処方解説（第51版）. 東京: 日本漢方振興会漢方
三考塾; 2012.
7) 福冨稔明, 山方勇次. 漢方123処方臨床解説―師・山本巌の訓え―. 京都: メディカ
ルユーコン; 2016.

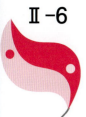

II-6 こころの状態が深く関連する身体症状の漢方診療

低血圧・起立性低血圧

低血圧は 100mmHg 未満

　低血圧は，収縮期圧が 100mmHg 未満を指します．低血圧をみたときに，留意しなければならないのは，それが体質による低血圧なのか，治療を要する低血圧なのかということです．長年低血圧が続いており，特に自覚症状がみられないような場合には，体質によるものとしてよいでしょう．一方で，例えば，末梢の循環不全，易疲労，眩暈，立ちくらみ，食欲不振などの自覚症状を伴っているときには治療の対象になってきます 表1．

表1 体質による低血圧と低血圧症の違い

- 収縮期圧が 100mmHg でも自覚症状がない
    → 体質による低血圧
- 自覚症状を伴う（末梢の循環不全，めまい，立ちくらみ，食欲不振など）
    → 治療を要する低血圧症

　治療を要する低血圧は，原因によって本態性低血圧と二次性（症候性）低血圧とに分けられます．表2 に低血圧をきたす疾患を示します．本態性低血圧は，原因がはっきりしない低血圧をさします．一方，二次性（症候性）低血圧は，原因疾患が存在し，その症状の一つとして低血圧を生じているものをさします．

　二次性低血圧については，原因疾患の治療が優先されます．もちろん，原因疾患の治療を漢方でできる場合には，漢方治療を行っても良いと思われます．本項は二次性低血圧については対象としておりません．今回漢方での低血圧の治療は，本態性低血圧と起立性低血圧を対象としています．

表2 低血圧の原因

(1) 心疾患	(4) 神経疾患
1. 心不全	1. Shy-Drager 症候群
2. Adams-Stokes 症候群	2. Parkinson 病
3. 心タンポナーデ	3. Guillain-Barré 症候群
4. 頸動脈洞症候群	4. アミロイドニューロパチー
(2) 呼吸器疾患	5. オリーブ橋小脳萎縮症 (OPCA)
1. 慢性閉塞性肺疾患	(5) 薬剤性
(3) 内分泌疾患	1. 降圧薬
1. Addison 病	2. 冠拡張症
2. 甲状腺機能低下症	3. 向精神薬
3. 糖尿病	4. 麻酔薬
	5. アルコールなど

　低血圧を訴える患者さんが受診した場合を想定しましょう．すでに内科で原因疾患を検索したが原因はわからないという場合には，本態性低血圧として，漢方治療を考えていってよいと思われます．まだ内科にはかかっていない場合には，二次性（症候性）低血圧の検索をするべきだと思われます．その場合に，患者さんはどこに紹介すべきか．ただ，「内科にかかってください」だけですと，適切な検査を受けられずに終わってしまう可能性があります．もう一度上記の 表2 をごらんください．二次性低血圧の原因として，大きく（1）心疾患，（2）呼吸器疾患，（3）内分泌疾患，（4）神経疾患，（5）薬剤性に分けられます．おおよその原因疾患ごとに他科への紹介をします．

心疾患

(a) 心不全

　心不全によって低血圧が生じます．

(b) Adams-Stokes 症候群

　不整脈が原因で，脳虚血発作を起こします．血圧低下をきたす前に，動悸や胸痛が出現する場合があります．原因となる不整脈は，頻脈性でも徐脈性でも起きます．頻脈性の場合には，心拍数は多くても有効な心拍出量

が低下するために，血圧の低下をきたします．徐脈性の場合には，心拍出量が低下するために血圧が低下します．

(c) 心タンポナーデ

　この病態は，胸部大動脈瘤，急性心筋梗塞，外傷，悪性腫瘍，心膜炎などを背景に起こります．これらの疾患を背景に，いわば急性に起こります．もちろん，循環器内科にすぐに紹介するべき状態です．おそらく，その状態で漢方治療を求めて来院されることはないと思うのですが．

(d) 頸動脈洞症候群

　頸動脈の回旋，ネクタイによる圧迫によって，頸動脈洞が圧迫されます．その付近を走行する迷走神経が興奮するために，徐脈，血管拡張が起こり低血圧を呈します．問診で低血圧が起こる状況を本人からきちんと聞き出せると診断に結びつくと思われます．

呼吸器疾患

(a) 慢性閉塞性肺疾患（COPD）

　慢性閉塞性肺疾患で起こる血圧低下としては，急性肺血栓塞栓症を生じた場合に起こります．突然の呼吸困難，胸痛，血圧低下，意識消失などが出現します．早期に対応する必要がある病態ですので，漢方治療を求めて来られるということはないと思われます．少しでも疑った場合には，救急対応が求められます．

内分泌疾患

(a) Addison 病

　副腎皮質が慢性的，原発的に機能低下をきたすものです．副腎皮質の機能が低下するので，副腎皮質ホルモンの脱落症状をきたします．

　(1) 体重減少　　　　　　　　(5) 全身倦怠感
　(2) 低血糖　　　　　　　　　(6) 感情不安定，易刺激性亢進
　(3) 低血圧　　　　　　　　　(7) 無月経，体毛の脱落
　(4) 食欲不振，悪心嘔吐，下痢，便秘　　(8) 色素沈着

副腎皮質の機能低下ですので，鉱質コルチコイドであるアルドステロンも低下します．そのために，低血圧をきたします．低血圧以外に，これらの症状がみられる場合には内分泌内科への紹介を考える必要があります．

(b) 甲状腺機能低下症

甲状腺機能低下症で低血圧が起こるのは，心囊液貯留による，心拍出量低下が原因となります．甲状腺機能低下症では，圧痕のない浮腫が生じることが知られていますね．それが心臓に起こったために，心囊液が貯留して，心臓のポンプ機能が低下してしまうということになります．低血圧以外には，以下のような症状があります．中年以降の女性で浮腫があり，低血圧を訴える場合には甲状腺機能をチェックしましょう．

(1) 寒がり
(2) 発汗低下
(3) 圧痕のない浮腫
(4) 筋力低下
(5) 心拡大
(6) 徐脈，心囊液貯留
(7) 月経過多
(8) 嗄声
(9) 便秘，食欲低下
(10) 傾眠，やる気のなさ，抑うつ
(11) 脱毛，皮膚のかさつき
(12) 採血上，総コレステロール上昇，CK 上昇，FT4 低下，FT3 低下，TSH 上昇

(c) 糖尿病

糖尿病性神経障害によって低血圧が生じます．糖尿病性神経障害は，神経細胞の代謝障害，血管障害が原因です．神経のうち，自律神経障害によって，起立性低血圧が起こります．起立性低血圧のほか，瞳孔異常，立ちくらみ，脈拍異常，排尿障害，下痢，便秘，発汗異常，勃起障害などが起こります．

神経疾患

(a) Shy-Drager 症候群

中高年に好発します．起立性低血圧，食事性低血圧，排尿障害，便秘，勃起障害，発汗障害，無汗，Horner 症候群，Parkinsonism なども生じます．

180 ● 各論Ⅱ　こころの状態が深く関連する身体症状の漢方診療

(b) Parkinson 病

中高年以降に好発します．仮面様顔貌，手足の振戦，歯車様の関節の抵抗，小刻み歩行が有名ですが，自律神経症状も合併します．起立性低血圧，便秘，排尿障害などが出現します．

(c) Guillain-Barré 症候群

上気道炎の先行感染後，1〜3週間後に下肢の軽度なしびれが出現します．やがて弛緩性の麻痺が左右対称に上行します．四肢遠位部優位のしびれ感，自律神経症状（低血圧，脈拍異常）を合併します．

(d) アミロイドニューロパチー

20〜40代に好発します．下肢遠位部からしびれが上行していきます．下痢，便秘，排尿障害，起立性低血圧などを合併します．アミロイドが末梢神経，心臓，腎臓，消化器，目などに沈着するために起こると考えられます．神経障害は，まず温痛覚・自律神経障害が出現し，そして触圧覚，深部感覚障害，運動神経障害の順で起こります．

(e) オリーブ橋小脳萎縮症（OPCA）

日本において，脊髄小脳変性症のうち最多です．中高年で発症します．小脳症状*で初発．進行すると，Parkinsonism，自律神経症状が出現します．その内の一つとして起立性低血圧が出現します．

＊小脳症状：体幹運動失調，酩酊様歩行，四肢の協調運動失調など．

低血圧をみたら，気虚，水滞を探せ

低血圧のうち，本態性低血圧と起立性調節障害が漢方治療の良い適応になります．先に述べたように，二次性（症候性）低血圧は，西洋医学的に原疾患の治療を優先すべきです．漢方医学的に低血圧を捉えるとすれば，気虚や水滞が低血圧に合致すると思われます．気虚では，疲れやすい，立ちくらみ，食欲低下などが出てきます．水滞では，めまい，頭痛，肩こりなどが出現します．これらの症状から容易に想像できると思いますが，虚

実で言えば，虚証で生じる症状です．また，多くは陰証であることが想像できます．もちろん，あまり予断をもたないで診察しないといけませんが．

低血圧に用いる漢方薬

　漢方薬で低血圧を治療する場合の留意点としては，（1）体質改善を目標とするので，比較的長期服用で経過観察する必要がある，（2）2 ～ 4週で効果判定するが，愁訴の一部でも改善する傾向が認められれば，さらに 2 ～ 4 週ごとに効果判定，（3）血圧変化がなくても，自覚的に好調であれば当面は同じ薬を投与する，などがあげられる[1]．

　表3 に低血圧に用いる代表的な漢方薬を示します．

陽証

(a) 柴胡桂枝湯

　腹力が中等度くらいで胸脇苦満がある（多くは右ですが，左もありうる），上腹部に腹直筋緊張がある場合には，柴胡桂枝湯の証と考えられます．

(b) 苓桂朮甘湯，五苓散

　腹部動悸があり，症状から水滞があると考えられる場合には，苓桂朮甘湯か，五苓散が考えられます．この場合に鑑別としては，五苓散には沢瀉が入り，苓桂朮甘湯には甘草が入ることがポイントになります．朮，茯苓は五苓散にも苓桂朮甘湯にも含まれますが，五苓散はさらに沢瀉を含み，利水作用が強化されている内容になります．はっきりとむくみがあるような場合には五苓散を用います．一方苓桂朮甘湯では，甘草が入っていることから，むくみを生じているような症例には用いることはしません．甘草がむくみを増悪させる可能性があるからです．苓桂朮甘湯には桂皮が入ることからはのぼせ，頭痛などがある場合に用います．

(c) 補中益気湯

　補中益気湯は，気虚の代表的な治療方剤です．疲れやすい，食欲がない

182 ● 各論Ⅱ　こころの状態が深く関連する身体症状の漢方診療

表3 低血圧に用いる漢方薬

陰陽	虚実	方剤名	特徴
陽証（少陽病期）	虚証	柴胡桂枝湯	胸脇苦満，上腹部腹直筋緊張あり．虚実中間からやや虚証くらいに用いる
		苓桂朮甘湯	虚実中間くらい．腹動あり，めまい立ちくらみのある起立性調節障害症例に用いる
陽証（少陽病期）	虚実中間証	五苓散	頭痛，めまい，嘔吐がある場合に用いる
	虚証	補中益気湯	陽証の虚証．気虚の代表的な方剤．内臓下垂がある場合など良い適応
陰証（太陰病期）	虚証	半夏白朮天麻湯	気虚と水滞が存在する場合に用いる．胃腸虚弱，疲れやすい，立ちくらみ，頭痛，めまいなど
		当帰芍薬散	水滞，血虚がある場合に用いる．女性で，月経不順，頭痛，めまい，立ちくらみなどがある場合．「果物顔」の患者さんに用いる
		人参湯	心下痞鞕がある．手足の冷え，疲れやすい，胃腸虚弱，尿が希薄で量が多い人で低血圧．
		八味地黄丸	頻尿であったり，乏尿であったりする．下半身冷えがあり，小腹不仁がみられることが多い．高血圧にも低血圧にも用いる
		十全大補湯	気虚と血虚を合併している状態（気血両虚）に用いる．胃腸が虚弱である場合には，胃もたれを起こすことがあり，注意を要する
		帰脾湯	気血両虚に用いる．食欲低下，不眠，不安，心悸亢進などがある人で低血圧をきたしている場合に用いる
		六君子湯 （四君子湯）	四君子湯に陳皮と半夏を加えたものが六君子湯．いずれも，胃腸虚弱があり，疲れやすく，食欲低下し，手足の冷えをきたしている．腹部で振水音を聴取する．そのような人が低血圧を呈している時に用いる．なお，四君子湯のほうが六君子湯よりも，虚している場合に用いる
陰証（少陰病期）	虚証	真武湯	少陰病に用いる．疲れやすく，横になりたがる．舌は腫大し，歯痕を認め，腹部では動悸を触知する．腹力は低下しており，下痢をしやすい．そのような場合で低血圧をきたしている場合に用いる

Ⅱ-6　低血圧・起立性低血圧 ● 183

など気虚の代表的な症状を治す他，升堤作用といって，全体的に上に持ち上げるベクトルが働きます．内臓を持ち上げ，下痢を治し，血圧を上げます．

　陰証では，半夏白朮天麻湯，当帰芍薬散，人参湯，八味地黄丸，十全大補湯，帰脾湯，六君子湯（四君子湯），真武湯などがあげられます．

陰証

(a) 半夏白朮天麻湯

　半夏白朮天麻湯は，六君子湯の親戚と言ってよい方剤です．六君子湯から大棗，甘草を抜いて，天麻，麦芽，黄耆，沢瀉，黄柏，乾姜を加えています．この方剤が合う病態は，脾胃が弱ったために，水滞を合併している状態と考えるとよいでしょう．脾胃が弱っているので，気虚がベースにあります．食欲低下し，疲れやすい，だるいといった状態に，水滞によってめまい，立ちくらみが起きます．なお，コタローの半夏白朮天麻湯は，上記に加えて蒼朮，神麹も入りますのでより強い利水作用を期待できます．マイルドに効かせるか，強力な作用を必要とするかで使い分けをするとよいでしょう．

(b) 当帰芍薬散

　当帰芍薬散（当帰，川芎，芍薬，白朮，沢瀉）は，五苓散（朮，沢瀉，茯苓，桂皮，猪苓）と四物湯（当帰，川芎，芍薬，地黄）から必要なところをいいとこ取りしたような処方構成になっています．これからわかるように，水滞と血虚が合併している病態に用います．冷えがあり，月経不順があり，めまいやむくみがある．そのような場合の低血圧に用います．

(c) 人参湯

　人参湯は，人参，白朮，乾姜，甘草からなります．冷え症で，食欲低下があり，下痢気味，みぞおちに痞えがあり，尿が希薄で量が多い人で，低血圧をきたす場合に用います．大塚敬節先生は，人参湯，六君子湯，茯苓飲の使い分けについて，「最も実証よりが茯苓飲で，六君子湯，人参湯とだんだん虚証よりになる」とされています[2]．

184 ● 各論Ⅱ　こころの状態が深く関連する身体症状の漢方診療

(d) 八味地黄丸

八味地黄丸は，腎虚に用います．腎虚のうち，腎陽虚です．下肢に冷え，脱力感があり，小腹不仁がみられるような時で，低血圧をきたすような場合に用います．藤平健先生は，漢方概論で，八味地黄丸について，「高血圧にも低血圧にも用いる．漢方ではそのようなことがある」とされています[3]．地黄，山薬が含まれるため，胃もたれが出ないか観察しながら用います．

(e) 十全大補湯

四物湯に四君子湯に桂皮，黄耆を加えたものです．気血両虚に対して用います．先にも書きましたが，四物湯，特に地黄が入りますので，胃腸障害を引き起こすことがあります．そのような場合には，補血よりも，補気を優先して治療を考え直します．

(f) 帰脾湯

本剤も気血両虚の方剤になります．そうなると，十全大補湯との使い分けがどうなのかと疑問を持たれるかと思います．本剤は，気血両虚のほか，安神作用があり，不安，不眠，心悸亢進などを改善します．これら精神症状があり，気血両虚の患者さんに合います．

(g) 六君子湯 (四君子湯)

四君子湯（人参，白朮，茯苓，甘草，生姜，大棗）＋陳皮，半夏が六君子湯です．四君子湯に二陳湯（半夏，茯苓，陳皮，生姜，甘草）を加えたものというとらえ方もできます．いずれも補気の薬です．心下痞鞕，六君子湯には半夏，陳皮が加わっていることから嘔吐，下痢などの水滞が強い場合に用います．四君子湯よりも，六君子湯のほうが胃「もたれ感」が強い者に用います．四君子湯では舌に苔がつかないことが多いが，六君子湯は湿った白苔が薄くつくことが多いとされます[4]．

(h) 真武湯

少陰病期で，脾腎の陽虚の状態に用いる方剤です．冷えて，めまい，立ちくらみがして，下痢，四肢の冷感を伴う状態に用います．裏寒の症状と

して下痢，水滞の症状としてのめまい，立ちくらみが起こると考えられます．

文献

1) 松田邦夫，稲木一元．治療．2001；74：195-200．
2) 大塚敬節．漢方診療三十年—治療例を主とした治療の実際．大阪：創元社；2015．p.239．
3) 藤平 健，小倉重成．漢方概論．大阪：創元社；2010．p.260．
4) 花輪壽彦．漢方診療のレッスン増補版．東京：金原出版；2003．

参考文献

5) 福井次矢，奈良信雄．内科診断学 第3版．東京：医学書院；2016．
6) 寺澤捷年：症例から学ぶ和漢診療学 第3版．東京：医学書院；2012．

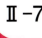
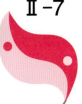

Ⅱ-7 こころの状態が深く関連する身体症状の漢方診療

倦怠感（身体がだるい）

西洋医学的に倦怠感を捉えると

　身体的，精神的に「だるい」と感じる自覚症状をさし，疲労感，倦怠感などとほぼ同義に用いられます[1]．健常者が感じる疲労は，休息により回復するものであり，生理的疲労と呼ばれます．

　原因別に精神的疲労，生理的疲労，器質性疾患による倦怠感に分けられます．精神的疲労のうち，精神疾患に起因するもので，内因性精神疾患による倦怠感では，西洋医学的治療を優先して行います．それでも倦怠感が改善しない場合に，補助的に漢方治療を行うことを考慮します．生理的疲労は，先に述べたように休息によって回復するものですから，休息を勧めます．器質性疾患による疲労であれば，器質的疾患の治療を優先します．

倦怠感を精神科医がみるとき

　倦怠感を訴える患者さんが精神科を受診する時には，（1）他科から精神疾患を疑われて紹介された，（2）自分から精神疾患による倦怠感を疑って受診した場合に大別できると思います．

　まず，面接で生理的疲労，精神神経疾患を除外します．次いで，身体診察を行います．身体診察の際には，身長，体重，血圧，体温をチェックしましょう．その際には，体重減少などがないかを確認します．身長と体重からBMIも計算できます．西洋医学的指標ではありますが，漢方診察でも，役に立ちます．BMIが22以下であれば，虚証の可能性を考えますし，24以上であれば，実証の可能性を考えます．あくまで，可能性を疑うもので，BMIで虚実を判定するものではありません．

他科から精神疾患を疑われて紹介された場合

　他科から紹介になる場合には，身体疾患の除外のために検査は行っていると思われます．その場合には，どの程度の検査を行ったのか，確認をしましょう．身体疾患で倦怠感の原因になるものとして，以下の9つが考えられます．

① 感染症
② 血液疾患
③ 肝・胆道系疾患
④ 腎疾患
⑤ 循環器・呼吸器系疾患
⑥ 内分泌疾患
⑦ 神経系疾患
⑧ 薬物
⑨ 慢性疲労症候群

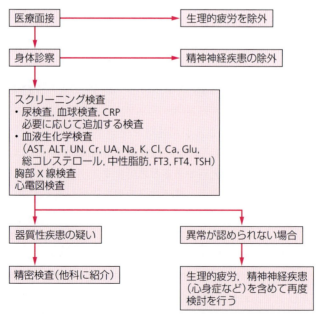

図1　全身倦怠感の診断の進め方
（福井次矢，他．内科診断学 第3版．医学書院；2016[1]）より一部改変）

もし，チェックしていないものがあれば，図1を参考にして，スクリーニング検査を行います．これらで倦怠感の原因として，器質疾患が疑われるようであれば，身体各科に相談しましょう．異常がみられない場合に漢方治療の適応になるのかどうかを考えていきましょう．

自ら精神疾患を疑って来院した場合

自分から精神疾患による倦怠感を疑って来院された場合であっても，身体疾患による倦怠感ではないかどうか，我々精神科医もスクリーニングをしておくべきです表1．とくに精神科にかかる前に身体科を受診していない場合には身体診察，採血を行うべきです．身体診察の際には，体温，血圧，体重を必ずチェックしましょう．低体温で，倦怠感を訴える場合には，漢方的には陰証であるサインのひとつです．もし，体重の減少を伴う場合には，悪性疾患を否定しなければいけません．

表1 身体診察で身体疾患を疑う場合

• 発熱—感染症	• 高血圧・心雑音—心疾患
• 黄疸—肝・胆道系疾患	• 呼吸音の異常—肺疾患
• 浮腫—腎疾患	• 眼球突出や頸部腫瘤の存在—甲状腺疾患
• 皮膚・粘膜の蒼白—貧血	

(福井次矢，他．内科診断学 第3版．医学書院；2016[1] より)

身体診察，採血でも異常がない場合には，精神疾患の有無を確認します．もし，内因性精神疾患が明らかな場合には（精神科医なら，この前の段階で診断していると思いますが），西洋医学的・精神医学的治療を行いましょう．身体疾患でもなく，内因性精神疾患でもない．それでも倦怠感が存在する場合には，漢方治療を考えていきます．もちろん，内因性疾患があっても，補助的に漢方治療を行うことは可能です．

倦怠感は気虚の症状の一つ

倦怠感は，漢方医学的には気虚の症状の一つとして捉えられます．気虚とは，生命エネルギーが低下した状態を指します．気虚では，倦怠感の他にも，気力がなく，疲れやすい，食欲がわかない，風邪を引きやすい，下痢をしやすいなどの症状がみられます．患者さんが倦怠感を訴える場合に

Ⅱ-7 倦怠感（身体がだるい） ●189

は，倦怠感以外に，気虚の症状がないかを確認していきます．

気虚の原因は気の産生低下か気の消耗にある

　気虚の原因は，①気の産生低下，②気の消耗のいずれかに大別できます．いずれにしても，新たに気を作り出し，その気を保持していかなければ気虚の状態を改善できません．気を作り出し，保持することに関与するのは，五臓のうち，脾，肺，腎です．脾，肺は後天の気に関与し，腎は先天の気に関与します．脾は，摂取した食物から気を作ります．肺は，呼吸により宗気を取り込みます．脾や肺が作り出す気を生まれた後に作り出された気ということで後天の気と呼びます．腎は父母から受け継いだ先天の気を貯めておくのです．倦怠感の治療，気虚の治療においては，その原因が五臓のうち，いずれにあるのかを考えていくことが必要になります．

気血両虚ではどちらの治療を優先？

　気虚と血虚が合併する場合があります．それを気血両虚と呼びます．気も血も両方補う方剤もあります．例えば加味帰脾湯，帰脾湯，十全大補湯，人参養栄湯などが気血を共に補います．ただ，血を補う補血剤が，脾を傷める場合があります．補血の代表である地黄，当帰などが原因になりえます．その場合には，どうすればよいのでしょうか．その場合には，脾の調子を整えるを優先しましょう．図2 に五臓の関係を示します．脾は肺の母で，肺は腎の母です．この関係からはまず一番上流にあるのが脾であることがわかります．脾が元気になれば，肺が元気になる．そして肺が元気になれば，腎も元気になります．さきほど気虚に関係するとした脾，肺，腎が順々に改善していくことがわかりますね．時間はかかるかもしれませんが，この場合には脾，特に脾気虚を改善することを優先すべきです．また，脾は統血を主ると言います．脾気虚を改善すると血管からの血の漏出を

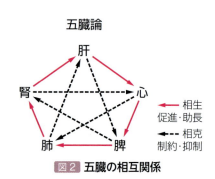

図2 **五臓の相互関係**

抑えることにつながります．その結果として血虚を改善することも期待できます．これらから考えますと気血両虚では，気も血も一緒に改善できればそれが最善ですが，それができない場合にはまず脾の気虚の改善を優先して考えるのがよいでしょう．

気虚では桂枝湯か人参湯かでまず考える

気虚に用いる漢方薬を 表3 にまとめました．
気虚に用いる漢方薬は大きく人参湯の仲間と，建中湯の仲間に分けられます．桂枝湯の芍薬を増量したものが桂枝加芍薬湯，それに膠飴を加えたものが小建中湯ですので，大元を辿れば桂枝湯ですから，桂枝湯類とすべきかもしれません．

人参湯類

人参湯類は，その名前の通り人参を含むものを総称して人参湯類としています．人参湯類では，腹部所見で心下痞鞕が（程度の差がありますが）みられます．人参湯類のうち，陽証であれば，補中益気湯，清暑益気湯が考えられます．陰証ならば，茯苓飲，六君子湯，四君子湯，人参湯などが考えられます．

[陽証]

(a) 補中益気湯

補中益気湯は少陽病期の虚証の方剤です．柴胡を含みますが，胸脇苦満は目立たないことが多いです．人参を含みますが，心下痞鞕もあまり目立ちません．では腹候では何をメルクマールにするか．津田玄仙先生が補中益気湯を用いる際の目標を示しています．そのうちに，臍にあたって動悸がする，という一項があります．臍上悸を触れることがしばしばあります．補中益気湯は升提作用があり，下がっているものを上げる作用をもつとされます．これは，臓器の下垂，たとえば胃下垂，脱肛なども改善します．また，下痢も改善します．

Ⅱ-7　倦怠感（身体がだるい）●191

表3 倦怠感に用いる漢方薬

類	陰陽	方剤名	特徴
人参湯類	陽証	補中益気湯	内臓下垂，下痢がある全身倦怠に用いる
		清暑益気湯	夏ばてなど脱水を伴う全身倦怠感に用いる
	陰証	茯苓飲	胃の過緊張による胃内停水，食欲低下を伴う全身倦怠感に用いる
		六君子湯	胃が弛緩して，嘔気，食欲低下，胃もたれがあるような全身倦怠感に用いる
		四君子湯	気虚の基本骨格．単独で用いることは少ない
		人参湯	冷えが目立ち，口に唾がたまりやすく，下痢，食欲低下のある全身倦怠に用いる
桂枝湯類	陰証	小建中湯	腹直筋攣急あり，全身倦怠がある場合に用いる
		黄耆建中湯	小建中湯の証があり，発汗が目立ち，全身倦怠がある場合に用いる
		当帰建中湯	月経前後の腹痛や産後の全身倦怠に用いる
その他	陰証	真武湯	全身が冷えて，下痢，めまいがある．すぐに横になりたくなるような強い倦怠感に用いる
		四逆湯	冷えが強く，未消化便が出るような全身倦怠感に用いる（※エキス剤にはない）

(b) 清暑益気湯

　清暑益気湯は，補中益気湯に似ていますが，これは，夏場の脱水症状などに用います．水分が失われると，気も失われて気虚を呈します．夏ばてに用いる方剤です．もちろん，夏でなくても，水分が失われて，気虚も呈している場合に用いて構わない方剤です．

[陰証]

　陰証に用いる人参湯類（茯苓飲，六君子湯，四君子湯，人参湯）のうち，一番実証よりは茯苓飲であると，大塚敬節先生は漢方診療三十年[4]で書かれています．おそらくは，理気剤である枳実を含んでいることから実証よりとされたと思います．

192 ● 各論Ⅱ　こころの状態が深く関連する身体症状の漢方診療

(a) 茯苓飲

人参湯類のうちでは，最も実証よりです．胃の過緊張による胃内停水があり，幽門の痙攣性の通過障害があり，食べたくても食べられない状態があり，全身倦怠感がある場合に用います．

(b) 六君子湯

四君子湯と二陳湯の合方です．胃内停水があり，患者さんが胃のあたりでポチャポチャと水の音がすると訴える場合があります．茯苓飲が胃の過緊張を呈するのに対して，六君子湯は，胃が弛緩し食欲低下があり，みぞおちの痞え，胃もたれ，悪心嘔吐などの症状があります．

(c) 四君子湯

気虚の方剤の基本骨格であり，種々の方剤に組み込まれています．四君子湯単独で用いることは余りありません．

(d) 人参湯

腹部や四肢に冷えがあり，口に唾が溜まりやすく，心下痞鞕があり，腹力は軟弱です．下痢があり，全身倦怠感を呈します．

桂枝湯類

建中湯（桂枝湯）類では，（程度の差はありますが）腹直筋攣急がみられます．

(a) 小建中湯

桂枝加芍薬湯に膠飴（水飴）を加えたものです．桂枝加芍薬湯と小建中湯とを比べると，小建中湯の証がより虚しています．食欲もなく，より衰弱している場合に用います．膠飴が栄養補給になると考えると理解しやすいと思います．本来腹直筋攣急がありますが，腹部が膨満していると腹直筋攣急がわかりにくい場合があります．

(b) 黄耆建中湯

黄耆建中湯は，小建中湯に似ていて，汗をかくような場合に用います．小建中湯よりもさらに虚証に位置していると考えられます．

(c) 当帰建中湯

当帰建中湯は，小建中湯に当帰が加わったものです．補血作用のある当帰が含まれることから月経異常や産後の疲労倦怠に適応します．また，当帰建中湯は，芍薬と甘草を含むことから（つまり，芍薬甘草湯の方意ですね）当帰芍薬散で改善しない腹痛に用いることがあります．

その他

人参湯類，建中湯（桂枝湯）類以外に気虚に用いるものとしては，真武湯，四逆湯があげられます．

(a) 真武湯

真武湯は少陰病期にあり，倦怠感がかなり強く，四肢が冷えて，横にならずにいられないような倦怠感とされます．また，道を歩いていると，ふわふわと雲の上を歩いているような気がするという浮遊感がみられます．藤平健先生は，真武湯の特徴的な症状として，①歩いていてフラッとする，あるいはクラッとする（フラッと），②雲の上を歩いているみたいで，なんとなく足もとが心もとない，③誰かと一緒に歩いていると，何で私に寄りかかるのかと言われたりすることがある（寄りかかり），④真っすぐ歩いているつもりなのに横にそれそうになる（斜行感），⑤真っすぐ歩こうとするのに横にそれる（斜行），⑥座位や腰掛けていて，ときにクラッとして地震かなと思う（地震感），⑦眼前のものがサーッと横に走るように感じるめまい感がある（横走感）の7つをあげています[5]．

(b) 四逆湯

四逆湯は，厥陰病期に用いる方剤です．四逆湯が適応する患者さんの症状としては，四肢が冷えて（厥冷と呼ばれます），下痢（未消化の下痢便）します．裏寒が強く，表面に仮の熱を帯びることがあるとされます．ショックに近い状態とされます．残念ながら，エキス剤にはなく，煎じで

対応するほかありません．エキスの真武湯と人参湯を足すと，四逆湯の加減方である茯苓四逆湯に近似できます．茯苓四逆湯は，四逆湯よりさらに疲労，貧血が激しく，さらに煩躁，心悸亢進，浮腫などが加わった状態に用います．

● 倦怠感 ‥‥‥‥‥‥‥‥‥‥‥‥‥‥‥‥‥‥‥‥‥ **52 歳　女性**　**症例**

主訴 X－1 年 12 月，ノロウイルスに感染．嘔吐を繰り返した．その以来体調がずっと良くなかった．だるくて元気が出なかった．そのうちめまいが出現．耳鼻科に受診したところ突発性難聴と診断されてステロイドを服用した．聴力は改善したが，めまいが持続した．結局 X 年 1 月にはめまいも収まった．X 年 2 月から頭痛，寒気など風邪のような症状が持続して，だるさも持続していた．X 年 3 月に入ると動悸があり，不眠も出現するようになった．
50 歳で閉経．既往歴は特記すべきものはない．

自覚症状　食欲：ふつう
睡眠：内科で出されている抗不安薬を飲むと眠れる
小便：日 8 回
大便：1 日 1〜2 回（普通便）
疲れやすい，憂うつになる，頭重，喉が痛む，水分をよく摂る，動悸，肩と背中が冷える，電気毛布が手放せない（初診時は 4 月上旬）．

他覚的所見　血圧 112/77mmHg，脈拍 68bpm，体温 36.3℃，
身長 161cm，体重 51kg，BMI 19.68
舌：正常紅，腫大歯痕は軽度，湿潤した薄い白苔
脈：沈，細，弱
腹：腹力軟，心下痞鞕－，胸脇苦満－，臍上悸＋，臍傍圧痛－，
腹直筋攣急＋，小腹不仁±

鑑別のポイントと処方　陰陽は冷えが明らかなため陰証とした．虚実は脈，腹力からはやや虚証とした．気虚，血虚の存在が示唆された．ツムラ十全大補湯 5g/日を選択した．初診から 2 週間後，疲れやすさ，

Ⅱ-7　倦怠感（身体がだるい）● 195

寒気がだいぶとれた．1 カ月後疲れやすさ，冷えのほか，動悸もなくなっていた．5 カ月後再び倦怠感が増悪．十全大補湯を 7.5g/日に増量した．6 カ月後にはだるさは消失していた．13 カ月後十全大補湯を 5g/日に減量．14 カ月後 2.5g/日に減量．15 カ月後廃薬とした．

文献

1) 福井次矢，奈良信雄．内科診断学 第 3 版．東京：医学書院；2016.
2) 福冨稔明（著），山方勇次（編）．漢方 123 処方臨床解説―師・山本巌の訓え―．京都：メディカルユーコン；2016．p.53-5.
3) 福冨稔明（著），山方勇次（編）．漢方 123 処方臨床解説―師・山本巌の訓え―．京都：メディカルユーコン；2016．p.5-7.
4) 大塚敬節．漢方診療三十年―治療例を主とした治療の実際．大阪：創元社；2015．p.239.
5) 藤平　健．漢方腹診講座．東京：緑書房；1991．p.189.

参考文献

6) 高山宏世（編著）．腹證図解漢方常用処方解説（第 51 版）．東京：日本漢方振興会漢方三考塾；東京：2012.
7) 寺澤捷年．症例から学ぶ和漢診療学，第 3 版，東京：医学書院；2012.

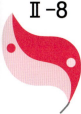

II-8 こころの状態が深く関連する身体症状の漢方診療

頭痛

はじめに

　頭痛は大きく一次性頭痛と二次性頭痛に分けられます．一次性頭痛は，片頭痛，筋緊張性頭痛，群発頭痛をさします．二次性頭痛は何らかの疾患を背景とした頭痛のことをさします．精神疾患の診断で，外因性の精神疾患であれば，まずその外因を改善しなければならないように，頭痛についても二次性頭痛ならば，原因疾患への対処が必要になります．本項は，対象を一次性頭痛に絞って考えます．二次性頭痛は専門の先生にお願いすることとしましょう．一次性頭痛に対して用いる漢方薬について説明していきます．

頭痛の分類

　慢性頭痛の治療ガイドライン[1]では，プライマリケア医は，頭痛は一次性頭痛と二次性頭痛の鑑別を念頭におく，プライマリケア医は，一次性頭痛の診断基準の知識をもつことが重要である，としています．一次性頭痛を診断するためには，二次性頭痛を否定しなければならない，一次性頭痛か，二次性頭痛かの鑑別に苦慮したら，速やかに頭痛患者を専門医に紹介することが望ましい，とも指摘しています．

危険な頭痛かどうか見極めるために

　危険な頭痛の代表としてくも膜下出血と髄膜炎があげられます．くも膜下出血を疑った際の問診項目として以下の二つがあります．

① 突然の発症か？
② これまでに経験したことのない頭痛か？

福武敏夫先生は，このうち，突発性のほうがくも膜下出血の診断に重要であるとされています[2]．これまでに経験したことのない頭痛は必ずしも重度ではないこともある，とされています．また，普通に歩いて来院して，診察時には頭痛が治まっているような症例が稀に存在する，ともされています[3]．もし，少しでもくも膜下出血を疑った時には専門医に紹介することが重要と思います．

　危険な頭痛のもう一つが髄膜炎です．くも膜下出血では，発症があまりに急峻であるために，頭痛が出現した時刻，場面を想起できると言われます．一方，髄膜炎では，痛みはこれまでに経験したことがないような痛みを訴えるが，いつから始まった頭痛かを思い出せないと言います．研修医御法度の模式図がとてもわかりやすいので，以下に示します．

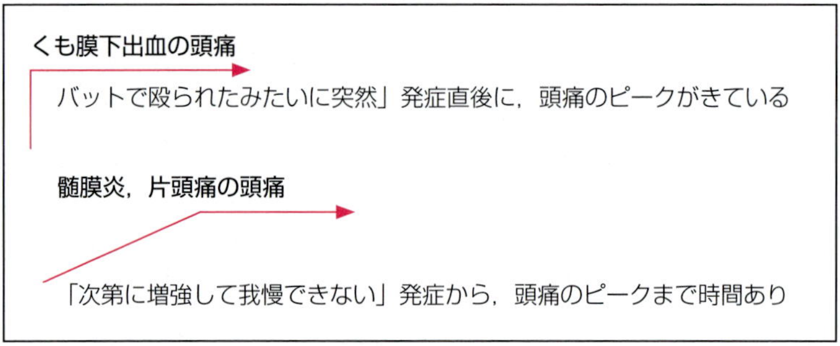

くも膜下出血の頭痛

「バットで殴られたみたいに突然」発症直後に，頭痛のピークがきている

髄膜炎，片頭痛の頭痛

「次第に増強して我慢できない」発症から，頭痛のピークまで時間あり

図1　くも膜下出血頭痛の模式図
（寺沢秀一，他．研修医当直御法度 第5版．三輪書店：2015[4]）

　その他に，脳静脈血栓症，側頭動脈炎，動脈解離なども危険な頭痛に含まれます．一覧を参照してください　表1．ここでは代表的な危険な頭痛をあげましたが，他にも注意する頭痛はあります．個々の疾患の詳細については，福武敏夫先生の著書をご覧になってみてください．いずれの疾患も障害を残す可能性が高く，少しでも疑う場合には，速やかに専門医に紹介することが重要です．

表1 頭痛に関連する疾患の特徴

	くも膜下出血	髄膜炎	脳静脈血栓症	側頭動脈炎	動脈解離
年齢・性	中高年に多い	新生児から高齢者まで	若い女性．特に40代	60歳以上．女性に多いという説と男女差はないという説あり	20～60代の男子．特に40代に多い
発症	突然発症，「急にバットで後頭部を叩かれたような頭痛」，かつて経験したことのない頭痛	くも膜下出血よりは緩徐な経過，無菌性髄膜炎ではこれまでで最も痛い頭痛と訴えることもある	頭痛で発症，数日間のうちに進行性で持続性	突然の頭痛と単眼の視野欠損などの視力障害	直前4週間前までにスポーツ，カイロプラクティックなどを契機として発症
症状	頭痛，項部硬直（ないこともあり），嘔気嘔吐，局所神経症状，歩いて来院する場合もあることに注意	発熱（高齢者ではみられないこともある），頭痛の程度は様々だが，細菌性では重い．髄膜炎の4徴，発熱，項部硬直，精神機能の変調	1/4では診断がつくまで頭痛が唯一の症状．ピル服用，妊娠・分娩，全身炎症性疾患，神経系の感染症，頭蓋付近の感染症，悪性新生物，血液疾患，血栓形成性疾患を伴う．痙攣から意識障害まで	側頭動脈の怒張，圧痛，微熱，視力障害，黒内障，咀嚼筋の間欠的筋力低下など．頭痛は帽子を被ったり枕に頭を乗せると悪化する．リウマチ性多発筋痛症，関節痛，関節リウマチの合併	片側性頭痛．解離した動脈と同側の痛み．日本人では，椎骨動脈解離が多く，後頭部，項部に頭痛．頭痛は数日間持続し，重度．椎骨動脈に起こるとくも膜下出血を起こすこともある
診断	CTが必要だが，拘らずに直ちに脳神経外科へ	腰椎穿刺，CTだが，施行に拘らず直ちに脳神経外科へ	CT，MRI，MRVなど．直ちに脳神経外科へ	経過，赤沈の亢進をもとに診断．すみやかに膠原病科へ	MRI，MRAなど．直ちに脳神経外科へ

漢方で対処する頭痛は一次性（機能性頭痛）

　我々が漢方で治療しようとしている頭痛は，これまで述べてきたような器質的な原因が明確な頭痛ではなく，機能性頭痛と呼ばれる頭痛です．そのほとんどは緊張型頭痛です．その他に，片頭痛と群発頭痛があります．

緊張型頭痛

緊張型という名前の通り，頭蓋周囲の筋肉が緊張するために起こる頭痛です．拍動するようなズキズキした痛みを伴う場合と，締め付けられるような痛みを訴える場合といずれもあります．朝よりも，夕方に症状が増悪してきます．くも膜下出血と異なり，これまでにもこういう頭痛があったと患者さんが話されることがあります．運動不足，姿勢の悪さ，ストレスが誘因となります．

片頭痛

急速に起こり，強さが漸増します．片頭痛の名前の通り片側の痛みが多いですが，両側に起こることもあり，注意が必要です．時には数日痛みが持続します．閃輝暗点，視野欠損などの前兆が有名ですが，実際は前兆がないタイプが多いとされます[5]．発作時には音や光の刺激に敏感になるため，暗くて静かな部屋を好む傾向があります．よくチョコレートやチーズが頭痛の誘発因子とされますが，日本人では関連は薄いとされます[6]．

群発頭痛

日本では少ないとされます．1日何回も頭痛が起こります．それが1カ月前後毎日のように続きます．夜間に突発的に起こり，一側性に眼窩部，目の奥に激痛が起こります．流涙，結膜充血，鼻汁などを伴います．20〜30代の男性に多くみられます．

漢方医学では頭痛をどのように考えるか

漢方的には，陰陽いずれでも生じます．陽証のうち，急性の頭痛であれば太陽病あるいは少陽病に多くみられます．陰証であれば，太陰病にみられます．気血水で考えると，気逆，気虚，瘀血，血虚，水滞などによって生じると考えられます．

五臓で考えますと，肝気の亢進，あるいは腎虚（腎陽虚，腎陰虚両方あり得る）によって頭痛を起こす場合があります．

頭痛に用いる漢方薬

漢方が有効な頭痛の目安について，以下のような特徴があげられます[7]．

- 高齢者や女性
- 妊娠を希望している
- 月経に関連している
- 低気圧のときに起こる
- 嘔気や嘔吐がある
- 鎮痛剤が効かない
- 西洋薬に過敏性を示す
- 胃腸が弱い
- 冷え症がある
- 不眠・不安・イライラがある
- 肩こり・むくみ・便秘がある
- 脳外科手術後

これらの特徴がある場合に，漢方薬での頭痛治療を考えましょう．では，頭痛治療に何を使うかということを考えていきます．私が頭痛治療によく用いる漢方薬を 表2 に示します．頭痛の患者さんを診察した時には，問診で「お風呂に入って温まると痛みが和らぎますか？」と質問してみてください．お風呂に入って和らぐ頭痛は陰証の頭痛であることが多いです．

陽証

(a) 葛根湯

陽証，太陽病期に用います．頭痛，発熱，悪寒があり，首筋がこる場合に用いますが，発熱，悪寒がない，慢性期の頭痛であっても，その他の症状が合っていれば用いることができます．

(b) 大柴胡湯

少陽病期の実証に用います．腹力がかなり充実し，胸脇苦満がはっきり

表2 頭痛に用いられる漢方薬とその特徴

陰陽	虚実	方剤名	頭痛ガイドラインの収載	特徴
陽証 (太陽病期)	虚実中間証	葛根湯 （かっこんとう）	収載あり	頭痛，首こり
陽証 (少陽病期)	実証	大柴胡湯 （だいさいことう）		胸脇苦満があり，腹力が充実
		柴胡加竜骨牡蛎湯 （さいこかりゅうこつぼれいとう）		胸脇苦満があり，腹力は中程度から実．腹動を触れる
	虚実中間証	黄連解毒湯 （おうれんげどくとう）		心下痞鞕があり，のぼせ，イライラ
		女神散 （にょしんさん）		頭痛のほか，のぼせ，イライラ．訴えは固定的
		五苓散 （ごれいさん）	収載あり	天候が悪化する前の頭痛．水滞の徴候がある患者さんに
	虚証	加味逍遥散 （かみしょうようさん）		腹力は弱い．右臍傍圧痛あり，訴えが多彩で頭痛がある場合
		釣藤散 （ちょうとうさん）	収載あり	頭痛，高血圧がある場合
陰証 (太陰病期)	虚証	呉茱萸湯 （ごしゅゆとう）	収載あり	冷え症で，心下痞鞕がみられる頭痛に用いる
		桂枝人参湯 （けいしにんじんとう）	収載あり	人参湯に桂枝を加えたもの．心下痞鞕がある
		半夏白朮天麻湯 （はんげびゃくじゅつてんまとう）		胃腸が弱く，めまいがあるような頭痛に用いる
		当帰芍薬散 （とうきしゃくやくさん）		血虚に水滞を伴っている人の頭痛に用いる

とみられる場合の頭痛に用います．大黄は下剤というよりも，気を下ろすために含まれているようです．時にお腹を下す人がいますので，その場合には大柴胡湯去大黄を用います．

(c) 柴胡加竜骨牡蛎湯

少陽病期の実証ですが，大柴胡湯ほど腹力はない場合が多いように思います．そうはいっても，胸脇苦満はしっかりある場合に用います．さらに腹動が明瞭にみられます．大柴胡湯と同様に，大黄を含むエキス剤（コタロー）と含まないエキス剤（ツムラ）があります．患者さんの便通に合わせて使い分けます．

(d) 黄連解毒湯

少陽病期の虚実中間証の患者さんに用います．のぼせが強く，目が充血している，イライラ，頭痛がみられるような場合に用います．ここでいうイライラは，肝気の亢進によるイライラではなく，心気の亢進によるものです．肝気によるイライラは，「怒り」によるもの．心気によるものは，「不安，焦燥」によるイライラです．

(e) 女神散

虚実中間で，のぼせ，イライラ，不安，不眠や頭痛に対して用います．更年期障害の女性で，加味逍遙散でイライラや頭痛がとれない場合に用いることが多いです．ただし，ホットフラッシュにはあまり効果がないように思われます．

(f) 五苓散

頭痛のうち，気圧が下がる前，天候が悪化する前に強くなるような頭痛に対してよく効果を現します．頭痛に五苓散を用いる場合には，腹動の有無はそれほど拘る必要はないです．症状から判断して，五苓散を用いてよいでしょう．

(g) 加味逍遙散

少陽病期の虚証に用います．桂枝茯苓丸は腹力が中等度からやや充実して，盛り上がっているようなお腹をしていることが多いです．一方，加味逍遙散は，腹力は中等度よりも虚しており，少し落ち窪んでいる腹をしていることが多いです．胸脇苦満も，あまり明瞭ではないことが多いように思います．冷えのぼせがあり，上半身は火照り，下半身は冷えています．

また，便秘もしばしば合併します．

(h) 釣藤散

体力は中等度からやや虚証の人．朝から頭痛があり，肩こり，めまい，耳鳴り，高血圧も合併するような場合に用います．

陰証

(a) 呉茱萸湯

手足，胃に冷えがあり，悪心嘔吐，下痢がみられます．反復性の激しい頭痛に用います．患者さんを診察すると，心下痞鞕がみられます．

(b) 桂枝人参湯

人参湯に桂枝を加えたものです．人参湯の証と桂枝を使うような状態が混在していると考えれば，どのような患者さんに用いるかイメージできるのではないかと思います．すなわち，裏寒があり，下痢をしている状態と，表面には熱があります．人参湯を用いる状態ですので，診察すれば心下痞鞕があるはずですが，必発とはいいがたいと矢数道明先生は記されています[8]．藤平先生は，桂枝人参湯を常習性頭痛に用いる目標として，(1) 虚証であること，(2) 脈は軟，沈，細等，(3) 舌は乾湿区々であるが，一般に湿潤し，微白苔のことが多い，(4) 腹力は中等度以下で，上腹部正中線に軽度の抵抗と圧痛がある，(5) 上腹部の振水音は不定，(6) 下痢・発熱は，ある場合とない場合があるが，常習性頭痛の場合，下痢のないことが多い，と解説されておられます[9]．

(c) 半夏白朮天麻湯

体力が低下して，胃腸虚弱な人に用います．やせ形で，顔色不良であることが多いです．胃腸虚弱であるため，胃内停水があり，頭痛，めまい，嘔吐がある場合に用います．その他，肩こり，足の冷えもみられます．これらの他，起立性低血圧症にも応用できます．

(d) 当帰芍薬散

典型的な当帰芍薬散の証をもつ患者さんは，冷え症で，虚証．色白で，

少し顔がはれぼったい感じ，と表現できます．血虚と水滞が併存している状態とも言えます．頭痛，めまい，肩こり，むくみ，全身倦怠感，月経不順などに対して用います．脈は沈んで，弱く，腹力も軟弱であるとされます．心下に振水音を聞くことが多いとされますが，あまり胃腸が弱い時には，胃もたれを起こす場合があります．胃弱の患者さんである場合には，人参湯を合方するのも一法です．

● 頭痛 .... 26歳　女性　症例

主訴　中学1年生から片頭痛があった．10年ほど前から脳神経外科にかかっていた．1回頭痛が出現すると2日くらい寝込んでしまう．すっかり頭痛が消失するまでに1週間くらいかかる．既往歴としては子宮内膜症のため，ジエノゲストを服用している．

自覚症状　食欲：よい

睡眠：中途覚醒あり

小便：1日6〜7回，夜間1回

大便：1日1回（普通便）

疲れやすい，憂うつになる，頭痛，頭重，めまい，のぼせる，立ちくらみ，目が疲れる，目がかすむ，目がショボショボする，くしゃみ，鼻水，鼻づまり，胸やけ，皮膚のかゆみ，首こり，手の震え，足先の冷え，顔のほてり，長風呂は苦手

他覚的所見　血圧109/69mmHg，脈拍97bpm，体温36.0℃，
身長164cm，体重58kg，BMI 21.56

舌：正常紅，腫大軽度，歯痕は目立たず，湿潤した微白苔

脈：浮沈間，弱，やや数

腹：腹力中等度，心下痞鞕＋，胸脇苦満−，心下悸＋，臍上悸＋，
臍傍圧痛−，小腹不仁−

鑑別のポイントと処方　陰陽は陽証．虚実は中間からやや虚証の間くらい．水滞がみられることから，苓桂朮甘湯を開始した．本人の希望で煎じ薬を処方した．3週間後片頭痛はないとのこと．天候悪化時

には頭痛があるという．ツムラ五苓散 2.5g/回を頓用で処方．2 カ月半後，頭痛はほぼ治まっており，天候悪化時にも頭痛は悪化することはなかった．煎じからコタロー苓桂朮甘湯 7.5g/日に変更したが，その後も安定していた．

文献

1) 慢性頭痛の治療ガイドライン作成委員会．慢性頭痛の治療ガイドライン 2013．東京: 医学書院；2013．p.16.
2) 福武敏夫．神経症状の診かた・考えかた General Neurology のすすめ．東京: 医学書院；2014．p.6.
3) 岩崎 靖．みるトレ 神経疾患．東京: 医学書院；2015．p.117.
4) 寺沢秀一，島田耕文，林 寛之．研修医当直御法度 第 5 版．東京: 三輪書店；2015．p.7.
5) 岩崎 靖．みるトレ 神経疾患．東京: 医学書院；2015．p.115.
6) 福武敏夫．神経症状の診かた・考えかた General Neurology のすすめ．東京: 医学書院；2014．p.38.
7) 五野由佳理，鈴木倫保，來村昌紀: 専門医が語る頭痛治療．漢方と診療 2 巻 4 号．p.226-37．千葉: 東洋学術出版社；2011.
8) 矢数道明．臨床応用漢方処方解説増補改訂版．大阪: 創元社；2004．p.144.
9) 藤平 健．桂枝人参湯による常習頭痛の治療．日本東洋医学会雑誌．1964；65-9.

参考文献

10) 寺澤捷年．症例から学ぶ和漢診療学 第 3 版．東京: 医学書院；2012.

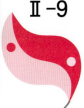

II-9 こころの状態が深く関連する身体症状の漢方診療

動悸

患者さんの訴える動悸は本当に「動悸」ですか？

　患者さんが動悸を訴えることはしばしば経験します．その動悸は本当に「動悸」なのか確認する必要があります．患者さんは，息苦しさや胸苦しさも動悸と表現することがあります．一方，動悸（palpitation）とは，心臓の拍動を不快と自覚することを総称[1]するものと定義されます．患者さんの訴える動悸と我々が考える動悸が異なる場合があることに注意が必要です．患者さんの動悸がどのような症状を訴えているのかを知る手がかりとして，患者さんに動悸を再現してもらう[2]のもよいでしょう．例えば「脈が跳ぶ」「心臓がドキンとする」「ドキドキする」「心臓が一瞬止まる（つまずく）ようになる」などと訴えたりします．以上の愁訴は脈拍異常が瞬間的な期外収縮の場合に多いとされます[1]．一方頻脈性不整脈が長く続く場合には「息苦しい」「胸苦しい」と訴える場合があるとされます．

動悸の診療のステップ

　図1 は動悸の診断をする際のフローチャートです．診察時に動悸がある場合には，バイタルサイン，意識状態，心電図を確認します．60/分以下の徐脈，120/分以上の頻脈，血圧低下や意識障害など異常があれば，救急外来への搬送を行います．緊急を要する状態ですので，確定診断をつけることよりも循環器専門医への受診を優先しましょう．
　もし，受診時に動悸がないならば，レッドフラッグサイン（胸痛，失神，呼吸困難，心疾患の既往）がないかを確認します．これらがあるようならば，循環器内科に紹介します．レッドフラッグサインがない場合には落ち着いて対応しましょう．非発作時，無症状時の心電図に異常があれ

ば，内科へ紹介します 表1．心電図異常を認めない場合には，動悸の原因としてよくある疾患を鑑別します 表2．機能性の動悸である場合に漢方治療を考慮します．

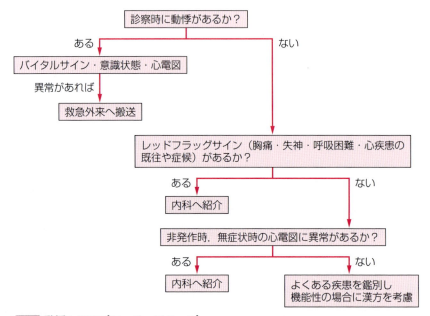

図1 動悸へのアプローチ・ステップ
(金城光代，他．ジェネラリストのための内科外来マニュアル第2版．医学書院；2017[3]より一部改変)

表1 非発作時，無症状時の心電図異常から示唆される動悸の原因

- 洞不全症候群
- 上室性頻拍
- 高度房室ブロック
- 肥大型心筋症に伴う心室性／上室性不整脈
- 陳旧性心筋梗塞による心室性不整脈
- 肺高血圧
- torsades de points
- 心室頻拍

(金城光代，他．ジェネラリストのための内科外来マニュアル第2版．医学書院；2017[3]より一部改変)

表2 動悸でよくある疾患

正常心拍動の自覚
期外収縮
甲状腺機能亢進症
薬剤性
貧血
発作性心房細動
発作性上室性頻拍症
不安障害，パニック障害
COPD（慢性閉塞性肺疾患）

（金城光代，他．ジェネラリストのための内科外来マニュアル第2版．
医学書院：2017[3]より一部改変）

洞不全症候群

　洞結節からの命令が数秒間，心房に伝わらなくなった状態です．そのため，P波もQRS波も消失します．失神やめまい，息切れを伴う場合にはペースメーカーの適応となります．症状が特にない場合にはあせる必要はないものの，循環器内科へ紹介しましょう．

上室性頻拍

　心室起源の頻拍を除く全ての頻拍の総称です．突然始まり，突然に終わる動悸の原因になります．当然非発作時には心電図には頻拍の所見はありません．上室性頻拍の原因の一部には非発作時にも所見がみられる場合があります．たとえば，心房期外収縮から上室性頻拍が起こる場合があります．この場合には洞調律よりも早くP波が出現するために，正常のP波と形の異なる異所性P波が出現します．房室回帰頻拍（AVRT）の原因となるものとしてはWPW症候群が有名です．WPW症候群ではQRS波の直前にデルタ波と呼ばれる三角形の興奮波が出現します．

高度房室ブロック

　房室ブロックとは，心房から心室へ収縮しなさいという命令が届かない，あるいは届きにくくなるために起こります．一切伝わらないのを完全房室ブロック（第3度房室ブロックとも呼びます）．伝わったり，伝わらなかったりというものを第2度房室ブロック．一見正常に伝わっている

ように見えるが，伝わる時間（PQ 時間）の延長が起こるものを第 1 度房室ブロックと呼びます．

以上のような，心電図異常がある場合には，内科に紹介しましょう．そのほかにも，表2 のように動悸が起こる疾患があります．これらが否定できて，なおかつ動悸があるようならば，漢方治療を考慮します．

動悸は水滞，血虚，五臓なら心か肝の異常で考える

動悸は，気血水からみた場合には，水滞，血虚が背景に存在していないかを考えます．五臓で考えれば，肝か心の問題がないか考えます．具体的には肝血虚，あるいは心血虚がないかを考えます．以下いつものように陰陽，虚実，気血水で分けて行きます表3 ．

動悸に用いられる漢方薬

陽証

(a) 柴胡加竜骨牡蛎湯

柴胡加竜骨牡蛎湯は，少陽病期実証の方剤です．陽証の動悸に用いられる代表的な方剤です．腹力は充実しており，胸脇苦満があり，心下悸，臍上悸があります．背景にはストレスがかかる状況が存在し，イライラしています．不眠もみられます．こうした症状を伴って動悸がみられる場合に用います．先にも述べましたが，エキス剤では，大黄を含む方剤と含まない方剤があります．患者さんの便通を確認して，大黄を含むかどうか考えましょう．

(b) 半夏厚朴湯

虚実中間では，半夏厚朴湯があげられます．軽い心下痞鞕があり，喉の痞えを伴うこともあります．この喉の痞えを梅核気，あるいは咽中炙臠などといいます．半夏厚朴湯は半夏，茯苓，厚朴，生姜，蘇葉から構成されています．このうち，半夏と茯苓が水滞を改善し，厚朴，蘇葉が気滞を改

210 ● 各論Ⅱ　こころの状態が深く関連する身体症状の漢方診療　　JCOPY 498-06928

表3 動悸に用いる漢方薬とその特徴

陰陽	虚実	方剤名	特徴
陽証 (少陽病期)	実証	柴胡加竜骨牡蛎湯 (さいこかりゅうこつぼれいとう)	腹力充実し，腹動がある．イライラ，不眠のある動悸に用いる
	虚実中間証	半夏厚朴湯 (はんげこうぼくとう)	喉の痞え，心下痞鞕のあるような動悸に用いる
	虚証	桂枝加竜骨牡蛎湯 (けいしかりゅうこつぼれいとう)	腹動があり，柴胡加竜骨牡蛎湯や柴胡桂枝乾姜湯との鑑別が必要
		抑肝散 (よくかんさん)	左胸脇苦満，左腹直筋攣急あり，イライラ，不眠がある動悸に用いる
		加味帰脾湯 (かみきひとう)	軽度胸脇苦満があり，不眠，不安，健忘を伴うような動悸に用いる
		苓桂朮甘湯 (りょうけいじゅつかんとう)	めまい，頭痛，肩こりのあるような動悸に用いる．むくみがある場合には避ける
		炙甘草湯 (しゃかんぞうとう)	息切れ，手足の火照り，便秘があるような動悸に用いる
		柴胡桂枝乾姜湯 (さいこけいしかんきょうとう)	腹力は軟弱，腹部動悸があり，息切れ，不眠，首から上の火照りや発汗のある動悸に用いる
陰証 (太陰病期)	虚証	帰脾湯 (きひとう)	食欲不振，疲労感，不眠，不安のある動悸に用いる
		人参養栄湯 (にんじんようえいとう)	食欲不振，息切れ，不安，不眠のある動悸に用いる
陰証 (少陰病期)	虚証	真武湯 (しんぶとう)	冷えがあり，倦怠感が強く，めまいも伴うような動悸に用いる

善します．

(c) 桂枝加竜骨牡蛎湯（けいしかりゅうこつぼれいとう）

桂枝加竜骨牡蛎湯は，腹力はやや軟で，下腹部に腹直筋攣急がみられたり，心下悸や臍上悸がみられることがあります．不眠があり，些細なことで驚く，などがあり，動悸がみられる場合に用います．

Ⅱ-9　動悸 ● 211

(d) 抑肝散

　抑肝散は，腹力は軟弱で，左胸脇苦満があること，左の腹直筋攣急がみられることがあります．肝気が亢進しており，筋のけいれん，イライラ，不眠などを伴う動悸に用います．ちなみに矢数道明先生は「抑肝散証が慢性化し，長い間苦しんでいると腹筋は無力化し，左の腹部大動脈の動悸がひどく亢進してくる．これが抑肝散加陳皮半夏の腹状である」とされています[4]．

(e) 加味帰脾湯

　加味帰脾湯は胸脇苦満があり，一見抑肝散かと思われるが，抑肝散よりも血虚の症状が強い場合に用います．たとえば，不眠，健忘，不安などが強い場合には抑肝散よりも加味帰脾湯のほうがよいでしょう．

(f) 苓桂朮甘湯

　苓桂朮甘湯は，水滞による動悸を治す働きがあります．水滞ですので，動悸のほかにめまい，肩こり，頭痛なども伴うことがあります．苓桂朮甘湯には甘草が含まれます．動悸があり，むくみを伴っているような患者さんでは，むくみを増悪させる可能性があるので使用は控えたほうがよいと思われます．

(g) 炙甘草湯

　炙甘草湯は，腹力は軟弱，腹部動悸を触れ，動悸，息切れ，脈の結代，便秘，手足の火照りがある場合に用います．気血が不足するために，心が血を推動する力を失うことによって，脈の結代が起こる[5]とされます．

(h) 柴胡桂枝乾姜湯

　柴胡桂枝乾姜湯は，腹力は軟弱，腹部動悸を触れます．動悸，息切れ，不眠などのほか，軽い抑うつなどがみられる場合に用います．また，首から上に火照り，発汗がみられるような場合に用いると奏効することがあります．

陰証

(a) 帰脾湯

　帰脾湯は，気血ともに虚している状態に用います．この気血両虚の原因は，心と脾が虚してしまうことです．もともと胃腸が弱い人にストレスが加わり，食欲不振，疲労感，不眠，健忘，動悸，不安，軽度の抑うつなどが出現します．脾が虚してしまうことで，作られる気が不足します．気虚になると，統血ができなくなり，血も不足します．そのため，貧血傾向にもなります．「本方は補気健脾が主で，養血安神は従である．気を壮んにすれば，自然と血は旺んになり，心は養われる結果，脾虚，心虚による諸症は自から除かれる」[6] とされます．

(b) 人参養栄湯

　人参養栄湯は，十全大補湯の加減方です．十全大補湯（当帰，川芎，芍薬，地黄，人参，朮，茯苓，甘草，桂枝，黄耆）－川芎＋遠志＋五味子＋陳皮です．心，脾，肺の3つの臓を治す働きをもっています．脾気虚があって，そのために疲れやすく，食欲がありません．脾から肺に影響を及ぼすために肺気虚となります．気虚があるために，統血作用が低下してしまい，心血虚も起こります．そのために動悸，不眠，不安，健忘などが起こります．気虚では発汗も起こりやすくなることから自汗もみられます．

(c) 真武湯

　真武湯は，冷えと水滞がある場合に用います．冷えは強く，患者さんは膝から下の強い冷えを訴えます．また，脾胃の力が弱まります．そのために気虚が起こります．真武湯を必要とするような患者さんは，だるくて，すぐに横になりたいと訴えます．気が巡らないので，水も滞ります．腹部では心下悸が触知できます．水が腸胃に停留して，小便不利，あるいは腹痛，下痢をきたし[7]，動悸が出現します．そのほか，浮動性めまいなどもみられます．

●動悸 ··· 36 歳　女性　**症例**

主訴　26 歳頃から寝起きに不安と動悸が出現するようになった．内科でホルター心電図を受けたが，不整脈はないと言われた．34 歳時母が他界した．そのあと仕事には行けていたが，頭が上手く働かない．料理を作るのが好きだったが，段取りができない．健忘，集中力がない．気分の落ち込みはあるが，それでもできないということではない．漢方薬局で煎じ薬を処方してもらっていた．
月経は 28 日周期．期間は 5 ～ 7 日，月経痛が 1 日目から 2 日目である．

自覚症状　食欲はあり，睡眠はよくとれている．
小便は 1 日 5 回くらい，大便は 1 日に 1 ～ 2 回くらい．
疲れやすい，物忘れ，耳鳴り，目が疲れる，後鼻漏，息切れ，動悸，髪が抜けやすい，皮膚がカサカサする，首肩背中のこり，冷えはない，長風呂はできない，シャワーでも疲れる，温かいものを好む，漢方薬を飲む前は冷え症だった．

他覚的所見　血圧 104/70mmHg，脈拍 90bpm，体温 36.8℃，
　　　　　身長 162.7cm，体重 53kg，BMI 20.02
舌：正常紅，腫大歯痕はなく，舌尖に赤みがあり，乾湿中等度の薄い白苔
脈：浮沈間，弱，やや数
腹：腹力中等度，心下痞鞕±，左胸脇苦満＋，腹動－，
　　臍傍圧痛左±，小腹不仁－，腹直筋攣急±（左）

鑑別のポイントと処方　陰陽は長風呂はできない，冷えはないとのことで陽証とした．心因による動悸と考えた．桂枝加竜骨牡蛎湯あるいは抑肝散などを考えた．コタロー抑肝散加陳皮半夏9g/日を開始した．2 週間後再診．飲み始めたときには動悸は変わりなかったが，ここ数日動悸が減ってきたとのこと．月経中の経血が多いとのことでコタロー芎帰膠艾湯15g/日を生理中のみ併用することとした．1 カ月後再診．動悸がとれず，疲れがとれないとのこと．腹力 3 ＋ /5，左右胸脇苦満があることから抑肝散加陳皮半夏を止めてツムラ四逆

214 ● 各論Ⅱ　こころの状態が深く関連する身体症状の漢方診療　　JCOPY 498-06928

散 7.5g/日に切り替えた．2 カ月後再診．芎帰膠艾湯を飲むと調子がいい．身体も温まるという．そこで芎帰膠艾湯を毎日服用することとした．3 カ月後動悸が消失した．その後も服薬していると動悸が出現することなく経過していた．

コメント　本症例は，心因から起因する動悸と考えたが実際には血虚が背景にある動悸であったと考えられます．芎帰膠艾湯を開始してから，動悸が消失しました．冷静に問診内容を見返すと，健忘，集中力低下，髪が抜けやすい，皮膚がカサカサするなどの血虚を思わせる症候が揃っています．曇りのない目で問診内容を見なければいけないと反省させられた症例です．

文献
1) 福井次矢，奈良信雄．内科診断学 第 3 版．東京：医学書院；2016．p.497.
2) 前野哲博，松村真司．帰してはいけない外来患者．東京：医学書院；2012．p.60.
3) 金城光代，金城紀与史，岸田直樹．ジェネラリストのための内科外来マニュアル 第 2 版．東京：医学書院；2017．p.280-91.
4) 矢数道明．臨床応用漢方処方解説増補改訂版．大阪：創元社；2004．p.600.
5) 高山宏世．古今名方漢方処方学時習 第 6 版．東京：日本漢方振興会漢方三考塾；2010．p.175.
6) 高山宏世．腹證図解漢方常用処方解説 第 51 版．東京：日本漢方振興会漢方三考塾；2012．p.185.
7) 矢数道明．臨床応用漢方処方解説増補改訂版．大阪：創元社；2004．p.323.

参考文献
8) 佐藤弘明．レジデントのためのこれだけ心電図．東京：日本医事新報社；2018.

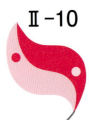

Ⅱ-10 こころの状態が深く関連する身体症状の漢方診療

円形脱毛

円形脱毛とは？

　突然に後天性に脱毛を生じるものです．多くは頭髪にみられますが，毛髪が生えている部位なら全身のどこにも生じます．精神的なストレスが原因となることが多いです．抜けた毛髪は，先が細くなっており，びっくりマークにそっくりです（感嘆符毛と呼ばれます）．脱毛は直径2〜3cmくらいの円形を呈しますが，孤発性が多いのですが，多発性にも起こります．頭全体に及んだり，全身に起こる場合もあります．病巣周囲の毛髪を引っ張るときに，容易に抜ける時には，病状が進行性で活動性です．

脱毛と鑑別すべき疾患

　鑑別としては，トリコチロマニア，瘢痕性脱毛があります．トリコチロマニアは，精神的な要因が背景にある場合があります．思春期の男女によくみられます．ある部位に限局して脱毛がみられますが，一様に脱毛していることはなく，不揃いの毛髪が残存しています．脱毛している部位の周囲に生える毛髪を引っ張ると容易には抜けません．
　瘢痕性脱毛は，外傷，熱傷などによる瘢痕形成で毛包が破壊されてしまい，脱毛したものです．

漢方では脱毛を血虚と捉える

　漢方医学では，脱毛の原因として血虚があるのではないかと考えます．爪，毛髪は血（けつ）が栄養しています．十分に血が巡れば，爪も伸び，髪もフサフサと生えるでしょう．何らかの原因によって血の巡行が不足す

るようになると，爪の変形や爪が割れやすくなったり，脱毛が生じるようになります．血虚が起こっている場合には，気も失われて気虚を呈している場合もあります．その場合には気血ともに補う必要があります．また，脱毛に合併して，不眠，不安，動悸などの精神症状が存在している場合があります．これは，心血虚によるものか，それともストレスがかかったことによる二次的反応なのか，判断に悩む場合もあります．いずれにしても，血虚に対しての手当とともに，安神作用のある方剤を併用する必要があります．また，血虚に対して補血剤を用いると，患者さんが胃もたれ，胸焼けを訴える場合があります．その場合には，まず脾胃の力をつけるのが先決となります．補脾益気の作用をもつ方剤（補中益気湯や六君子湯など）を用います．それから，血虚の治療を行うようにします．血虚と気虚を同時に治療するような，気血双補の薬（たとえば，十全大補湯など）を用いていても，胃もたれを訴えることがありますので，その場合にも，まずは補気剤で脾胃の力を回復させるようにしましょう．

脱毛に用いる漢方薬

陽証

(a) 柴胡加竜骨牡蛎湯

少陽病期の実証に用います．五臓で考えると，肝と心の気が過剰になり，気滞を呈しているような状態です．腹証では，胸脇苦満があり，腹部動悸を触れます．症状としてはイライラ，不眠，動悸，頭痛，肩こりがあります．そのような場合の脱毛に用います．この場合には四物湯と合方するとよいと思われます．便秘のあるなしで，大黄を含む方剤にするか，含まない方剤にするかを考えるとよいでしょう．

(b) 加味帰脾湯

少陽病期の虚実中間証に用います．気血ともに虚している状態です．腹証では軽度の胸脇苦満があります．加味帰脾湯の名前の通り，帰脾湯に柴胡，山梔子を加えたものです．帰脾湯の証に加えて，イライラ，のぼせ，ほてりなどの症状があります．そのため柴胡，山梔子という清熱作用のあ

Ⅱ-10　円形脱毛　● 217

表1 脱毛に用いる漢方薬

陰陽	虚実	方剤名	特徴
陽証 (少陽病期)	実証	柴胡加竜骨牡蛎湯	イライラ，不眠，動悸があり，脱毛がある場合に用いる
	虚実中間証	加味帰脾湯	疲労倦怠，食欲不振，不眠，軽い抑うつがある場合の脱毛に用いる
	虚証	桂枝加竜骨牡蛎湯	やせており，体力は虚弱．不眠で夢をよく見る，動悸がする．そのような場合の脱毛に用いる
		補中益気湯	内臓下垂があるような虚弱な体質．食欲不振，疲労倦怠のある人．最初から補血ができない場合に用いる
陰証 (太陰病期)	虚証	四物湯	補血剤の基本骨格．本剤に桂枝加竜骨牡蛎湯，柴胡加竜骨牡蛎湯を併用する場合が多い
		帰脾湯	疲れやすい，食欲不振，不眠があり，脱毛があるような場合に用いる．
		十全大補湯	疲労倦怠，食欲不振，寝汗，貧血に加えて脱毛があるような場合に用いる
		六君子湯	最初から補血を行い得ない場合に用いる．食欲不振，食後の腹部膨満，冷え，軟便〜下痢の傾向がある場合に用いる

る生薬が含まれています．虚弱で，食欲不振，不眠，貧血がある人で脱毛がある場合に用います．なお，もしこの方剤で胃もたれが出るようなら，気虚を改善することを優先します．その場合には補中益気湯や六君子湯を用います．

(c) 桂枝加竜骨牡蛎湯

少陽病期の虚証の方剤です．虚弱で，やせ形．腹力は軟弱で，腹部動悸を触れます．腹直筋攣急があります．不眠で夢見が多く，動悸などの症状を呈します．五臓では脾と腎が虚している状態とされます．桂枝加竜骨牡蛎湯単独ではなく，四物湯と合方することで脱毛改善を図ります．

218 ● 各論Ⅱ　こころの状態が深く関連する身体症状の漢方診療

(d) 補中益気湯

少陽病期虚証の方剤です．気虚を改善します．脾虚があるために，補血をすると胃もたれがしてしまうような状態の患者さんにまず用います．補中益気湯で補脾益気を行った後に，補血作用のある方剤を用いて血虚を改善し，脱毛の改善を図ります．虚弱体質で，内臓下垂があります．腹力は軟弱で臍上悸を触れます．倦怠感（手足の倦怠），食欲不振，軟便から下痢があります．

陰証

(a) 四物湯

太陰病期の虚証の方剤です．補血薬の基本骨格といってよい方剤です．単独で用いることは少なく，本剤と他の方剤とを合方したり，他の方剤中に組み込まれて用いられます．顔色は色つや悪く，皮膚は乾燥傾向です．腹部所見では，腹力は軟弱，腹部動悸を触れることがあります．桂枝加竜骨牡蛎湯，あるいは柴胡加竜骨牡蛎湯と合方して脱毛に用います．

(b) 帰脾湯

太陰病期虚証の方剤です．気血両虚に用います．腹証では，腹力は軟弱です．疲労倦怠，食欲低下，不眠，不安，軽い抑うつ，貧血などを認めます．そのような場合の脱毛に用います．加味帰脾湯よりもさらに虚証に用います．

(c) 十全大補湯

太陰病期虚証の方剤です．本剤も気血両虚に用います．腹力は軟弱です．時に腹部動悸を触れます．疲労倦怠，食欲不振，手足の冷え，寝汗，貧血などがみられる場合の脱毛に用います．帰脾湯との鑑別に悩む場合がしばしばあります．帰脾湯は，酸棗仁，竜眼肉，遠志など安神作用のある生薬を多く含むことから，精神症状が合併する場合に用いると良いと思われます．一方，十全大補湯には安神作用のある生薬は入りませんので，精神症状のない気血両虚による脱毛に用いると良いでしょう．

(d) 六君子湯
りっくんしとう

太陰病期虚証の方剤です．気虚を改善します．補中益気湯と同様に，胃
ほちゅうえっきとう
弱で胃もたれがしやすい場合に補血に先立って用います．六君子湯で補脾
益気を行います．それから補血を行って脱毛を改善していきます．腹部所
見では，心下痞鞕が軽度みられます．胃部振水音が聞こえる場合がありま
す．食欲低下，易疲労感，軟便から下痢傾向があります．

●円形脱毛症 ·· **43 歳　女性**　**症例**

主訴　16 歳時高校入学後に初めて円形脱毛症を発症．その後，大学入学
時や環境が大きく変化する時に円形脱毛症が出現するようになっ
た．鍼灸治療を受けて，小さい脱毛は改善してきている．できれば
漢方薬も併用して体質を改善したいと考えて受診．
月経は 28 日周期で順調．

自覚症状　食欲: よいが，元来胃弱．
睡眠: よい
小便: 1 日 10 回
大便: 1 日 1 回（普通便）
疲れやすい，視力低下，目が疲れる，目がショボショボする，腹が
張る，腹が鳴る，ガスがよく出る，髪が抜けやすい，皮膚の痒み，
首背中のこり，足の冷え，長風呂は平気，温かいものを好む

他覚的所見　血圧 127/89mmHg，脈拍 78bpm，体温 35.7℃，
身長 150cm，体重 53kg，BMI 23.56
舌: 正常紅からやや暗赤色，腫大歯痕はなく，乾湿中等度のやや薄
い白苔
脈: やや沈，弱，数遅中間
腹: 腹力やや軟，心下痞鞕－，胸脇苦満－，心下悸±，臍上悸±，
臍傍圧痛－，小腹不仁－，胃部振水音－

鑑別のポイントと処方　冷えがあり，長風呂は平気で，温かいものを好む

220 ● 各論Ⅱ　こころの状態が深く関連する身体症状の漢方診療

ことから陰証ととらえた．虚実はやや虚証．脱毛，皮膚の痒みがあることから血虚があることは確か．元来胃弱とのこと．気血両虚として，十全大補湯を選択した．本人からの希望で煎じを処方した．初診から2週間後．鍼灸院では脱毛が改善してきていると言われた．2カ月半後．脱毛していた部位がわからないくらいに改善．煎じからツムラ十全大補湯5g/日に変更．4カ月後脱毛が気にならなくなった．ツムラ十全大補湯を2.5g/日に減量．5カ月後廃薬．

参考文献
1) 寺澤捷年. 症例から学ぶ和漢診療学第3版. 東京: 医学書院; 2012.
2) 高山宏世, 編著. 腹證図解漢方常用処方解説（第51版）. 東京: 日本漢方振興会漢方三考塾; 2012.
3) 清水　宏. あたらしい皮膚科学第3版. 東京: 中山書店; 2018.
4) 浅井俊弥, 岩月啓氏, 横関博雄. 皮膚疾患ペディア. 東京: 日本医師会; 2016.
5) 山田瑞穂, 古川福実, 岩月啓氏. 皮膚科学　考え方学び方. 東京: 金原出版; 2001.

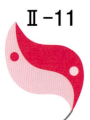

II-11 こころの状態が深く関連する身体症状の漢方診療
月経前症候群（PMS）

そもそも月経とは何か？

　月経は「約1カ月の間隔で起こり，数日で自然に止まる子宮内膜からの周期的な出血」をいいます．では，なぜそのようなことが起こるのかというと，妊娠が成立しなかったためと言えます．子宮は，約1カ月周期で妊娠が持続できるための環境作りを行っています．子宮の内側に子宮内膜があります．子宮内膜は受精した卵子が発育するためのベッドの役割を果たします．そのベッド作りには，エストロゲン，FSH，LH，プロゲステロンなどのホルモンが関与します．

　ここで，産婦人科の復習をしないと，混乱すると思われますので，簡単に用語の説明をします．

　FSH：卵胞刺激ホルモンと呼ばれます．下垂体から分泌されます．その名前の通り，卵胞を刺激して，エストロゲンの産生を促進します．

　LH：黄体化ホルモンと呼ばれます．FSHと同様に下垂体から分泌されます．排卵後の卵胞を黄体化するためにこの名前がついています．ちなみに黄体からはプロゲステロンとエストロゲンが産生されます．

　エストロゲン：卵胞ホルモンと呼ばれます．エストロゲンは，乳房，子宮，腟に作用するほか，LDLコレステロールの低下，抗動脈硬化作用，骨量の維持などに関係します．閉経になると，LDLコレステロールが上昇したり，動脈硬化や骨粗鬆症が出現するのはこのためです．ここでは，子宮内膜の増殖，肥厚，頸管粘液の分泌に関与することをおぼえておいてください．

　プロゲステロン：黄体ホルモンと呼ばれます．排卵後卵胞が黄体に変化しますが，プロゲステロンは黄体から主に産生されます．プロゲステロンは，子宮内膜（子宮内膜腺）に作用し，分泌物を分泌させます．

では，月経の流れを説明します．まず，FSH が卵胞に働きかけてエストロゲンの産生を促します．エストロゲンは子宮内膜を増殖，肥厚させます．この時期は，卵胞期に該当します．この時期は原始卵胞が成熟して Grraf 卵胞になっていきます．この時期は卵胞から分泌されるエストロゲンが段々と増加していきます．卵胞から分泌されるエストロゲンが一定以上の濃度まで高まると下垂体に対して positive feedback をかけます．これが LH サージです．LH サージを契機に排卵が起こります．排卵後，卵巣に残った卵胞は，黄体となります．そのため，卵巣ホルモンの周期で考えると，黄体期と呼ばれます．黄体は，プロゲステロンとエストロゲンを分泌します．子宮では，プロゲステロンの作用によって，子宮内膜がグリコーゲンに富んだ分泌物を盛んに分泌するようになります．分泌がさかんになされるため分泌期と呼びます．これによって子宮内膜を着床に適した状態にします．妊娠が成立しない場合には，黄体が退縮します．それによってエストロゲン，プロゲステロン共に濃度が急激に低下します．それによって子宮内膜が血行障害に陥り，壊死して脱落します．この脱落が月経で起こる子宮からの出血です．

月経前症候群（PMS）はどのようなものか？

　月経前症候群（PMS: premenstrual syndrome）は，月経の 3 ～ 10 日前に精神症状，身体症状が出現し，月経の発来とともに消退，ないし軽減するものです．つまり，黄体期に起こる種々の愁訴を総称して月経前症候群と呼んでいます．もし，これらの症状が黄体期以外にもみられるようなときには，月経前症候群ではなく，他の診断を検討する必要があります．

　月経前症候群の精神症状としては，以下のようなものがあげられます．

① 抑うつ
② 易刺激性
③ 不安
④ 混乱

身体症状としては，次のようなものがあります．

① **乳房の張り**
② **腹部膨満**
③ **頭痛**
④ **顔面・四肢の腫脹**

このうち，抑うつを中核とする精神症状が抑うつエピソード患者と同等のレベルに達するものを月経前不快気分障害（PMDD: premenstrual dysphoric disorder）と呼びます．月経前以外には，PMDD ではない他の女性と同様の生活の質を保てます．PMS と PMDD は，DSM-5 の診断基準を満たすかどうかによって判断されます[1]．この場合には，抑うつエピソードとして治療を行いますので，SSRI を中心とした抗うつ薬による治療が必須と思われます．残念ですが，漢方での治療はあくまで補助的なものという位置づけになろうと思われます．

PMS の症状を漢方医学で捉えると

PMS の症状を漢方医学的にはどう解釈できるか．後山先生は，「漢方医学的には気血水すべての平行が乱れている病態であるが，おそらく瘀血がその病態の中心をなすと考えられる．強い瘀血によって血の巡幸が妨げられ，気滞が生じる．それにより精神症状が出現するが，瘀血の解除（月経）により症状が改善すると理解される」と述べています[2]．とすると，PMS の治療に用いる漢方薬は，駆瘀血剤が中心となり，それに気滞を散じるような理気剤を併用することを検討する必要があります．そのほか，身体症状にある，頭痛，顔面・四肢の腫脹からは，水滞の存在が示唆されます．利水剤も必要な場合もあります．

陽証

(a) 抑肝散

少陽病期の虚証に用います．腹証では，左胸脇苦満，腹直筋攣急（特に左に多い）が有名です．肝気が昂ぶって，イライラ，不眠，筋の痙攣（眼瞼のけいれんが多い）が起こる．お母さんが抑肝散を必要とするような場

224 ● 各論Ⅱ　こころの状態が深く関連する身体症状の漢方診療

表1 月経前症候群（PMS）に用いる漢方薬

陰陽	虚実	方剤名	特徴
陽証	虚証	抑肝散	少陽病期の虚証．イライラ，不眠，筋の痙攣に用いる
		加味逍遥散	少陽病期の虚証．イライラ，便秘，多愁訴に用いる
	虚実中間証	女神散	少陽病期，虚実中間証．気虚，気うつを伴う瘀血病態[4]に用いる
	虚実中間から実証	桂枝茯苓丸	少陽病期の虚実中間から実証．臍傍の圧痛，がっしりして腹力はそこそこある
	実証	通導散	陽明病期の実証．瘀血の症状に加えて，気うつの症状がみられる
		桃核承気湯	陽明病期の実証．S状結腸部の圧痛が有名．圧痛がなくとも適応があれば用いる
陰証	虚証	温経湯	太陰と少陰にまたがる虚証[5]．手掌，足底の火照り，口唇の乾燥，臍傍の圧痛が広範にみられる
		当帰芍薬散	太陰病期の虚証．瘀血が主体であるが，血虚と水滞もみられる[6]．頭痛，めまい，肩こり，月経不順などを伴う

合に，その子どもさんが引きつけを起こす，落ち着きがないなどの症状を呈していることがあります．お母さんだけでなく，子どもさんも抑肝散の服薬が必要なことがあります．この場合を，母子同服などと呼びます．本来抑肝散は子どもの引きつけの薬だったことを付け加えておきます．

(b) 加味逍遥散

　少陽病期の虚証に用います．腹証ではあまり胸脇苦満が目立たないこともあります．逍遥（症状が移ろう）散という名称のとおり，イライラ，のぼせ，発汗，肩こり，頭痛，便秘など症状が多彩で訴えが多いです．陽証ですが，足先を中心に冷えがあります．これは陰証の本物の冷えではなく，気が上衝してしまったが故の冷えです．部分的な冷えで陰証と判断しないように注意が必要です．治療が奏効すると，この冷えは改善していきます．

(c) 女神散
にょしんさん

少陽病期の虚実中間証に用います．寺澤先生の著書によれば，「気虚，気うつを伴う瘀血病態で，心と肝の陽気の病的過剰状態」です．症状としては，頭痛，イライラ，のぼせ，めまい，不安，不眠がみられます．加味逍遥散との鑑別に迷うことがありますが，加味逍遥散が多愁訴で，訴えが移ろう一方で，女神散の証では，固定的な症状のことが多い[3]とされます．

(d) 桂枝茯苓丸
けいしぶくりょうがん

少陽病期の虚実中間証から実証に用います．比較的しっかりした体格で腹力も中等度以上の場合が多いです．典型的には左に臍傍圧痛がみられます．肩こり，頭痛，のぼせ，足の冷え，月経異常などがみられます．本剤が適応する患者さんでも足先の冷えはみられます．加味逍遥散と鑑別に迷いますが，加味逍遥散よりも実証寄りの患者さんに向くこと，精神症状は加味逍遥散ほど目立たないことが鑑別になります．

(e) 通導散
つうどうさん

陽明病期の実証に用います．瘀血だけではなく，気うつも伴います．古方の桃核承気湯，後世方の通導散というように並び称される駆瘀血剤です．著明な便秘があり，下腹部の膨満，圧痛があるのが典型的です．ちなみにもともとは打撲を治す目的で用いられました．

(f) 桃核承気湯
とうかくじょうきとう

陽明病期の実証に用います．瘀血に気逆を伴います．そのため，顔面紅潮，のぼせ，不安，イライラなどがみられます．通導散に似て，著しい便秘があり，S状結腸部の圧痛があることが典型的です．

陰証

(a) 温経湯
うんけいとう

太陰病期と少陰病期にまたがる虚証に用います[4]．瘀血と，津液の減少と血虚があります[5]．そのために，手掌と足底は火照り，口唇には乾燥が

226 ● 各論Ⅱ　こころの状態が深く関連する身体症状の漢方診療

現れます．陰証ですので，手掌と足底以外には冷えを自覚します．瘀血と血虚があることから想像できますが，月経不順，月経困難を伴います．

(b) 当帰芍薬散

太陰病期の虚証に用います．瘀血，血虚に水滞を伴います．果物顔の女性に向くとか，竹久夢二の美人絵に出てくるような女性に向くとか言われますが，あまり実感できません．ほっそりしていて，顔がむくみがちといったところをさしているのかと思われますが，割と体格がよくて，顔もむくみというより充実している患者さんでも当帰芍薬散が適応した方がいます．見た目に引きずられずに，瘀血，血虚，水滞の症候（めまい，むくみ，頭痛，肩こりなど）から判断してよいと思われます．

●月経前症候群（PMS）……………………………… 32 歳　女性　**症例**

主訴　元々月経前にイライラがあったり，経血量が多く症状が強い時には会社を休んでいた．8 カ月ほど前に婦人科にかかったところ，子宮内膜症とのことでノルエチステロン/エチニルエストラジオール配合製剤を処方された．服用すると腹痛が抑えられたが，忘れると腹痛がかえってひどくなるように感じた．最近では飲んでいても腹痛がひどい．漢方治療を希望して来院．

月経は不順．期間は 5 日．経血量は多量．月経痛がひどいときにはロキソプロフェンを服用している．

自覚症状　食欲：よい

睡眠：よい

小便：1 日 10 回

大便：1 日 1 回（普通便）

憂うつになる，イライラする，目のクマができやすい，腹痛，髪が抜けやすい，足が冷える，足のむくみ，長風呂は平気，温かいものを好む．

他覚的所見　血圧 114/75mmHg，脈拍 80bpm，体温 36.9℃，

Ⅱ-11　月経前症候群（PMS）● 227

身長 153cm，体重 50kg，BMI 21.36

舌: 淡泊紅，腫大は軽度，歯痕は目立たず，乾湿中等度の薄い白苔

脈: やや沈，弱，数遅中間

腹: 腹力中等度，心下痞鞕−，左胸脇苦満＋，腹動−，
　　左腹直筋攣急＋，臍傍圧痛−，小腹不仁−

鑑別のポイントと処方　陰陽は冷えがあることから陰証とした．虚実は中間からやや虚証．生理前のイライラが強い時期にはツムラ抑肝散 7.5g/日．それ以外の時期は当帰芍薬散 7.5g/日．生理痛には頓用で芍薬甘草湯 2.5g/回を処方した．初診から 3 週間後．生理前の気分の不安定さ，生理痛はいずれも軽減されていたとのこと．1 カ月半後．生理前の気分の不安定さも生理痛も治まっていた．抑肝散はあまり飲んでいないとのことであった．当帰芍薬散を継続して服用することとした．その後も生理前の不安定さ，生理痛については当帰芍薬散と芍薬甘草湯で安定していた．

文献

1) 樋口輝彦，他編．月経前不快気分障害．今日の精神疾患治療指針 第 2 版．東京: 医学書院；2016．p.148-51．
2) 後山尚久．女性診療科医のための漢方医学マニュアル改訂 第 2 版．大阪: 永井書店；2008．p.113．
3) 寺澤捷年．症例から学ぶ和漢診療学第 3 版．東京: 医学書院；2012．p.329．
4) 高山宏世，編著．腹證図解漢方常用処方解説（第 51 版）．東京: 日本漢方振興会漢方三考塾；2012．p.150-1．
5) 寺澤捷年．症例から学ぶ和漢診療学 第 3 版．東京: 医学書院；2012．p.270．

参考文献

6) 高橋茂樹．STEP 産婦人科 1，婦人科 第 2 版．東京: 海馬書房；2012．
7) 斉藤りさ．病態生理できった産婦人科学．東京: 医学教育出版社；2003．
8) 樋口輝彦，他．今日の精神疾患治療指針 第 2 版．東京: 医学書院；2016．
9) 後山尚久．女性診療科医のための漢方医学マニュアル改訂第 2 版．大阪: 永井書店；2008．

II-12 こころの状態が深く関連する身体症状の漢方診療
更年期障害

更年期障害とは？

　女性の卵巣機能は，初潮以降，生殖可能な時期を経て，やがて次第に低下していきます．卵巣の活動が次第に低下して，ついに月経が永久に停止することを閉経と言います[1]．一般的には 12 カ月以上月経が来ないと閉経したとされます．現在日本人の平均閉経年齢は，50.5 歳といわれます．更年期はその前後 5 年に相当しますので，45 歳から 55 歳が更年期と考えられます．この時期に生じる様々な症状で，他の疾患を伴わないものを更年期障害と呼びます．

　卵巣の機能が低下すると，具体的には卵胞が成熟しにくくなります．卵胞が成熟する過程で産生されていたホルモンの産生が低下してきます．具体的にはエストロゲン，プロゲステロンです．これらが作られなくなることで，種々の不調が出てきます．

　更年期障害の症状としては，以下のように分類されます．
（1）自律神経症症状
　　 a. 発汗，b. 火照り，c. のぼせ，d. 冷え（手足を中心），e. 動悸
（2）精神神経症状
　　 a. 頭重，b. めまい，c. 憂うつ感，d. 易疲労感，e. イライラ，f. 不眠，g. 易怒性
（3）知覚の症状
　　 しびれ，皮膚の痒み，知覚過敏
（4）運動器系の症状
　　 a. 腰痛，b. 肩こり，c. 背部痛，d. 関節痛，e. 手のこわばり
（5）消化器系の症状
　　 a. 腹部膨満，b. 悪心，c. 食欲不振，d. 便秘

(6) 泌尿器・生殖器系の症状

    a. 頻尿, b. 排尿障害, c. 性交痛, d. 外陰のかゆみ

以上の他にも，更年期以降，エストロゲンが低下することによって，コレステロールが上昇したり，動脈硬化が起こりやすくなったり，骨粗鬆症の発症リスクが上昇したりします.

更年期とホルモン

卵巣の活動が低下すると前述しました. 具体的には，成熟する卵胞の数が減少します. 前項の月経前症候群（PMS）で説明した通り，卵胞が成熟するとエストロゲンが産生されます. 更年期では，成熟する卵胞の数が減少しますので，産生されるエストロゲンが低下します. また，エストロゲンが増加しないことから，FSH, LH に対する negative feedback がかかりません. また，エストロゲンが一定の濃度に達することができないために，positive feedback がかからなくなり，排卵が起こりにくくなります. 通常なら排卵に引き続いて黄体が形成されますが，それも起こりにくくなります. そのためにプロゲステロンも低下します. プロゲステロンが低下することから体温上昇ができず，高温期がなくなります. 更年期の女性では採血を行うと，FSH, LH が上昇し，エストロゲンが低下している場合が多いです. 更年期の一つの目安としては，FSH 50mIU/mL 以上，エストラジオール 20pg/mL 以下です. ただし，個人差が大きいので，あくまで目安です.

更年期の治療

更年期の治療には，（1）ホルモン補充療法，（2）向精神薬，（3）漢方薬が主に用いられます. 患者さんの中には，ホルモン治療に対しての不安を抱いて，ホルモン治療が嫌だから，安全そうな漢方治療を希望します，と言って受診される患者さんがいます. ホルモン治療の副作用について不安を抱くのは理解できます. 症状に応じて，各種治療のメリットとデメリットを理解した上で，漢方薬を選択してもらえたらと思います.

230 ● 各論Ⅱ　こころの状態が深く関連する身体症状の漢方診療

ホルモン補充療法

　ホルモン補充療法は，主に自律神経症状に対して用います．ホルモン補充療法は，エストロゲン単独で補充する場合と，エストロゲンとプロゲステロンを補充する場合とに分けられます．手術で子宮を摘出されている場合には，エストロゲン単独での補充が考慮されます．子宮がある場合には，エストロゲンとプロゲステロン両方を補充します．それは，エストロゲン単独ですと，子宮内膜の増殖，肥厚を促してしまい，子宮体癌の発症リスクを上げてしまうからです．エストロゲンとプロゲステロンのバランスをとることで子宮体癌の発症リスクを上げないようにします．

　エストロゲンとプロゲステロンの補充を行う場合には，周期性に用いる場合（Kaufmann療法に近い）と持続的に補充する場合とがあります．周期的に用いるのは，最近まで月経がみられていた場合に適応となります．

　ホルモン補充療法の禁忌としては，以下のような状態が該当します．

① 乳癌
② 子宮体癌
③ 血栓性疾患
④ 肝機能障害
⑤ 原因不明の不正出血
⑥ 冠動脈疾患

　子宮体癌の好発年齢と，更年期は合致するため，原因不明の不正出血がある場合には，婦人科への受診をすすめたほうがよいでしょう．

向精神薬

　向精神薬は，抑うつ，イライラ，不眠，不安など主として精神神経症状に対して投与する場合があります．更年期の時期とうつ病の好発年齢は重なり合いますので，更年期障害なのかうつ病なのかを鑑別する必要があると思われます．用いられるのは，主としてベンゾジアゼピン系の抗不安薬や睡眠薬，選択的セロトニン再取り込み阻害薬（SSRI）です．

　ベンゾジアゼピン系薬剤は，抗不安作用，催眠作用，筋弛緩作用が主な作用です．効果発現が早く，安全性が比較的高いためにこれまで頻用され

てきた経緯があります．しかし，近年は常用量での依存を起こす危険性が指摘されています．もし，投与をするならば，治療のゴールを考えて投与すべきです．あらかじめ，ふらつきが出るようなら減量，変更，あるいは中止を検討する，不安が軽減したり睡眠がとれるようになったら漸減する，3カ月以上は投与しない，などを患者さんに説明したうえで投与をするのが望ましいと思われます．

　選択的セロトニン再取り込み阻害薬（SSRI）は，抗うつ作用，抗不安作用が主な作用です．効果が発現するまでに2週間から4週間程度かかります．その間の不安を軽減するために抗不安薬を併用したりします．副作用としては，嘔気がみられることがあります．ベンゾジアゼピン系薬剤のような常用量での依存は問題になりませんが，症状が改善した後の漸減時に離脱症状が出現することがあります．離脱症状としては，発熱，節々の痛み，倦怠感などインフルエンザに類似した症状があります．

更年期障害に用いる漢方薬

　漢方薬は，更年期障害で起こる種々の症状に対して対応が可能です．選択する時には，これまでと同様に，陰陽，気血水，五臓のどこに問題があるかを同定した上で用います．更年期障害が，加齢によって卵巣の機能が低下するために起こることは前述しました．漢方的に考えるならば，「腎」の働きが低下するのが発端と考えられます．腎陽虚，あるいは腎陰虚が生じます．それが肝に及び，心，脾，肺と影響を及ぼしていくと考えられます．腎から始まらなくても，肝から始まる場合もあります．更年期の時期は，心理・社会的に種々のストレスがかかる時期です．ビジネスパーソンなら，責任ある立場につく年齢に当たります．また自分自身や会社の業績によっては，将来どうなるのか不安を抱く時期です．家庭では，夫との関係，夫もビジネスパーソンであるなら，自身と同じ悩みを抱く時期に当たるでしょう．親の介護，子どもたちの進路，進学の問題など，数え上げればきりがありません．それらのストレスがかかれば，「肝」に影響を及ぼします．肝気鬱結を生じ，肝の疏泄を失調させます[2]．肝の失調が心，脾，肺と影響していくのは腎の場合と同様です．

　これまで漢方薬を選択するに当たっては，陰陽，虚実，気血水，五臓の順で説明してきました．更年期障害に関しては，五臓論から説明したほう

が理解しやすいと思いますので，五臓論から考えて行きます．五臓のうち，生殖器に関わるのは，腎です．腎は加齢と共に虚してきます．それが肝に波及して，心，脾，肺と影響を及ぼしていくという考え方ができます．また，更年期障害の年代の女性は，仕事でもプライベートでもストレスにさらされることが多くなります．それが肝に影響を与えて気虚，気うつ，血虚を引き起こす，気虚，血虚となった肝が脾に影響を及ぼす，などなど．ここで五臓で考える場合に，単一の臓ではなく，複数の臓の問題をカバーする方剤があることに注目してください．例えば，心と脾の気血両虚には帰脾湯，脾と腎なら真武湯などです．また，瘀血については臓で分けるよりも，瘀血病態に用いる方剤という区分のほうがすっきりするので，臓ではありませんが，項目として設けました．更年期障害に用いる代表的な漢方薬は 表1 の通りです．

表1 更年期障害に用いる代表的な漢方薬

	方剤名	備考
腎	八味地黄丸，六味地黄丸，真武湯	六味地黄丸に桂皮，附子を加えたものが八味地黄丸．真武湯は，脾腎両虚に用いる
肝	柴胡加竜骨牡蛎湯，抑肝散，加味逍遙散，女神散，柴胡桂枝湯，柴胡桂枝乾姜湯，加味帰脾湯	柴胡剤のうち，更年期障害に用いるのは虚実中間証から虚証の方剤が中心．柴胡加竜骨牡蛎湯を用いるのは実際には稀．半夏厚朴湯と柴胡剤を併用することがしばしば行われる
心	加味帰脾湯，帰脾湯	加味帰脾湯と帰脾湯は脾心両虚に用いる
脾	加味帰脾湯，帰脾湯，補中益気湯，人参湯，真武湯，抑肝散加陳皮半夏，半夏厚朴湯	脾を補うので，人参を含む方剤が中心．抑肝散加陳皮半夏は，木克土によって脾が弱っている病態に用いる
瘀血	桂枝茯苓丸，桃核承気湯，通導散など	これらを用いるのは，腹力が中等度以上あり，便秘が明瞭にみられる場合に限る

(a) 腎

1) 八味地黄丸

腎陽虚に用います．陽虚ですので，手足の冷えがあります．腹証では，小腹不仁がみられます．頻尿であったり，夜間尿がみられます．

2) 六味地黄丸

腎陰虚に用います．陰虚ですので，虚火が存在し，そのため手足が火照り，寝ている間，ふとんから手足を出して寝るということがあります．夜間の発汗もみられます．

3) 真武湯

脾と腎の両方の気虚があります．冷えが顕著で，めまい，動悸，下痢，浮遊感などがみられます．

(b) 肝

1) 柴胡加竜骨牡蛎湯

肝気が鬱結して，イライラ，不眠，動悸などを起こしている場合に用います．少陽病期実証の薬とされますが，実際には虚実中間証くらいから用いることがあります．その場合には，大黄を含まないエキス剤がマイルドで使いやすいです．

2) 女神散

少陽病期の虚実中間証の方剤です．これも肝気が鬱結した場合に用います．肝気が鬱結していますので，イライラ，頭痛，のぼせなどがみられます．加味逍遥散が多愁訴なのに対して女神散は訴えが固定している場合が多いように思われます．

3) 加味逍遥散

少陽病期の虚証の方剤です．イライラ，不眠，肩こり，冷えのぼせ（上半身は熱く，下半身は冷える），頭痛，便秘などの症状がみられる場合に用います．訴えが多く，問診票を書いてもらうと，いくつも○がつくのが特徴的です．

4) 抑肝散

少陽病期の虚証の方剤です．イライラ，不眠，筋の痙攣がみられます．左腹直筋攣急がみられる場合があります．加味逍遥散と鑑別に迷う場合がしばしばあります．迷ったら，便秘が目立つ場合には加味逍遥散，そうで

なければ抑肝散をまず用いてみると良いでしょう.

5) 柴胡桂枝湯

少陽病期の虚証の方剤です. 首から, 肩にかけてのこり, 胸脇苦満, みぞおちの痞え, 腹直筋攣急, 上半身の火照り, 発汗がみられます.

6) 柴胡桂枝乾姜湯

少陽病期の虚証の方剤です. 腹部に動悸を触れます. そのため柴胡加竜骨牡蛎湯との鑑別に悩むことがあります. 柴胡桂枝乾姜湯のほうが, 腹力が弱く, 全体的にみて虚証であることが明確です. 火照るのは, 首から上のことが多いです. 軽い抑うつを改善します.

7) 加味帰脾湯

少陽病期の虚実中間証. 肝・心・脾の気血両虚がある場合に用います. イライラ, 不眠, 不安, 物忘れ, 食欲不振などがみられます. 本剤も抗うつ薬を必要としないレベルの軽い抑うつならば対応できます.

(c) 心

1) 加味帰脾湯

肝の項を参照

2) 帰脾湯

加味帰脾湯から柴胡, 山梔子を除いたもの. 不眠, 不安, 物忘れ, 食欲不振に用います. 加味帰脾湯よりは虚証の人向けです.

(d) 脾

1) 加味帰脾湯, 帰脾湯

肝と心の項を参照

2) 補中益気湯

少陽病期の虚証. 脾気虚に用います. 食欲不振, 倦怠感, 発汗, 特に寝汗を訴える場合によく用います. 腹証では, 臍上悸を認める場合があります.

3) 人参湯

太陰病期の方剤. 陰証の方剤ですので冷えがあり, 口に生唾がたまります. 腹症では心下痞硬があります.

4) 抑肝散加陳皮半夏

少陽病期の虚証の方剤. 抑肝散に陳皮と半夏を加えたもの. 木克土に

よって，脾が虚しています．そのため，脾胃に水滞を生じています．陳皮と半夏で利水をはかります．

5) 半夏厚朴湯

少陽病期の虚実中間証．小半夏加茯苓湯に厚朴，蘇葉を加えたもの．脾胃が弱って水滞を呈してるほか，喉に気滞を生じています．小半夏加茯苓湯が脾胃の水滞を散じ，厚朴，蘇葉で喉の気滞をとるものと考えられます．腹証ではみぞおちに振水音を認める場合があります．

6) 真武湯

腎の項を参照

(e) 瘀血

1) 桂枝茯苓丸

少陽病期の虚実中間証から実証に用います．比較的しっかりした体格で腹力も中等度以上の場合が多いです．典型的には左に臍傍圧痛がみられます．肩こり，頭痛，のぼせ，足の冷え，月経異常などがみられます．本剤が適応する患者さんでも足先の冷えはみられます．加味逍遥散と鑑別に迷いますが，加味逍遥散よりも実証よりの患者さんに向くこと，精神症状は加味逍遥散ほど目立たないことが鑑別になります．

2) 桃核承気湯

陽明病期の実証に用います．瘀血に気逆を伴います．そのため，顔面紅潮，のぼせ，不安，イライラなどがみられます．通導散に似て，著しい便秘があり，S状結腸部の圧痛があることが典型的です．

3) 通導散

陽明病期の実証に用います．瘀血だけではなく，気うつも伴います．古方の桃核承気湯，後世方の通導散と並び称される駆瘀血剤です．著明な便秘があり，下腹部の膨満，圧痛があるのが典型的です．ちなみに元々は打撲を治す目的で用いられました．

● 更年期障害 ··· 48 歳　女性　**症例**

主訴　もともと汗かきだった．今年の夏からは涼しいところにいても，急
に上半身が熱くなり，顔が火照り，汗をかくようになった．普通に
外を歩いていても汗をかくが，それとは違う熱さであり，汗のかき
かただと思う．下半身は特に冷たいと感じていない．月経は不順に
なっており，最終月経は 2 カ月前．それまでは半年くらい来なかっ
た．

自覚症状　食欲: よい

睡眠: よい

小便: 1 日 7 回

大便: 1 日 1 回

汗をかきやすい，頭痛（締め付けられるような痛みやズキズキする
痛み．天候が悪化する時にも頭痛がする），のぼせ，視力低下，首
肩背中のこり，顔の火照り，発汗

他覚的所見　血圧 135/84mmHg，脈拍 90bpm，体温 36.7℃，
身長 169cm，体重 80kg，BMI 28.01

舌: やや暗赤色，腫大歯痕は目立たず，乾湿中等度の白苔

脈: 沈，やや実，やや数

腹: 腹力やや充実，心下痞鞕ー，胸脇苦満ー，腹動ー，
臍傍圧痛ー，小腹不仁ー

鑑別のポイントと処方　明らかな冷えはなく，陽証とした．虚実はやや実
証．桂枝茯苓丸，桃核承気湯などが上げられるが，便通は問題なく，
桂枝茯苓丸を選択．コタロー桂枝茯苓丸 6g/ 日を開始した．2 週間
後少し火照る回数が減ってきた．汗は前よりは減ってきたが，まだ
どっと出ることがある．2 カ月後調子が良い．熱くなることはあま
りない．何もしていないのに汗が出るということもない．一時 4g/
日に減量したところ火照り，発汗が増悪したため，再び 6g/ 日とし
た．その後は安定した．

Ⅱ -12　更年期障害 ● 237

文献

1) 日本産科婦人科学会ホームページ: http://www.jsog.or.jp/public/knowledge/kounenki.html
2) 高山宏世, 編著. 弁証図解漢方の基礎と臨床 第8版. 東京: 日本漢方振興会漢方三考塾; 2011. p.363.

参考文献

3) 寺澤捷年. 症例から学ぶ和漢診療学 第3版. 東京: 医学書院; 2012.
4) 高山宏世, 編著. 腹證図解漢方常用処方解説（第51版）. 東京: 日本漢方振興会漢方三考塾; 2012.
5) 花輪壽彦. 漢方診療のレッスン増補版. 東京: 金原出版; 2003.
6) 寺澤捷年. 症例から学ぶ和漢診療学 第3版. 東京: 医学書院; 2012.
7) 高橋茂樹. STEP 産婦人科1, 婦人科 第2版. 東京: 海馬書房; 2012.
8) 斉藤りさ. 病態生理できった産婦人科学. 東京: 医学教育出版社; 2003.
9) 後山尚久. 女性診療科医のための漢方医学マニュアル改訂第2版. 大阪: 永井書店; 2008.

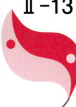

Ⅱ-13 こころの状態が深く関連する身体症状の漢方診療
尿の異常

尿の異常はどのようなものがあるか

乏尿

　1日あたりの尿量が400mL以下の場合を乏尿と呼びます．この400mLという数字は，1日あたりに体内で生じる老廃物を排泄するために最低限必要な尿の量に相当します．

無尿

　1日あたりの尿量が100mL以下の場合を無尿と呼びます．無尿と言っても，全く尿が生成されないわけではありません．乏尿と無尿ともにその原因によって腎前性，腎性，腎後性に分けられます．腎前性とは局所あるいは全身性に生じた循環不全によって腎臓への血流が低下したために生じます．腎性は，腎臓自体になんらかのダメージを受けたことによるものです．腎後性は腎臓から膀胱に達する間になんらかの障害があり，膀胱へ達することができないものです．

尿閉

　膀胱まで達した尿がなんらかの原因によって，排泄できない状態をさします．下腹部の膨隆を認めます．

頻尿

　1日8回以上排尿があれば，頻尿と考えられます．ちなみに正常では，日中4〜6回，夜間は0〜1回です．その原因としては，多尿，占拠性病変による圧迫，膀胱粘膜や尿道への刺激，膀胱の萎縮，その他に心因性

のものもあります.

多尿

1 日 2,500 〜 3,000mL の排尿がある場合に多尿と考えられます. その原因としては糖尿病, 尿崩症が代表的です.

残尿感

膀胱内に排尿後も尿が残存している場合には残尿です. 残尿「感」の場合には, 下部尿路の刺激症状によっても起こりえます.

排尿時痛

排尿時に膀胱や尿道に灼熱感や疼痛を感じるものです. 排尿初期の痛みは, 尿道炎, 前立腺炎, 尿道結石が原因になります. 終末時痛は膀胱炎, 前立腺炎, 全排尿痛は重度の膀胱炎, 尿道炎が原因となります.

血尿

尿に血液を含む状態です. 尿沈渣 1 視野に 5 個以上の赤血球がみられる場合には顕微鏡的血尿です. 肉眼でみて血尿と確認できる場合には 1,000mL 中に赤血球が 1mL 以上混入しています.

蛋白尿

尿中に 1 日 150mg 以上の蛋白質を排泄する場合に蛋白尿と定義されます. ただし, 健常者でもわずかに蛋白質を尿中に排泄する場合もあります. 原因としては部位別に腎前性, 腎性, 腎後性に分けられます. 腎前性としては, 横紋筋融解症, 血管内溶血, 多発性骨髄腫, 悪性腫瘍など. 腎性としては, 糖尿病性腎症, 糸球体疾患, 間質性腎炎, 急性尿細管壊死, 腎後性としては, 炎症, 腫瘍, 結石などが原因となります.

混濁尿

尿が濁ったものです. 血尿, 膿尿, 蛋白尿, 細菌尿などが原因になります.

240 ● 各論Ⅱ　こころの状態が深く関連する身体症状の漢方診療

膿尿

尿沈渣に白血球が混入する状態です．尿沈渣1視野中5個以上の白血球がある場合に膿尿とされます．

尿失禁（腹圧性，切迫性，反射性）

腹圧性尿失禁は，骨盤底筋群や尿道閉鎖機能の低下によって咳やくしゃみによって少量の尿がもれるものです．原因は妊娠出産，肥満，加齢などです．

切迫性尿失禁は，膀胱に尿が溜まったときに，出せるまで排尿を抑制する機構が上手く働かないときに起こります．原因は多発性硬化症，パーキンソン症候群，脳梗塞などです．

反射性尿失禁は，上位中枢と仙髄の間で障害が起こっているために尿意のないまま失禁してしまいます．神経因性膀胱などで起こります．

溢流性尿失禁は，排尿が上手くいかない場合に起こります．尿が出ないために尿が溜まる一方で，次第に膀胱内圧が上昇します．それが尿道内圧を超えると，少量ずつ尿が漏れ出します．原因としては，前立腺肥大症，前立腺癌，神経因性膀胱，尿道狭窄などです．

漢方で扱う尿の異常と用いられる漢方薬

漢方で対応できる尿の異常は，頻尿，尿量減少，残尿感，排尿痛，血尿，膿尿，尿失禁などです．腎，膀胱，肝，心，脾などの臓腑が関連しています．尿の異常に対して用いる方剤は多くが陽証の方剤です．清心蓮子飲，竜胆瀉肝湯，五淋散，猪苓湯，五苓散，補中益気湯，半夏厚朴湯，抑肝散などがよく用いられます．陰証では，八味丸，六味丸，牛車腎気丸，十全大補湯，真武湯などが用いられます．

清心蓮子飲は，やや体力が低下して，不眠を伴い，頻尿，排尿時痛，残尿感があります．血尿，膿尿，混濁尿を伴い，頻尿，排尿痛がある場合には，竜胆瀉肝湯，あるいは五淋散を考えます．これらは似通っていますが，竜胆瀉肝湯のほうがより実証側に位置しています．猪苓湯と五苓散は名前も構成生薬も似通っています．尿量減少を呈するところも似ています．猪苓湯は血尿を伴う尿量減少に用います．五苓散は水滞（嘔気，めま

い，頭痛）を伴う尿量減少に用います．

八味丸は，中年以降の頻尿，特に夜間の頻尿に対して用います．牛車腎気丸は，八味丸に牛膝，車前子を加えたものです．八味丸証に加えて，足のしびれ，むくみが著明な場合に用います．六味丸は，八味丸から桂枝，附子を取り去ったものです．冷えはなく，むしろ手足に火照りがあります．なお，八味丸，牛車腎気丸，六味丸は，頻尿も，尿量減少もみられる場合があります．

表1 尿の異常に用いられる漢方薬一覧

陰陽	虚実	方剤名	尿の異常	その他の特徴
陽証	虚証	清心蓮子飲 せいしんれんしいん	尿量減少，頻尿，排尿痛，残尿感	イライラ，不眠，動悸
	実証	竜胆瀉肝湯 りゅうたんしゃかんとう	頻尿，残尿感，排尿時痛，血尿，混濁尿，膿尿	のぼせ，目の充血，イライラ，易怒性などの精神症状
	虚実中間症	五淋散 ごりんさん	頻尿，残尿感，排尿時痛，血尿，混濁尿，膿尿	竜胆瀉肝湯に似るが，竜胆瀉肝湯より虚証
		猪苓湯 ちょれいとう	尿量減少，小便難，頻尿，残尿感，排尿時痛，血尿	手足の火照り，口渇
		五苓散 ごれいさん	尿量減少	口渇，めまい，頭痛，発汗
		半夏厚朴湯 はんげこうぼくとう	切迫性尿失禁	気滞，喉の痞え，動悸
	虚証	補中益気湯 ほちゅうえっきとう	腹圧性尿失禁	気虚，食欲低下，内臓下垂，下痢
		抑肝散加芍薬 よくかんさんかしゃくやく	切迫性尿失禁	イライラ，不眠，筋の痙攣
陰証	虚証	八味丸 はちみがん	頻尿，多尿あるいは乏尿，反射性尿失禁	手足（特に足腰）の冷え，視力低下，耳鳴り
		牛車腎気丸 ごしゃじんきがん	頻尿，多尿あるいは乏尿，反射性尿失禁	八味丸証に加えて，浮腫，足のしびれが著明
		六味丸 ろくみがん	頻尿，多尿あるいは乏尿	手足の火照り，易疲労
		十全大補湯 じゅうぜんたいほとう	腹圧性尿失禁	易疲労，不眠，貧血
		真武湯 しんぶとう	頻尿，反射性尿失禁	易疲労，動悸，浮動性めまい，下痢

242 ● 各論Ⅱ　こころの状態が深く関連する身体症状の漢方診療

陽証

(a) 清心蓮子飲

　　少陽病期虚証の方剤です．もともと胃腸が虚弱な人で，腎陰虚になり，心陰を養えなくなり，心火旺という状態になったものです．そのため，心火旺の症状（イライラ，動悸，不眠）と腎の症状が共に存在します．腹証では，腹力は軟弱です．

(b) 竜胆瀉肝湯

　　陽明病期の実証から虚実中間証に用いる方剤です．瀉肝の名前通り，この方剤が合う場合には肝気の亢進があります．そのため，イライラ，のぼせ，眼の充血などがあります．尿の異常では，頻尿，残尿感，排尿時痛，血尿，混濁尿，膿尿などがあります．

(c) 五淋散

　　陽明病期の虚実中間証に用いる方剤です．竜胆瀉肝湯証と症状が似通っているため，鑑別が必要になります．五淋散と竜胆瀉肝湯の違いをひと言で言えば，五淋散が竜胆瀉肝湯よりも虚証であるということです．五淋散が適応する症状は頻尿，残尿感，排尿時痛，血尿，混濁尿，膿尿などがあります．

(d) 猪苓湯

　　陽明病期虚実中間証の方剤です．尿量減少，小便難，頻尿，残尿感，排尿時痛，血尿がみられます．腹部所見では，腹力は中等度，軽度の心下痞，下腹部の緊張が著明にみられる場合があります．次項の五苓散とは構成生薬（猪苓，沢瀉，茯苓が共通する生薬）も名前も似ています．相違点としては，猪苓湯証では血尿がありますが五苓散証ではありません．五苓散証では，水滞（めまい，頭痛，嘔気）がありますが，猪苓湯証にはありません．

(e) 五苓散

　　少陽病期の虚実中間証に用います．尿量減少，口渇，めまい，頭痛，嘔

気などに対して用います．腹力は中等度，典型例では心下痞があり，腹部動悸を触れます．

(f) 半夏厚朴湯

少陽病期の虚実中間証に用います．切迫性尿失禁に用いられます．厚朴が膀胱の興奮を和らげることにより，尿失禁を軽減すると考えられます．

(g) 補中益気湯

少陽病期の虚証の方剤です．腹力は軟弱で，臍上悸を触れる場合があります．食欲低下，内臓下垂，軟便から下痢傾向のある腹圧性尿失禁に対して用いられます．

(h) 抑肝散（加芍薬）

少陽病期の虚証の方剤です．腹力はやや軟弱で，左胸脇苦満，左の腹直筋攣急があります．イライラ，不眠，筋の痙攣などを伴う切迫性尿失禁に用いられます．

陰証

(a) 八味丸（八味地黄丸）

太陰病期虚証の方剤です．腹力は軟弱で，臍下の腹力が臍上よりも低下している小腹不仁がみられます．手足（特に足腰）の冷えがあり，視力低下，耳鳴りがあり，頻尿，多尿あるいは乏尿，反射性尿失禁がある場合に用いられます．

(b) 六味丸（六味地黄丸）

太陰病期虚証の方剤です．腹力は軟弱で小腹不仁がみられます．腎陰虚があるため，手足は火照ります．典型的には夜中に寝ている間，手足が火照ります．そのため，患者さんはふとんから手足を出して寝ていると話すことが多いです．尿の異常では，頻尿，多尿あるいは乏尿が出現します．

(c) 牛車腎気丸

太陰病期虚証の方剤です．八味地黄丸に牛膝，車前子を加えたもので

す．腹力は軟弱で，小腹不仁がみられるのは八味丸証と共通です．八味丸
証に加えて，下肢の浮腫，関節痛，しびれがある場合で，頻尿，多尿ある
いは乏尿，反射性尿失禁に用います．

(d) 十全大補湯

太陰病期虚証の方剤です．気血両虚を治すものです．腹力は軟弱です．
易疲労，食欲不振，不眠，貧血などの症状があり，腹圧性尿失禁がある場
合に用いられます．

(e) 真武湯

少陰病期虚証の方剤です．腹力は軟弱，腹部動悸を触れます．時に腹直
筋攣急があります．冷え症で，めまい，動悸，下痢を呈する人で，反射性
尿失禁を呈する場合に用いられます．

●尿の異常 ･････････････････････････････････ 48 歳　女性　**症例**

主訴　20 年前にうつ病に罹患した．それ以来ストレスがかかると帯状疱
疹が出たり，膀胱炎のような症状が出現するようになった．尿意が
頻回になり，トイレに行くが，排尿痛があるけれどもなかなか尿は
出ない．小学生くらいから時々足がつることがある．
既往歴は，A 型肝炎．腎盂腎炎．
月経周期が次第に不規則になってきている．

自覚症状　食欲：普通
睡眠：よい
小便：1 日 6 〜 7 回，夜間に 1 〜 2 回
大便：便秘がち
疲れやすい，物忘れ，頭痛，耳鳴り，めまい，立ちくらみ，視力低
下，目が疲れる，目がかすむ，目がショボショボする，目にクマが
できやすい，息切れ，首肩背中腰のこり，手足腰の冷え，足の冷え
は通年，温かいものを好む．

Ⅱ-13　尿の異常 ● 245

他覚的所見 血圧107/73mmHg，脈拍81bpm，体温35.9℃，
身長169cm，体重63kg，BMI 22.06

舌：正常紅，腫大歯痕は目立たず，乾湿中等度の薄い白苔

脈：やや沈，やや弱，数遅中間

腹：腹力やや軟弱，心下痞鞕±，右胸脇苦満±，腹動−，
左臍傍圧痛±，小腹不仁＋

鑑別のポイントと処方 夜間頻尿があり，足先の冷えがある．腎陽虚を疑い，八味丸を開始した．3週間後，夜にトイレに行く回数が減ってきた．2カ月後，夜中にトイレに起きることはほとんどなくなった．以降も夜間の頻尿はみられず経過していた．

📌 参考文献
1) 高橋茂樹（原著），小林正貴（監修）．Simple Step 腎臓．東京：海馬書房；2017.
2) 井口正典（監修）．Simple Step 泌尿器科．東京：海馬書房；2015.

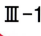
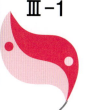

Ⅲ-1 こころの病気をみる際に最低限必要な身体症状の漢方診療

冷え（特に手足の冷え）

はじめに

　ここでの冷えは，特に手足の冷えを中心に解説いたします．まず，手足の冷えについて，伊藤隆先生の論文を引用させていただきます．

　「手足の冷えで候補になる漢方方剤は膨大な数にのぼる．それらを鑑別していく上での要点は，全体の陰陽虚実から診ていくことにある．漢方初学者は『冷え』を陰証と考えやすいが，実際は陽証の方が多い．足が冷えると訴えていても，赤ら顔で体格・腹力の充実している人には陽証が多い．腹診において臍傍抵抗圧痛があれば駆瘀血剤から検討する．足が冷えて顔がのぼせる例では気の上衝（気逆）を考慮する．蒼い顔色をして，横になりたがり，手足を触るとヒヤッとする人は裏寒の著しい症例（少陰〜厥陰病期）であり，附子の適応の可能性が高い」[1]

　このなかで，特に重要と思われるのは，冷えに対しても，陰陽虚実をきちんと診ていくことだと思われます．私も含めて，冷えと聞くと，陰証ではないかと予見をもってしまいがちです．しかし，伊藤先生がご指摘なさっているように陽証であっても，冷えは起こります．

　「冷え＝陰証」と決め打ちをせず，陰陽虚実，そして気・血・水，五臓まで考えていきましょう．

陽証の冷えについて

　陽証の急性期，太陽病期の発熱前の寒気と，ここで取り上げている冷えは異なります．ここでは，慢性にみられる冷えを指しています．陽証で冷えがみられる場合には，冷えがあっても一部に限られます．たとえば手足など，一部に冷えはあるが，全体的には熱がしっかり存在するのが陽証の特徴です．手足は冷えると訴えるものの，長風呂は苦手であるとか，冷た

い（飲み）ものを好む，などは陽証を示唆するものです．陽証で，手足に冷えがある場合に用いる方剤は以下のようなものがあげられます．

- 桂枝茯苓丸（桂皮，茯苓，牡丹皮，桃仁，芍薬）
- 加味逍遙散（当帰，芍薬，朮，茯苓，柴胡，牡丹皮，山梔子，甘草，生姜，薄荷葉）
- 四逆散（柴胡，芍薬，枳実，甘草）
- 柴胡桂枝湯（柴胡，半夏，桂皮，芍薬，黄芩，人参，大棗，甘草，生姜）
- 柴胡桂枝乾姜湯（柴胡，桂皮，栝楼根，黄芩，牡蛎，乾姜，甘草）
- 桃核承気湯（桃仁，桂皮，大黄，芒硝，甘草）

陽証の冷えは，四肢，特に足の冷えとして出現します．これは，気が上衝してしまうことによって起こる冷えです．上記の桂枝茯苓丸，柴胡桂枝湯，柴胡桂枝乾姜湯，桃核承気湯にはそれぞれ桂皮が含まれています．桂

表1 陽証の冷えに用いる漢方薬

病位	虚実	方剤名	冷え	特徴
少陽病期	虚実中間証	四逆散	四肢	左右の胸脇苦満，両側腹直筋攣急がある
	虚証	柴胡桂枝湯	下肢	上半身の火照りと下肢の冷え
		柴胡桂枝乾姜湯	下肢	胸脇苦満は目立たないこともある．首から上の火照りと下肢の冷え
	実証から虚実中間証	桂枝茯苓丸	下肢（特に足先の冷え）	駆瘀血剤の代表．末梢の冷えを改善する．臍傍圧痛が有名だが，なくても末梢の冷え，火照りに用いる
	虚証	加味逍遥散	下肢	更年期障害で，冷えとのぼせ，発汗がある場合に用いる
陽明病期	実証	桃核承気湯	下肢	陽明病期に用いる．食欲があり，腹力も充実．便秘が著明で下肢の冷えがある

248 ● 各論Ⅲ　こころの病気をみる際に最低限必要な身体症状の漢方診療

皮には，気の上衝をおさめる働きがあります．これら4つの方剤は，桂皮の働きによって気をおろし，冷えを改善することを狙います．

　四逆散には，桂皮が入っていませんね．四逆散では，上下肢（四肢）が冷える四肢厥冷を改善するとされます．では，どのように四肢厥冷を治すのか．山田光胤先生は，四逆散について以下のような解説をされています．「実態は裏熱のために，正気が外に伸びることができなくなって，四肢の厥冷を現す」[2]

　加味逍遥散は，どうでしょう？　これにも桂皮は含まれていません．加味逍遥散の証では，肝と心の陽気が異常に亢進していると考えられます．それによって気が上衝してしまいます．その結果として，末端に冷えが起こると考えられます．その肝気の亢進を抑えるために，柴胡が含まれます．肝の陰虚を改善するために芍薬が，心の陽気を抑えるために山梔子を配合しているものと考えられます．

陰証の冷え

　陽証の冷えでは，冷えがあっても部分的でした．陰証の冷えは，より広範に冷えが存在します．また，周囲の環境によらず冷えが存在しています．冷えを主訴に来院した場合には，部位だけでなく，冷えがどのような時に出現するか，身体を温めることを好むかどうかも確認が必要です．たとえば，問診の段階で，夏でも背中にカイロをしのばせているとか，長風呂は平気である，夏でも温かい飲み物を好むなどは，陰証の冷えを疑うヒントになります．

　陰証を判断したものの太陰病なのか，少陰病なのか，厥陰病なのかわからないということがあります．自分自身からしてそうです．その理由について藤平健先生は「ところで陰証も，陽証と同じく，三つの病期に分けられているのであるが，陽証の三病期が，熱型にせよ，自覚症状その他にせよ，かなりはっきりと区別し得るのに対して，陰証のそれは，臨床的にはなかなか区別しにくい．強いて言えば，太陰は陽証から陰証へと移行する時期，厥陰は死の直前，その中間が少陰だ，と割り切ってもよいであろう」と書いています[3]．

　陰証の冷えは，どの病位に位置しているのかを考えます．太陰病期，少陰病期，厥陰病期のどこに属しているのか．それから，気・血・水のいず

れの不調が起きているのかを考えます．それでも難しい場合には，五臓の
いずれの不調であるのかを考えましょう．

太陰病期

　傷寒論には「太陰之爲病，腹満而吐，食不下，自利益甚，時腹自痛．若
下之，必胸下結鞕」とあります．大意としては，太陰病という病は，腹が
張って，吐いて，食べても下っていかない．自然に下痢して，次第に激し
く，時々腹も痛む．もし，これを瀉下すると，今度はみぞおちが硬く詰ま
る，というような意味でしょう．

　寺澤捷年先生は，「太陰病期の共通症候は気虚証あるいは血虚証を基盤
としており，これに心窩部不快感，腹満感，悪心，嘔吐，下痢，便秘など
の消化器症状が加わって形成される」，「治療の通則は，裏の寒を温め，脾
胃の働きを高め，気血を増し，気血水の滞りを解消する」とされていま
す[4]．脾胃の不調があり，その帰結として気虚，血虚が生じたものと考え
られます．気虚には気を補うよう脾胃の力を増す方剤（補気健脾などとい
います），血虚には補血剤，気血両虚ならば，気血双補の方剤を用いて，
冷えを解消していきます．時々，気血双補を狙って治療をしても，冷えが
良くならない場合があります．胃腸が弱い場合には，補血剤で胃腸を損
なってしまい，気虚が改善していかないためです．その場合には，血虚は
さておき，気虚の改善を優先すべきです．特に高齢者，若い人でも体力が
低下している場合などでは，なにはなくとも補気が優先です．この時期の
診察所見について，藤平先生は「脈はやや沈んで沈脈を呈するが，脈力は
まださほどに衰えてはいない．腹部は自覚的にも張り，他覚的にも膨満の
傾向を示すことがあるが，前の時期の陽明のような実満ではなく，虚満で
あって，圧してみると力がない．また，腹痛や下痢などの症状を伴うこと
があるが，すでに発熱はない」とされています[3]．

少陰病期

　傷寒論では「少陰之爲病，脈微細，但欲寐也」とされます．少陰病の特
徴は，脈が弱くて細く，ただ横になりたがる，といった意味になります．
寺澤先生は「臓腑の機能が衰え，気血の不足が一段と進行した病期であ
る．全身倦怠感，四肢末梢の冷え，脈微弱が共通症状」とされています．
臓腑の中でも，特に脾胃の機能が弱ってしまい，気虚を呈します．それに

表2 太陰病期の冷えに用いる漢方薬

方剤名	気血水	特徴
人参湯 にんじんとう	気虚	心下痞鞕，口に生唾がたまる，下痢，食欲不振
呉茱萸湯 ごしゅゆとう	気虚，水滞	心下痞鞕，激しい頭痛，悪心嘔吐，煩躁，四肢厥冷
当帰芍薬散 とうきしゃくやくさん	血虚，水滞	むくみ，めまい，肩こり，頭痛，貧血，月経異常
当帰四逆加呉茱萸生姜湯 とうきしぎゃくかごしゅゆしょうきょうとう	気虚，血虚	末梢の血行障害による冷え，霜焼け，下腹部痛，脈が細・弱
十全大補湯 じゅうぜんたいほとう	気虚，血虚（気血両虚）	時に胃もたれを訴える人がいる（その時には補脾益気を優先），疲労倦怠，食欲不振，皮膚枯燥，貧血
人参養栄湯 にんじんようえいとう	気虚，血虚（気血両虚）	十全大補湯の加減方．心・脾・肺に作用．不眠，健忘，食欲不振，咳など
桂枝加芍薬湯 けいしかしゃくやくとう	気虚	下痢・便秘を繰り返す，腹直筋攣急あり，腹部膨満（虚満）
小建中湯 しょうけんちゅうとう	気虚	桂枝加芍薬湯に膠飴を加えたもの，桂枝加芍薬湯よりもより虚証に用いる
帰脾湯 きひとう	気虚，血虚（気血両虚）	心・脾に働く，食欲不振，貧血，不眠，健忘，不安，抑うつに用いる
八味丸 はちみがん	気虚	小腹不仁，頻尿，夜間尿，不妊，下肢の脱力，しびれ，胃もたれを起こす場合あり（人参湯と合方などを考慮）

　よって，ドミノ式に各臓腑が衰えていきます．

　真武湯証では，裏寒のため，食欲不振，下痢，全身倦怠，四肢の冷え，水滞のためにめまいが生じます．少陰病期の大綱にある通り，横になりたがります．

　附子理中湯は，人参湯に附子を加えた方剤です．人参湯証よりも一段と

冷えが強い場合に用いられます.

表3 少陰病期の冷えに用いる漢方薬

方剤名	気血水	特徴
真武湯	気虚，水滞	下痢，倦怠感，冷え，めまい
附子理中湯	気虚	胃腸虚弱，下痢，多尿

厥陰病期

　　厥陰病期は，瀕死の状態であり，寺澤先生の著書によれば，「pre-shock ないし shock 状態に相当する」とされる状態です.「意識レベルの低下，脳症，体温調節機構の失調などが錯綜して現れる」としています.傷寒論では「厥陰之爲病，気上撞心，心中疼熱，飢而不欲食，食則吐，下之，痢不止」とされます.体温調節機構が失調しているために，陰証でありながら，上熱下寒が生じます.

表4 厥陰病期の冷えに用いる漢方薬

方剤名	気血水	特徴
茯苓四逆湯	気虚	煩躁（精神不穏），四肢冷
通脈四逆湯	気虚	顔面紅潮，下痢，四肢冷

🔖 文献
1) 伊藤　隆. 漢方と診療 Vol.3, No 1. 千葉: 東洋学術出版社; 2012. p.29-32.
2) 山田光胤. 漢方処方応用の実際 改訂7版. 東京: 南山堂; 2012. p.201.
3) 藤平　健, 小倉重成. 漢方概論. 大阪: 創元社; 2010. p.70-1.
4) 寺澤捷年. 症例から学ぶ和漢診療学 第3版. 東京: 医学書院; 2012. p.164.

🔖 参考文献
5) 高山宏世. 腹證図解漢方常用処方解説 第51版. 東京: 日本漢方振興会漢方三考塾; 2012.

Ⅲ-2 のぼせ

こころの病気をみる際に最低限必要な身体症状の漢方診療

はじめに

　ここでは上半身の火照り，特に顔面の紅潮，火照りについて解説します．漢方では，のぼせの原因としては，気逆と瘀血が重要になります．

　気逆は，気が逆（流）すると書きます．本来であれば，気は上から下，中心から末梢へと流れます．それが何らかの原因によって，下から上へ，あるいは末梢から中心に向かって逆流してしまいます．それが気逆です．本来は頭寒足熱といって，頭は冷えて下半身特に足は温かいものです．気逆によって，頭が火照り，温かいはずの下半身や末梢に冷えが生じます．

　寺澤捷年先生によれば，「気逆は程度の差はあっても気虚を伴う」とのことです．気逆の症状としては，冷えのぼせ，臍上悸，顔面紅潮，動悸発作，発作性の頭痛，嘔吐などです．

　瘀血は，血の流れが停滞した状態をさします．瘀血が存在すると，気の流れも停滞したり，逆流したりします．そのため，瘀血と気逆が重なり合ってのぼせを呈することがあります．

のぼせの診察

望診

　気逆では，顔の火照りが見てとれます．診察室では火照りはみられない場合，外で周りから顔が赤いと言われないか．あるいは自分で火照っている時に顔が赤くなっていないかを患者さんに確認します．

　瘀血でも，気逆を伴う場合には，顔が赤くなります．そのほか，舌の色が暗赤色になる，目の下にクマができる，皮膚の細絡（さいらく）（細かい静脈の怒

張）なども瘀血を疑う参考になります．

聞診・問診

　気逆を疑う場合には，顔の火照りがどのような場面で出てくるか，確認します．例えば外から暖かい室内に入った時に火照るようならば，冷えのぼせの典型例となります．急激な温度変化がなくても，のぼせる場合はあります．例えば，更年期障害の患者さんでは，同じところにいても発作的にのぼせがきます．

　瘀血がある場合には，手術の既往，女性では子宮筋腫の有無などを確認します．これらがある場合には，瘀血を呈してくることがあります．月経の周期，あるいは閉経の時期なども参考になります．更年期障害では瘀血を伴うことが多いためです．

切診

　脈診，腹診が中心になります．ある先生は，脈は百人みれば大体わかるようになると教えてくださいました．確かに診察を繰り返すうちに，それとなく脈診でわかることも出てきましたが，最初はなかなか難しいかもしれません．それよりも，腹診のほうが，初心者であっても所見を見つけやすいと思います．瘀血では，圧痛の出現が有名です．特に臍傍圧痛，S状結腸部圧痛，回盲部圧痛の有無は確認します．

のぼせに用いる漢方薬

気逆

(a) 苓桂味甘湯

　苓桂味甘湯の病位は少陽の準位，虚証です[1]．準位とは，「だいたいそのあたり」といった意味です．苓桂味甘湯ののぼせは，顔が酔っ払ったみたいに真っ赤になります．四肢に冷えがあり，咳嗽，呼吸促迫を伴います．残念ながら，医療用エキス製剤がありません．

254 ● 各論Ⅲ　こころの病気をみる際に最低限必要な身体症状の漢方診療

(b) 桂枝加桂湯

桂枝湯の桂枝を増量したものです．桂枝湯と似た症状があり，上衝が激しく，頭痛，のぼせが激しいものを治すものです．残念ながら，本剤も医療用エキス剤がありません．

(c) 柴胡桂枝湯

少陽病期の虚証が病位です．胸脇苦満，上半身の火照り，上腹部の腹直筋攣急，頭痛，発熱，微悪寒，筋肉痛など小柴胡湯と桂枝湯の両方の証がある人を治すものです．

(d) 柴胡桂枝乾姜湯

柴胡桂枝湯と似た名前ですが，その対象となる状態は異なります．発汗したものの良くならず，枯燥してしまった状態です．さらに陽気が虚してしまい，上衝が起こります．それがのぼせにつながります．水分欠乏のため，全身に発汗せず，ただ頭汗だけが出ます[1]．胸脇苦満は不明瞭なことが多く，臍上悸を認めることがあります．

(e) 桃核承気湯

陽明病期，実証に用います．便秘が著明で，気の上衝がみられ，頭痛，のぼせがみられます．腹候では，S状結腸部の圧痛が典型的です．この部位の圧痛がなくても，著明な便秘があり，気の上衝がみられるときには，用いてよい場合があります．実際の臨床場面では，S状結腸部の圧痛がなくても，用いることがしばしばあります．

(f) 加味逍遙散

月経前症候群，更年期などの女性の生理周期にまつわる諸症状に用いることが多く，婦人科領域の3大処方の一つです（ちなみに，その他の2つは，桂枝茯苓丸と当帰芍薬散です）．軽度の胸脇苦満（あまりはっきりしないこともしばしばあります），イライラ，便秘傾向，冷えのぼせがあるような場合に用います．加味逍遥散が適応するタイプの患者さんは訴えが多く，症状が多愁訴になりやすいことが多いです．

表2 のぼせに用いる漢方薬

気・血・水	方剤名	陰陽・虚実	特徴
気逆	苓桂味甘湯	少陽の準位・虚証	気力に乏しく,咳嗽,のぼせのため,顔が酔っ払っているように赤い
	桂枝加桂湯	太陽・虚証	頭痛,のぼせが強い
	柴胡桂枝湯	少陽・虚証	上半身の火照り,発汗,上腹部の腹直筋攣急
	柴胡桂枝乾姜湯	少陽・虚証	首から上の火照り,発汗,臍上悸
気逆+瘀血	桃核承気湯	陽明・実証	便秘,S状結腸部の圧痛(なくても使うことはある),のぼせ冷え,頭痛,顔面の紅潮
瘀血	加味逍遥散	少陽・虚証	軽度の胸脇苦満,便秘,イライラ,冷えのぼせ,疲れやすい
	桂枝茯苓丸	少陽・実証〜虚実中間	赤ら顔,冷えのぼせ,肩こり,腹部は充実し臍傍に圧痛があることが多い

(g) 桂枝茯苓丸

　　加味逍遥散よりも,実証側になります.加味逍遥散に比べて腹力があり,触診していても弾力のあるしまったお腹をしていることが多いです.臍のまわり,特に左側に圧痛を認めることが多いです.のぼせがあると同時に足,特に足先の冷えがみられます.

🐎 文献
1) 藤平　健,小倉重成.漢方概論.大阪:創元社;1979. p.581.

🐎 参考文献
2) 寺澤捷年.症例から学ぶ和漢診療学 第3版.東京:医学書院;2012. p.33.
3) 矢数道明.臨床応用漢方處方解説.大阪:創元社;1981.
4) 藤平　健.類聚方広義解説.大阪:創元社;1999.

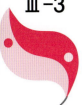

III-3 こころの病気をみる際に最低限必要な身体症状の漢方診療

肩こり

肩こりとは？

　首から首のつけ根，そして肩または背部にかけて，いわゆる"凝った"あるいは"張った"もしくは"痛い"などと表現される状態をさします[1]．症候性肩こり，本態性肩こり，心因性肩こりに大別されます．このうち症候性肩こりは，原因疾患がはっきりしている肩こりです．そのため，まず原因疾患の治療を優先します．症候性肩こりをきたす疾患としては，以下のようなものがあげられます．

　五十肩：中年期以降，肩関節の疼痛，可動域の制限が起こります．画像上では大きな異常を認めません．全体的には1年ほどで自然軽快することが多く保存療法で経過をみます．

　肩峰下インピンジメント症候群：上肢を挙上するときに，腱板や上腕大結節，肩峰下滑液包に衝突することによって疼痛が生じます．

　動揺性肩関節：外傷のあと，脱臼を繰り返すと肩関節が不安定になり，正常域を越えて可動したり，異常な運動をするものをさします．

　腱板断裂（肩腱板断裂）：中年以降に，加齢，退行変性を背景として，腱板の腱が断裂するものです．棘上筋腱の断裂が最も多く，側方に自分で上肢を外転させると痛みを生じます．

　三角筋拘縮症：筋肉注射を繰り返すことや外傷によって三角筋が萎縮するものです．

　関節リウマチ：30〜50代の女性に好発し，左右対称の手のこわばり，手，手指，足の関節の腫脹，疼痛が起こります．病気が進むと大関節の炎症も起こります．

　頸椎椎間板ヘルニア：30〜50代の男性に多く，後頸部痛，一側上肢の放散痛，手のしびれ，歩行障害，四肢の感覚障害などがみられます．

表1 肩こりの原因

分類	障害部位など	原因疾患
整形外科領域	肩関節	五十肩 肩峰下インピンジメント症候群 動揺性肩関節 腱板断裂（肩腱板断裂） 三角筋拘縮症 関節リウマチ
	頸椎	頸椎椎間板ヘルニア 変形性頸椎症
	骨・軟部組織	上腕骨外側上顆炎 リウマチ性多発筋痛症 線維筋痛症 骨・軟部腫瘍
	末梢神経系	胸郭出口症候群 肘部管症候群 手根管症候群 肩甲上神経麻痺
内科・外科系	中枢神経系	脳血管障害 慢性頭痛など
	消化器系	胃炎，膵炎，胆嚢炎，胆石など
	循環器系	狭心症，心筋梗塞
	呼吸器系	肺癌（Pancoast 腫瘍）
その他の領域	婦人科系	更年期障害
	耳鼻科系	副鼻腔炎，鼻炎
	眼科系	眼精疲労，視力障害
	歯科系	う歯，咬合不全

変形性頸椎症：加齢によって，椎間板の変性，椎間の狭小化が起こり，反応性に骨棘が形成されます．骨棘によって神経根や脊髄への圧迫が起こります．肩こり，頸部痛，可動域の制限などが起こります．

上腕骨外側上顆炎：中年の女性に好発します．肘の外側（橈側）の圧痛，疼痛，握力低下がみられます．

リウマチ性多発筋痛症: 50歳以上の高齢女性に多くみられます. 発熱, 体重減少, 食欲低下, 全身倦怠感があり, 左右対称に近位筋のこわばりが起こります. 側頭動脈炎と高率に合併します.

線維筋痛症: 40～50代の女性に好発します. 全身痛, 肩をはじめ関節痛, 圧痛, 精神症状などを伴います.

骨・軟部腫瘍: 骨腫瘍では, 疼痛, 腫脹, 病的骨折が主な症状です. 軟部腫瘍は, 筋, 脂肪, 血管などから発生する腫瘍です.

胸郭出口症候群: なで肩の女性に多くみられます. 腕神経叢や鎖骨下動静脈が胸郭出口（肋鎖間隙）で圧迫されることによって, 疼痛, しびれ, 肩こり, 脱力などが起こります. Wrightテスト陽性など徒手検査で診断できます.

肘部管症候群: 肘を酷使する職業やスポーツをする人に好発します. 肘部管で尺骨神経が圧迫されることによって, 薬指, 小指にしびれ, 感覚障害を生じます.

手根管症候群: 女性で, 手を使う職業やスポーツをする人に好発します. 正中神経が手根管内で圧迫されることが原因です. 母指, 示指, 中指にしびれ, 疼痛が生じます.

肩甲上神経麻痺: スポーツ, 外傷などによって肩甲上神経が圧迫されることによって生じます. 肩甲背部痛, 棘上筋, 棘下筋の筋力低下が生じます.

脳血管障害: 脳卒中では, 局所神経症状が出現します. しびれ, 感覚障害なども起こります. 詳しくは成書を参照してください.

慢性頭痛: 頭痛のうちで, 特に緊張型頭痛では, 首肩のこりが起こります. 夕方に両側に持続性に締め付けられるような痛みが生じます.

胃炎: 胃粘膜に炎症を生じたものです. 急性胃炎, 慢性胃炎とに分けられます. びらん性胃炎, 出血性胃炎と急性胃潰瘍とを合わせて急性胃粘膜病変（AGML）と呼ばれます. 慢性胃炎≒萎縮性胃炎ととらえられます[2].

膵炎: 膵臓の自己消化を急性に生じたものを急性膵炎, 繰り返し小規模な炎症を繰り返して線維化をきたしたものを慢性膵炎としています. いずれもアルコール多飲が原因としては最多です.

胆石: 胆汁を原料に作られた固形物です. 胆嚢胆石症, 総胆管胆石症, 肝内胆石症に分けられます. 胆嚢胆石症は基本的には無症状ですが, 胆嚢

頸部に嵌頓すると，疝痛発作を生じます．総胆管胆石症，肝内胆石症は総胆管を閉塞すると急性化膿性胆管炎を引き起こします．

胆嚢炎：胆石を有する人が右季肋部痛を訴えます．発熱，悪心嘔吐などを伴います．急性と慢性とに分けられます．

狭心症：一過性に冠動脈の虚血が起こり，胸痛を生じます．その痛みが肩に放散します．持続時間は短時間です．

心筋梗塞：狭心症と同様，虚血が起こり，不可逆的に心筋が壊死したものです．発作時の症状としては，狭心症と同様，胸痛，肩，首などに痛みが生じます．狭心症と異なり，痛みが20分以上持続します．

肺癌（Pancoast腫瘍）：肺尖部に生じた肺癌（扁平上皮癌が多い）が，腕神経叢，頸部の交感神経，脈管に浸潤したものです．患側の上肢痛，しびれなどを生じます．

更年期障害：Ⅱ-12．更年期障害の項を参照してください．

副鼻腔炎，鼻炎：副鼻腔，鼻腔に生じた炎症です．副鼻腔炎では，鼻閉，鼻汁過多が起こります．

眼精疲労，視力障害：眼精疲労は目の疲れをさします．種々の原因によって生じます．

肩こりの漢方治療

肩こりのうち，症候性肩こりは原疾患の治療を優先します．漢方による肩こりの治療が考慮されるのは，本態性肩こり，心因性肩こりになります．肩こりの治療でも，手順としては，陰陽，気血水，五臓の順で適応する方剤を考えていきます．気血水では，気滞，瘀血，水滞が肩こりの原因としては重要です．五臓では，肝（具体的には肝気鬱結）と肩こりが関連します．

表2 肩こりに有効な漢方薬一覧

陰陽	虚実	方剤名	特徴
陽証 (太陽病期)	虚実中間証	葛根湯	後頭部から頸部にかけてのこりがある場合に用いる．風邪でなくても用いてよい
陽証 (少陽病期)	実証	大柴胡湯	首から肩にかけてのこりがある場合に用いる
		柴胡加竜骨牡蛎湯	不眠，心悸亢進，イライラなどを伴って，首から肩にかけてのこりがある場合に用いる
	虚実中間証から実証	桂枝茯苓丸	瘀血の徴候があり，のぼせ，足先の冷えを伴う肩こりに用いる
	実証	通導散	瘀血に気滞（胸苦しさ，便秘，肩こり）を伴った状態で，肩こりを呈する場合に用いる
		三黄瀉心湯	のぼせて赤ら顔．鼻出血を伴う．イライラした様子．便秘がち．血圧が高く，肩こりがある場合に用いる
	虚実中間証	五苓散	めまい，口渇，耳鳴り，頭痛に伴って後頸部にこりがある場合に用いる
	虚証	苓桂朮甘湯	めまい，頭痛，動悸などを伴った肩こりに用いる
		加味逍遥散	イライラ，不眠，訴えが多岐にわたるような人で肩こりがある場合に用いる
	虚実中間証	女神散	頭痛，のぼせ，訴えは固定しているような人で肩こりがある場合に用いる
	虚証	二朮湯	水滞，肥満体質の人の五十肩に用いる
陽証 (陽明病期)	実証	桃核承気湯	のぼせ，赤ら顔があり，イライラ，S状結腸部の圧痛などを伴う肩こりに用いる
		防風通聖散	肥満体型でおへそを中心に膨隆するようなお腹．便秘があり，高血圧，肩こりを呈するような場合に用いる
陰証 (太陰病期)	虚証	桂枝加芍薬湯	腹直筋攣急があり，下痢と便秘を繰り返すような肩こりに用いる
		桂枝加苓朮附湯	虚弱体質で，冷え症．関節痛や筋肉痛を伴うような肩こりに用いる
		当帰芍薬散	頭痛，めまい，むくみ，月経異常を伴うような肩こりに用いる
		半夏白朮天麻湯	冷え症であり，胃腸が虚弱で，めまい，頭痛，動悸を伴うような肩こりに用いる

肩こりに用いる漢方薬

陽証

(a) 葛根湯

　　太陽病期虚実中間証の方剤です．かぜの薬として有名ですが，かぜ症状（頭痛，発熱，悪寒）がなくても，用いられます．発汗はなく，首から肩，背中にかけてこっているような場合に用います．

(b) 大柴胡湯

　　少陽病期の実証の方剤です．腹力が充実しており，胸脇苦満が明瞭にあります．のぼせ，イライラ，便秘があり，首から肩にかけてのこりがあります．なお，便通が良好な場合には，大黄を含まない大柴胡湯（大柴胡湯去大黄）というエキス剤があるので，そちらを用います．

(c) 柴胡加竜骨牡蛎湯

　　少陽病期の実証の方剤です．大柴胡湯ほどは実していません．場合によっては腹力が中等度でも用いることがあります．胸脇苦満があり，腹部動悸を触れます．のぼせ，イライラ，不眠，動悸，首から肩にかけてのこりがあります．ツムラの柴胡加竜骨牡蛎湯は大黄を含みませんが，クラシエ，コタローの柴胡加竜骨牡蛎湯には大黄が入ります．便通によって使い分けをします．

(d) 桂枝茯苓丸

　　少陽病期の虚実中間証から実証の方剤です．瘀血の代表的な方剤の一つです．のぼせがあり，やや体格が充実している傾向があります．舌下静脈の怒張や，目のクマ，臍傍圧痛など瘀血兆候がある場合の肩こりに用います．

(e) 通導散

　　少陽病期の実証の方剤です．瘀血に気滞を伴います．症状としては，頭

262 ● 各論Ⅲ　こころの病気をみる際に最低限必要な身体症状の漢方診療

痛，のぼせ，月経困難，月経不順，目のクマ，臍傍や下腹部の圧痛，便秘，肩こりなどがあります．

(f) 三黄瀉心湯

少陽病期の実証の方剤です．腹証では心下痞鞕があります．症状としては，のぼせ，出血傾向，便秘，高血圧，肩こりがあります．

(g) 五苓散

少陽病期の虚実中間証に用います．代表的な利水剤です．口渇があり，尿は少なく，発汗があり，めまい，頭痛，むくみなどの症状がみられる場合の肩こりに用います．

(h) 苓桂朮甘湯

少陽病期の虚証の方剤です．眩暈，頭痛，動悸などがある肩こりに用います．甘草を含みますので，むくみがあるような場合には用いないほうがよいでしょう．

(i) 加味逍遙散

少陽病期の虚証に用いる方剤です．胸脇苦満は軽度で，触れないかはっきりしない場合もあります．不眠，イライラ，便秘，肩こりがあります．愁訴が多岐にわたるのが特徴です．

(j) 女神散

少陽病期の虚実中間証に用います．頭痛，のぼせ，肩こりがあります．心下痞があります．症状の訴えは固定的で，加味逍遥散とは対照的です．

(k) 二朮湯

少陽病期の虚証の方剤です．肥満傾向があり，水滞がある人で，五十肩で肩こり，肩の痛みがあるような場合に用います．

(l) 桃核承気湯

陽明病期の実証の方剤です．腹力が充実しており，S状結腸部の圧痛があります．ただし，S状結腸部の圧痛がなくとも，症状が合致していれば

用いてよい場合があります. 瘀血があり, 気逆（のぼせ, 頭痛）, 便秘, 肩こりがみられます. なお, 四肢が冷たい場合があります.

(m) 防風通聖散

陽明病期の実証に用います. 時々やせている女性から, 防風通聖散を出してほしいとリクエストされる場合があります. その場合には, 「固太りで, おへそを中心として太鼓腹. 高血圧で便秘や肩こりがあるような人に用いるお薬ですよ. あなたは当てはまりますか？」と確認します. そうすると, 残念そうに「合っていません」と答えがかえってきます. 上記のような人が防風通聖散が合う典型例です.

陰証

(a) 桂枝加芍薬湯

太陰病期虚証の方剤です. 腹直筋攣急あり, 便秘と下痢を繰り返すような人に用いますが, 冷えがあり, 虚証の肩こりに用いてよい場合があります. 芍薬, 甘草が入っていますので, 筋の緊張をとることによって肩こりを改善するのだと思います.

(b) 桂枝加苓朮附湯

太陰病期虚証の方剤です. 冷えがあり, 関節痛や筋肉痛がある場合に用います.

(c) 当帰芍薬散

太陰病期虚証の方剤です. 血虚と水滞を伴います. 舌は淡紅色で, 腫大があります. 腹部は, 臍傍に圧痛を認める場合があります. めまい, 頭痛, むくみ, 動悸, 月経不順, 肩こりなどがある場合に用います.

(d) 半夏白朮天麻湯

太陰病期虚証の方剤です. 気虚と水滞が存在する病態です. 腹部所見では, 軽い心下痞鞕, 胃部振水音, 動悸を認めます. 症状としては, 冷え, 倦怠感, 頭痛, めまい, 肩こりがみられます.

264 ● 各論Ⅲ　こころの病気をみる際に最低限必要な身体症状の漢方診療

文献

1) 高橋正明. STEP 整形外科 第 4 版. 東京: 海馬書房; 2013. p.22.
2) 高橋茂樹. STEP 内科 6 消化器・膠原病 第 2 版. 東京: 海馬書房; 2015. p.61.

参考文献

3) 村川裕二. 病態生理できった内科学呼吸器疾患 第 3 版. 東京: 医学教育出版社; 2013.
4) 高橋茂樹. STEP 耳鼻咽喉科 第 3 版. 東京: 海馬書房; 2017.

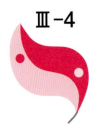

III-4 こころの病気をみる際に最低限必要な身体症状の漢方診療

腰痛,下肢のしびれ,膝の痛み,こむら返り

腰痛

　腰痛とは「触知可能な最下端の肋骨と殿溝の間の領域に認められる疼痛」とされます.プライマリケア受診時に腰痛について,原因が特定される割合(特異的腰痛)は15%,原因の特定されない腰痛(非特異的腰痛)が85%とされます[1].特異的腰痛の原因としては,整形外科領域以外に,腎・泌尿器科領域,婦人科領域,消化器領域,循環器領域など多

表1 腰痛の原因

分類	障害部位など	原因疾患
整形外科領域	脊椎/椎間板・脊髄	腰椎椎間板ヘルニア,腰部脊柱管,脊椎外傷(椎体圧迫骨折など),脊椎分離すべり症,脊椎変性すべり症,脊椎腫瘍,脊柱変形(側弯症,後弯症など),脊椎感染症(化膿性脊椎炎,結核性脊椎炎など),代謝性骨疾患(骨粗鬆症,骨軟化症など),炎症性疾患(関節リウマチ,強直性脊椎炎など),脊髄腫瘍,馬尾腫瘍,多発性骨髄腫,脊柱靱帯骨化症　など
	筋・筋膜	筋・筋膜性腰痛
内科・外科領域など	腎・泌尿器科系	腎結石,尿路結石,腎盂腎炎
	婦人科系	子宮内膜症,子宮筋腫,妊娠
	消化器系	腹膜炎,後腹膜腫瘤,腹膜内臓器疾患(胆石,胆囊炎,膵癌,膵炎,胃・十二指腸潰瘍など)
	循環器系	腹部大動脈瘤,解離性大動脈瘤
	精神神経系	うつ病,神経症

岐にわたります．自験例でも腰痛だということで非ステロイド系抗炎症剤
（NSAIDs）をずっと出されていた患者さんが実は肝臓癌の骨転移で腰痛
を呈していたということがありました．非特異的腰痛として，原因の検索
を怠ることがないようにしたいと思います．

下肢のしびれ

触覚，痛覚，温痛覚など感覚の異常をさします．しびれは，神経障害性
のしびれと非神経障害性のしびれに分けられます．神経障害性のしびれ
は，部位によって中枢神経系の障害と末梢神経系の障害に分けられます．
非神経障害性のしびれは，循環障害，貧血，過換気症候群，低 Ca 血症，
低 Mg 血症などが原因となります．

表2 下肢のしびれの原因

分類	障害部位など		原因疾患
神経障害性	末梢神経系		絞扼性神経障害（胸郭出口症候群，手根管症候群，肘部管症候群など），糖尿病性神経障害，中毒（薬物，金属，有機溶媒），膠原病（RA，SLE など），神経免疫性疾患（Guillain-Barré 症候群など）
	中枢神経系	脊髄	脊髄の圧迫（椎間板ヘルニア，脊髄腫瘍など），脱髄疾患（多発性硬化症など），脊髄空洞症，脊椎感染症（化膿性脊椎炎，結核性脊椎炎など），血管障害（脊髄梗塞），ビタミン B_{12} 欠乏症（亜急性脊髄連合変性症）
		脳	脳血管障害，脳腫瘍，脱髄疾患（多発性硬化症など）
非神経障害性	循環器系		循環障害（閉塞性動脈硬化症，Buerger 病）
	その他		貧血，過換気症候群，低 Ca 血症，低 Mg 血症など

膝の痛み

　膝関節を含む関節痛については，単発性か，多発性か，炎症性か，非炎症性かで大きく４つに分けられます．炎症性の関節痛（単発性，多発性とも）については，まず炎症を止めるのが大事だと思われます．漢方治療よりも西洋医学的治療を優先すべきと思われます．非炎症性で単発性の膝関節痛や，多発性でも変形性関節症については対処療法の一つとして，漢方治療を検討してもよいと思われます．

こむら返り

　下腿三頭筋に生じる筋痙攣をさします．疲労，寒冷でも生じます．

腰痛，下肢のしびれ，膝の痛み，こむら返りに対する漢方治療

　腰から下の諸症状について漢方薬を選択する場合にも，陰陽，虚実，気血水，五臓のそれぞれについて，今どのような状態にあるのかを考えます．陰証で，冷えて痛む場合には，温熱作用のある方剤が用いられます．痛みの原因については，古来「通ぜざれば則ち痛む」と言われます．腰から下の痛みでは，瘀血，水滞が関係することが多いです．いずれも血や水が通らない（滞った）状態ですね．そのため，駆瘀血作用や利水作用のある方剤がよく用いられます．五臓では，腎の働きが低下して腰痛や下肢のしびれにつながることがよくあります．

　腰痛は，陽証では桂枝茯苓丸，桃核承気湯，通導散，疎経活血湯などがよく用いられます．これらに共通するのは，駆瘀血作用をもつことです．陰証では，苓姜朮甘湯，八味丸（八味地黄丸），牛車腎気丸，当帰四逆加呉茱萸生姜湯などが腰痛に用いられます．これらはいずれも寒冷によって増悪する腰痛を改善します．

　下肢の痛みやしびれについては，桂枝茯苓丸，疎経活血湯，八味地黄丸，牛車腎気丸，当帰四逆加呉茱萸生姜湯，五積散，桂枝加朮附湯などが用いられます．陽証では，桂枝茯苓丸や疎経活血湯のいずれかをまず考えます．陰証では，八味地黄丸，牛車腎気丸，当帰四逆加呉茱萸生姜湯，五

表3 腰痛，下肢のしびれ，膝の痛み，こむら返りに用いる漢方薬

陰陽	虚実	方剤名	特徴
陽証 (少陽病期)	虚実中間証 から実証	桂枝茯苓丸	目のクマ，しみ，臍傍圧痛など瘀血があり，腰痛や下肢痛を呈する場合に用いる．便秘がない患者さん向け
		疎経活血湯	瘀血と血虚があり，腰痛，関節痛，神経痛など．特に左側に症状が強い場合に用いる
	虚実中間証	薏苡仁湯	水滞による関節，筋肉の浮腫，疼痛に用いる
陽証 (太陽～少陰病期)	虚証	桂芍知母湯	関節に発赤や熱症のみられる状態に用いる．気血両虚で関節が腫れているような関節炎や神経痛に用いる
陽証 (陽明病期)	実証	桃核承気湯	気逆，瘀血，便秘が顕著な腰痛に用いる
		通導散	桃核承気湯に似る．瘀血，気滞，便秘が目立つような腰痛に用いる
陰証 (太陰病期)	虚実中間証	五積散	基本的に冷えがあるが上熱下寒を呈するような腰痛，四肢の筋肉痛，関節痛に用いる
	虚証	八味(地黄)丸	冷えがあり，腰痛，坐骨神経痛があるような場合．胃腸の弱い人は食後に服用か人参湯と合方
		牛車腎気丸	八味丸証で，腰痛，下肢痛，足のむくみがより顕著な場合に用いる
		当帰四逆加呉茱萸生姜湯	四肢の冷えが下腹部に波及して腰痛，腹痛を呈した場合に用いる．鼠径部に圧痛を認めるのが典型
		桂枝加朮附湯	四肢の関節痛，神経痛などに用いる
		苓姜朮甘湯	腰から太ももにかけて冷えが強い．頻尿を呈するような腰痛に用いる
		芍薬甘草湯	こむら返りやぎっくり腰に用いる．腹直筋攣急を呈している場合がある
		防已黄耆湯	多汗，ぽっちゃりした腹で，下肢にむくみがあるような膝痛に用いる
		大防風湯	栄養不良があり，筋力が低下しており，膝が腫脹して痛む場合に用いる

Ⅲ-4　腰痛，下肢のしびれ，膝の痛み，こむら返り ● 269

積散，桂枝加朮附湯などから選択します．

膝の痛みでは，桂枝茯苓丸，治打撲一方，桂枝加朮附湯，防已黄耆湯，大防風湯，薏苡仁湯などから選択します．陽証で，瘀血があって，そのために膝の痛みがあるような場合には，補助的に桂枝茯苓丸を併用します．打撲，打ち身で膝が痛むような場合に治打撲一方を用いると回復が促進されます．膝の痛みが入浴など温めると軽くなるような場合には陰証です．そのときには，桂枝加朮附湯，防已黄耆湯，大防風湯，薏苡仁湯の中から選択します．

こむら返りでは，芍薬甘草湯がよく用いられます．だいたい数分で効果が出てきます．本剤に関しては，あまり陰陽虚実にこだわらずに用いても大丈夫です．ただし，甘草を多く含むため，浮腫，低カリウム血症，高血圧（偽アルドステロン症）などの副作用が起こりえます．頓用ないし，1日1回程度の服用がよいでしょう．

腰痛，下肢のしびれ，膝の痛み，こむら返りに用いる漢方薬

陽証

(a) 桂枝茯苓丸
けい し ぶくりょうがん

少陽病期の虚実中間証から実証の方剤です．代表的な駆瘀血剤です．臍傍圧痛や，細絡，目のクマ，しみなど瘀血が存在する場合の腰痛，下肢痛に用います．

(b) 疎経活血湯
そ けいかつけっとう

少陽病期，虚実中間証から虚証の方剤です．瘀血と血虚があり，腰痛，関節痛，神経痛に用いられます．特に左側に症状が強い場合には良い適応となります．腹力はやや軟弱で下腹部に抵抗，圧痛がみられることがあります．

(c) 薏苡仁湯
よく い にんとう

少陽病期，虚実中間証の方剤です．水滞に血虚が加わった病態です．水滞による関節，筋肉の浮腫，疼痛，運動麻痺に用いられます．比較的慢性

270 ● 各論Ⅲ　こころの病気をみる際に最低限必要な身体症状の漢方診療　　JCOPY 498-06928

に経過しているものに用いられます.

(d) 桂芍知母湯

太陽～少陰の移行期の方剤で虚証です. 気血両虚の状態です. 慢性の神経痛, 関節炎に用いられます.

(e) 桃核承気湯

陽明病期, 実証の方剤です. 瘀血による腰痛に対して用いられます. 腹証では, S状結腸部の圧痛が特徴的です. 気逆もみられ, 頭痛, のぼせ, 肩こり, 高血圧がみられます. また強い便秘もみられるような腰痛に用います.

(f) 通導散

陽明病期, 実証の方剤です. 駆瘀血作用が強い方剤です. 瘀血があり, 気滞を伴います. 裏実, 裏熱があるので, 便秘が著明です. 腹証では下腹部に圧痛があります. これらの場合の腰痛に用います. 桃核承気湯との鑑別は難しいです. 桃核承気湯は急性, 新しい瘀血に適し, 通導散は急性, 新しい瘀血でも, 慢性で陳旧性の瘀血でも適するとされます[1]. また, 通導散の腹証では, 心窩部から下腹部に向かって腹直筋攣急をみますが, 桃核承気湯ではそれがないということも鑑別点になりえます[2].

陰証

(a) 五積散

太陰病期, 虚実中間証の方剤です. 体内に気, 血, 痰, 寒, 食の5つの病毒 (積) が蓄積されたものを治すという意味です. 腰痛, 四肢の筋肉痛, 関節痛に用いられます. 腹証では, 軽い心下痞をみる場合があります. 基本的には下半身は冷えて, 上半身の火照りがある上熱下寒を呈します. 冷房病に適応するとされます[3]. 初心者にはなかなか使いこなすのが難しい方剤です.

(b) 八味丸 (八味地黄丸)

太陰病期虚証の方剤です. 腎陽虚があり, 腰痛, 坐骨神経痛に対して用

Ⅲ-4 腰痛, 下肢のしびれ, 膝の痛み, こむら返り ● 271

いられます．腹証では，小腹不仁が有名です．なお，この方剤が適応するのは胃腸が弱くない方です．中にはこれを服用すると，胃もたれする人がいます．その場合には，食後に服用するよう勧めましょう．それでも，服用できない場合には，人参湯と合方するのも一つの方法です．

(c) 牛車腎気丸

太陰病期虚証の方剤です．八味丸に牛膝，車前子を加えたものです．腰痛，下肢痛，足のむくみが著明な場合に用いられます．腹証では八味丸証と同様に小腹不仁がみられます．こちらも八味丸同様に，胃もたれが出るようなら食後に服用するか，人参湯と合方します．

(d) 当帰四逆加呉茱萸生姜湯

太陰病期虚証の方剤です．四肢，特に下肢が冷え，そのために下腹部にも冷えが波及して腰痛，腹痛を呈するような場合に用います．腹証は，腹力は軟弱で，鼠径部に圧痛を認める場合があります．

(e) 桂枝加（苓）朮附湯

太陰病期虚証の方剤です．桂枝湯に朮，附子を加えたものです．浮腫が著明な場合にはさらに茯苓を加えます．腹証では，腹力は軟弱，ときに腹直筋の軽度攣急をみる場合があります．四肢の関節痛，神経痛，筋肉痛に用いられます．

(f) 苓姜朮甘湯

太陰病期虚証の方剤です．金匱要略に「腰中冷ゆること水中に坐すが如し（中略），腰以下冷痛し，腹重く五千銭を帯ぶるが如し」とされます．腰から下が冷えて，重だるく痛みます．口渇はなく，頻尿です．軽度の浮腫も伴うような腰痛，腰の冷えに用います．腹力は軟弱です．

(g) 芍薬甘草湯

太陰病期虚証の方剤です．こむら返りに著効を得ることが少なくありません．骨格筋だけでなく，平滑筋の攣縮にも有効です．急性腰痛症にも有効です．腹証では，腹力は軟弱で，腹直筋攣急を認める場合があります．

(h) 防已黄耆湯

太陰病期虚証の方剤です．色白で，多汗症．尿は少ない．腹証はお腹全体がぽっちゃりしていて軟弱，まるでカエルのような腹をしています．下肢は浮腫があり，膝の関節痛があります．

(i) 大防風湯

太陰病期虚証の方剤です．栄養状態が悪く，気血両虚の人で，関節の腫脹があり，筋力低下があり，歩行が困難な人に用いられます．腹力は軟弱です．この方剤が適応する人では，鶴膝風と呼ばれる膝の腫脹が有名ですが，この腫脹は炎症によるものではなく，栄養失調によるものです．炎症による膝の腫脹には適さないことに注意が必要です．

(j) 薏苡仁湯

少陽病期，虚実中間証の方剤です．水滞に血虚が加わった病態です．水滞による関節，筋肉の浮腫，疼痛，運動麻痺に用いられます．比較的慢性に経過しているものに用いられます．

文献

1) 福冨稔明. 漢方123処方臨床解説―師・山本巌の訓え―. 京都: メディカルユーコン; 2016. p.39.
2) 高山宏世（編著）. 腹證図解漢方常用処方解説（第51版）. 東京: 日本漢方振興会漢方三考塾; 2012. p.276.
3) 寺澤捷年. 症例から学ぶ和漢診療学 第3版. 東京: 医学書院; 2012. p.291.

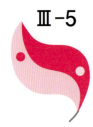

III-5 にきび

こころの病気をみる際に最低限必要な身体症状の漢方診療

にきびとは？

　毛孔に一致して，丘疹，膿疱，膿瘍を生じる慢性の経過をとる炎症性疾患です．思春期から成人に発症します．90％以上の思春期男女が経験するとされます[1]．多くは自然軽快しますが，二次感染を起こしたもの，強く掻破したものでは小さな瘢痕を残します[2]．にきびの好発部位は顔，背中，前胸部などです．

　にきびの原因については，ホルモンバランス，皮脂の過剰産生，角化異常，細菌感染が関与します．思春期になると男女ともアンドロゲンの産生が増加します．それによって脂腺が発達し，機能が亢進します．それによって皮脂が溜まります．この皮脂中のトリグリセライドをアクネ桿菌が分解して遊離脂肪酸を作ります．これが毛包での炎症を引き起こします．また，毛漏斗部では，遊離脂肪酸によって刺激されて角化が亢進します．角質と脂質で毛孔が塞がれたものを面皰といいます．開口している場合（黒色面皰）と閉鎖している場合（閉鎖面皰）があります．開口しているものは名前の通り，黒っぽく見えます．閉鎖しているものは毛孔内にあり，白っぽく見えます．面皰の段階では，面皰が二次的に感染を起こすと炎症が起こります．それが膿疱，膿瘍になる場合もあります．

　治療としては，規則正しい生活，ピーナッツ，チョコレート，甘い物などを避ける，皮膚への外的刺激を避けるなどを指導します．西洋医学的治療の第一選択としてはアダパレン，過酸化ベンゾイルとされます．

漢方によるにきびの治療

　尋常性痤瘡治療ガイドライン2017では，漢方による治療は，C1（選

択肢の一つとして推奨する）あるいは C2〔十分な根拠がないので（現時点では）推奨しない〕となっています[3]．具体的には「他の治療が無効，あるいは実施できない場合に荊芥連翹湯を選択肢の一つとして推奨する．黄連解毒湯，十味敗毒湯，桂枝茯苓丸は行ってもよいが推奨しない」としています[3]．エビデンスが不足しているため，ガイドラインでは重視されていない漢方薬ですが，実際にはにきびの治療には有用です．ガイドラインにある，荊芥連翹湯，黄連解毒湯，十味敗毒湯，桂枝茯苓丸以外にもにきび治療に用いられる漢方薬は多数あります．

　漢方でにきびの治療を行う場合も，患者さんを陰陽，虚実，気血水について同定してから，方剤を選択します．多くの患者さんの病位は陽証，特に少陽病期にあります．しかし，陽証と最初から決め打ちは良くありません．冷えがないかどうか，冷えがあるなら，それは広範なものか，足先などごく限られた冷えかを確認します．冷えのある人かどうか，確認するのに，私は患者さんに長風呂できるかどうか，確認します．長風呂が平気という場合に，何℃の湯温なのか，何分くらい入れるのかを確認する必要があります．39℃のちょっとぬるめなら 10 分以上入れる．そんな人は，冷えはない場合が多いです．本当に冷えがある場合には，ぬるま湯では温まらないので，ずっと入っていられないし，温まらないので上がれなくなります．42℃のお湯に 10 分以上入っていられる人は本当に冷えがある人，陰証と言ってよい人です．陽証の人であれば，5 分と入っていられないでしょう．このお風呂についての質問は湯船に浸かる人のみ有効な質問です．シャワーで済ませていますという人には使えません．ただ，冬でもシャワーで済ませられるという場合には，陰証で冷えが強い人は少ないように思われます．

　さて，陽証で実証である場合には，清上防風湯，黄連解毒湯，桃核承気湯あたりが候補になります．いずれものぼせ，顔の火照りは共通です．腹証は，どうでしょうか．黄連解毒湯は典型的にはみぞおちに痞えが出てきます．桃核承気湯なら，S 状結腸部の圧痛が有名です．この所見があれば用いるときの根拠になります．清上防風湯は，特別な腹証はないとされます[4]．便秘については，黄連解毒湯は便秘は目立ちませんが，清上防風湯，桃核承気湯は便秘があります．

表1 にきびに用いる漢方薬

陰陽	虚実	方剤名	特徴
陽証	実証	清上防風湯	顔面の面皰に用いる．のぼせ，無汗
		黄連解毒湯	みぞおちの痞え，イライラ，顔の火照り，のぼせ，炎症性のにきび
		桃核承気湯	のぼせ，イライラ，便秘，月経周期に合致したにきびの増悪
	虚実中間症	桂枝茯苓丸（加薏苡仁）	瘀血兆候，のぼせ，肩こり，がっちりした体型
		荊芥連翹湯	鼻炎，副鼻腔炎など鼻の症状に加えて面皰がある，腹直筋攣急，肌が浅黒い
		十味敗毒湯	胸脇苦満，初期のにきびに適する
		排膿散及湯	面皰が化膿している場合に用いるとよい
	虚証	半夏瀉心湯	口周りのにきびに対して有効
陰証	虚証	当帰芍薬散	血虚，瘀血，水滞があり，冷えがある
		六君子湯	口周りのにきびに対して用いると良い
		小建中湯	便秘と下痢を繰り返すような人で，面皰がある場合に用いる

にきびに用いる漢方薬

陽証

(a) 清上防風湯

　少陽病期の実証に用います．のぼせ，顔を中心として上半身ににきびがみられます．無汗で，便秘傾向があります．大塚敬節先生によれば，「清上防風湯で効のある場合は，3カ月ほどで8,9分通りはよくなる．もしこれを2カ月も飲んで効果がなければ，処方を変更した方がよい」とされます[5]．

276 ● 各論Ⅲ　こころの病気をみる際に最低限必要な身体症状の漢方診療

(b) 黄連解毒湯

少陽病期の実証に用います．のぼせ，顔の火照りがあり，眼球結膜が充血していることもあります．みぞおちの痞え，不安焦燥，出血傾向，不眠があるようなにきびに用います．黄連解毒湯の証では，患部の乾燥はないとされます[6]．もし肌が乾燥するようなら四物湯を合方します．黄連解毒湯と四物湯を合方した場合には，温清飲と呼ばれます．

(c) 桃核承気湯

陽明病の実証に用います．のぼせ，頭痛，肩こり，月経異常，便秘があるような場合のにきびに用います．前述のように，S状結腸部の圧痛，顔が赤黒い，といった瘀血の兆候がみられます．生理前に悪化するようなにきびには良い適応となります．なお，桃仁を含むため妊婦には禁忌です．

(d) 桂枝茯苓丸 (加薏苡仁)

少陽病期の虚実中間証から実証に用いられます．頭痛，のぼせ，肩こり，足（特に足先）の冷えがあるようなにきびに用います．典型的な場合では，左臍傍圧痛があります．便秘はあまり目立たないことが多いのですが，桂枝茯苓丸を服用するようになると，便通が良くなることがあります．ツムラのエキス剤の桂枝茯苓丸加薏苡仁では，桂皮，芍薬，桃仁，茯苓，牡丹皮がそれぞれ4gと桂枝茯苓丸よりも1gずつ増量になっています．

(e) 荊芥連翹湯

少陽病期の虚実中間証の方剤です．一貫堂医学における解毒証体質に用います．解毒証体質とは，体格はやせ形で皮膚は浅黒く，渋紙色などと表現されます．腹証では腹直筋攣急があります．耳，鼻，咽，皮膚などに炎症が起こりやすいという特徴を有します[7]．この場合の面皰は，黒味を帯びた小膿疱症を呈します[8]．

(f) 十味敗毒湯

少陽病期の虚実中間証に用います．この方剤は日本で創製された方剤です．小柴胡湯の適応する体質傾向を有し[9]，神経質で胸脇苦満がみられま

す．化膿性のにきびに用いると良いとされます．また，「乾燥性皮疹には十味敗毒湯，湿潤性皮疹には消風散」とされます[10]．

(g) 排膿散及湯

少陽病期の虚実中間証に用います．化膿が強く，にきび白くなっているような状態が適応となります．

(h) 半夏瀉心湯

少陽病期の虚証が適応となります．嘔気，胸焼け，げっぷ，みぞおちの痞え，軟便などがある場合で，口の周りににきびができる場合に用いて効果をみることがあります．なお，口内炎に用いても効果があります．

陰証

(a) 当帰芍薬散

太陰病期，虚証の方剤です．冷え症で，やせて，色白，めまい，肩こり，頭痛のほか，むくみが顔，足にある．そのような場合のにきびに用います．

(b) 六君子湯

太陰病期，虚証の方剤です．脾虚があり，そのために疲れやすい，食事の後にいつまでも消化されない，腹診をすると，みぞおちに痞えがあり，振水音が聴かれる．口の周りににきびができやすい．そのような場合に有効です．

(c) 小建中湯

太陰病期，虚証の方剤です．虚弱体質で，やせていて，腹直筋が薄く張っている．子どもの頃，アトピー性皮膚炎があったり，鼻炎があったりした．便通は不定で，下痢と便秘を繰り返す．そのような場合のにきびに用いて有効なことがあります．肺は「皮膚の働きを支配する」もの[11]です．そして大腸は肺と表裏の関係にあります．小建中湯で大腸を整えてあげることで，肌の調子を改善することを狙うのです．

278 ● 各論Ⅲ　こころの病気をみる際に最低限必要な身体症状の漢方診療

文献

1) 清水　宏. あたらしい皮膚科学 第 3 版. 東京: 中山書店; 2018. p.363.
2) 山田瑞穂, 古川福実, 岩月啓氏. 皮膚科学 考え方学び方. 東京: 金原出版; 2001. p.232.
3) 林　伸和, 他. 尋常性痤瘡治療ガイドライン 2017. 日皮会誌. 2017; 127: 1261-302.
4) 高山宏世（編著）. 腹證図解漢方常用処方解説（第 51 版）. 東京: 日本漢方振興会漢方三考塾; 2012. p.102.
5) 大塚敬節. 症候による漢方治療の実際. 東京: 南山堂; 1980. p.679.
6) 大塚敬節. 症候による漢方治療の実際. 東京: 南山堂; 1980. p.695.
7) 高山宏世（編著）. 腹證図解漢方常用処方解説（第 51 版）. 東京: 日本漢方振興会漢方三考塾; 2012. p.90-1.
8) 高山宏世. 辨證図解漢方の基礎と臨床, 第 8 版. 東京: 日本漢方振興会漢方三考塾; 2011. p.449-52.
9) 矢数道明. 臨床応用漢方處方解説. 大阪: 創元社; 1981. p.262.
10) 福冨稔明（著）, 山方勇次（編）. 漢方 123 処方臨床解説—師・山本巌の訓え—. 京都: メディカルユーコン; 2016. p.278-82.
11) 高山宏世. 辨證図解漢方の基礎と臨床, 第 8 版. 東京: 日本漢方振興会漢方三考塾; 2011. p.30.

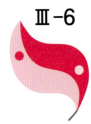

Ⅲ-6 こころの病気をみる際に最低限必要な身体症状の漢方診療

かぜ症候群

かぜって，そもそもどんなもの？

熱，ノド，鼻に○○が効く，というかぜ薬のCMがあります．かぜ症候群の症状を網羅しているところがとても素晴らしいです．

- 熱 ──▶ 全身症状（熱の他には，頭痛，全身倦怠感など）
- ノド ──▶ 上気道症状（咽頭痛，咽頭乾燥感，嗄声），下気道症状（咳嗽，喀痰）
- 鼻 ──▶ 鼻粘膜症状（鼻汁，鼻閉，くしゃみ）

これらの症状があるものの，全身状態が保たれている．臨床症状のほか，季節，流行状況などから，総合的にかぜ症候群と診断されます．かぜ症候群の80％から90％はウイルスが原因と言われます．よく言われているようにかぜ症候群に特効薬はなく，温かくして水分を補給するなどの対症療法しかないとされます．

かぜ症候群を少し細かく分類すると，(1) 感冒，(2) 急性副鼻腔炎，(3) 急性咽頭炎，(4) 急性気管支炎に分けられます．

感冒

抗微生物薬適正使用の手引き第1版（以下，「手引き」という）では，鼻症状（鼻汁，鼻閉），咽頭症状（咽頭痛），下気道症状（咳，痰）が「同時」に「同程度」存在するものを感冒と定義しています[1]．微熱，倦怠感，咽頭痛から始まり鼻汁，鼻閉，そして咳，痰が出てくるようになります．発症から3日前後で症状がピークを迎えます．自然経過では，7日から10日で軽快するとされます．この自然経過から外れて，進行性に悪化するもの，一旦軽快したものが再度増悪する場合には，二次的な細菌感染症が合併している場合があるといわれます．最初から抗菌薬を使うのでは

なく，使うとすればこの時点からなのでしょう．なお，インフルエンザ
は，高熱，筋肉痛，関節痛などの全身症状が最初から強く出ることが多
く，咳も最初から出現するとされます．診断に悩んだ場合には，迅速診断
キットもありますね．

急性副鼻腔炎

くしゃみ，鼻汁，鼻閉を主症状とします．急性ウイルス性上気道感染
症のうち，急性細菌性副鼻腔炎を合併する症例は2％未満とされます[2, 3]．
なお，鼻汁の色だけではウイルス感染症と細菌感染症の区別はできないと
されます[4]．ただし，症状が2峰性に悪化する場合には，細菌感染症を疑
う必要があるとされます．

急性咽頭炎

喉の痛みのみを主症状とします．大半はウイルス感染によるものです．
急性咽頭炎ではA群β溶血性連鎖球菌（GAS）感染が原因かどうかが重
要になります．GASによる急性咽頭炎であれば，抗菌薬で治療すること
により，リウマチ熱の発症を予防する，致死性感染症の合併を予防する
といったことが期待できるからです．急性咽頭炎のうち，成人において抗
菌薬の適応があるGAS感染による症例は全体の10％とする報告[5-7]，20
～59歳の急性扁桃炎の約30％[8]，小児の急性咽頭炎患者の17％がGAS
陽性であったとする報告[9]もあります．

咽頭痛を訴える患者さんにおいては，致死性の感染症（急性喉頭蓋炎，
深頸部膿瘍，Lemierre症候群）などの可能性もあることから，人生最
悪の痛み，開口障害，唾を呑み込めない，tripod position，吸気性喘鳴
（stridor）などがあれば，呼吸管理ができる医療施設への紹介をすべきと
考えられます．

急性気管支炎

咳のみを主症状とするものです．急性上気道炎による咳は2～3週間
続くことも少なくなく，平均17.8日持続するとされます[10]．急性気管支
炎の90％以上ではウイルスが原因とされます．膿性喀痰や喀痰の色の変
化では細菌性かどうかの判断はできないとされます[11]．鑑別すべき疾患
としてはまず百日咳，結核があげられますが，臨床症状では百日咳や結核

は鑑別は困難です．ただし，百日咳の患者との接触後に感冒症状が出現した場合には百日咳についての臨床検査をするべきです．また，2〜3週間以上にわたり，咳が続く場合には結核の除外が必要になります．

以上の4病型についての症状と，抗菌薬使用の可否をまとめると以下の通りです．

表1 急性気道感染症の病型分類

病型	鼻汁・鼻閉	咽頭痛	咳・痰	抗菌薬使用の可否
感冒	△	△	△	抗菌薬投与を行わない
急性副鼻腔炎	◎	×	×	中等症または重症の場合には抗菌薬投与
急性咽頭炎	×	◎	×	迅速検査または培養検査 GAS が検出された場合に抗菌薬投与
急性気管支炎	×	×	◎	百日咳を除き原則抗菌薬投与は行わない

厚生労働省健康局結核感染症課．抗微生物薬適正使用の手引き第1版．2017[1] より改変

かぜこそ，漢方・葛根湯

これまで述べてきたようにかぜ症候群は，原因の大部分がウイルスです．西洋医学的には，対症療法的に薬物療法を行うしかありません．一方，漢方医学はそもそも感染症に対抗するためにできた医学といえます．漢方の原典ともいえる「傷寒論」の「傷寒」とは，激しい感染症のことを指しています．「傷寒」に罹った人の治療をまとめたものが傷寒論なのです．であるならば，漢方が感染症の一つであるかぜ症候群の治療に適するのはもっともなことといえます．藤平健先生の著書に「かぜには漢方・葛根湯」があります．かぜ症候群の治療について，一般の方向けに書かれた書籍ですが，医療者が読んでも参考になる点が多々あります．古書しか手に入らないのですが，ぜひ一読をおすすめします．

かぜには漢方・葛根湯といっても，もちろん，全ての人が葛根湯でかぜが治るわけではありません．陰陽，虚実によって，用いる方剤が変わりま

282 ● 各論Ⅲ　こころの病気をみる際に最低限必要な身体症状の漢方診療

す．もし，以前から慢性の症状に対して漢方薬を飲んでいた場合には，かぜが治るまではそれらの方剤を止めましょう．先急後緩といい，急性の症状をまず治し，それが治った後に慢性の症状に対応するのが原則です．また，漢方薬は，一般に構成する生薬が少ないほど，切れ味が良くなります．風邪に用いる漢方薬の効果を最大限引き出すためにも，かぜの治療を優先しましょう．

急なかぜに使う漢方薬

急なかぜに対して用いる代表的な方剤は以下の通りです．急というと何日までをいうのか．大体症状が出現して 1 ～ 2 日目に用いると考えていただければよいと思います．それを過ぎたから，もう絶対に使えないということではなく，症状が適応する場合には用いることができます．

表2 **急なかぜに用いる漢方薬**

陰陽	虚実	方剤名	特徴
陽証	実証	大青竜湯	発汗なく，口渇が強く，煩躁が激しい
		麻黄湯	発汗なく，節々の痛み，筋肉痛など全身症状が強い
		葛根湯	発汗なく，首こりが強い
	虚実中間証	小青竜湯	発汗あり，鼻汁，鼻づまり，薄い痰が出る
		桂麻各半湯	発汗あり，熱多く，寒少なしと言い，熱っぽいが，一部に冷えがある
		桂枝二越婢一湯	発汗があり，口渇が強い
	虚証	桂枝湯	じわじわと発汗があり，時に軽い吐き気がある．もともと虚弱の人
陰証	虚証	麻黄附子細辛湯	発汗はなく，喉がチクチクと痛む．熱はなくゾクゾクとした寒気がある

急性のかぜ症候群を診る場合には，問診とともに舌診と脈診から方剤を決定していきます．

陰陽，虚実に分けて考えていくようにします．まず，陽証なのか，陰証

なのか．陰証の虚証であれば，舌が湿潤していることが多いです．熱はなくゾクゾクした寒気が目立ちます．

　陽証の場合には，頭痛，悪寒，発熱が共通してみられます．陽証では，発汗の有無で発汗がない場合には，実証として，大青竜湯，麻黄湯，葛根湯のうちから考えていきます．発汗がみられれば，虚実中間証から虚証のうちから考えていきます．小青竜湯，桂麻各半湯，桂枝二越婢一湯，桂枝湯などが候補となります．

陽証

(a) 大青竜湯
だいせいりゅうとう

　太陽病期でもっとも実証なのが大青竜湯です．頭痛，悪寒，発熱があり，発汗はありません．関節や筋肉痛があります．じっとしていられず，寝ていてもあっちを向いたり，こっちを向いたりゴロゴロしてしまいます．これを煩躁といいます．また口渇も強いのが特徴です．エキス剤では存在しないため，麻黄湯と越婢加朮湯を合わせて使うことで代用する必要があります．

(b) 麻黄湯
まおうとう

　頭痛，悪寒，発熱に加えて，関節痛や筋肉痛があり，大青竜湯証に似ますが，煩躁と口渇がありません．発汗もありません．

(c) 葛根湯
かっこんとう

　葛根湯証では，頭痛，悪寒，発熱があり，発汗がありません．一般的に実証の場合には発汗がみられません．葛根湯も実証の方剤であり，発汗はみられないのです．発汗の有無は，首後ろから背中にかけて触診するとわかるといわれていますが，実際の診察で背中を触診するのはなかなか難しいかと思います．脈診，腹診のときに皮膚が汗でしっとりしていないかどうか，確認します．

(d) 小青竜湯
しょうせいりゅうとう

　太陽病期虚実中間証に用いる方剤です．アレルギー性鼻炎に用いて良く効きますが，かぜにも有効です．寒気があり，発汗し，鼻汁，鼻閉，薄い

284 ● 各論Ⅲ　こころの病気をみる際に最低限必要な身体症状の漢方診療

痰が出現するようなかぜに用います.

(e) 桂麻各半湯

太陽病期虚実中間証の方剤です.桂枝湯と麻黄湯を半々ずつ合方したものです.桂枝湯の証も麻黄湯の証もそれぞれみられます.頭痛,倦怠,節々の痛み,身体の一部は冷えているが,全体的には熱っぽいなど.

(f) 桂枝二越婢一湯

太陽病期虚実中間証の方剤です.エキス剤にはないので,桂枝湯と越婢加朮湯を合方して用います.本剤は桂枝湯証と越婢加朮湯の証が混在します.頭痛,悪風,発汗に,口渇や小便不利などの症状が出現するようなかぜに用います.

(g) 桂枝湯

太陽病期虚証の方剤です.あまたの方剤の基本骨格になるものです.脈が浮き,頭痛,悪風,発汗などがある,腹直筋攣急がある.そのような症状がみられる風邪に用います.

陰証

(a) 麻黄附子細辛湯

少陰病期虚証の方剤です.寒気がして,喉がチクチクと痛む.背筋がゾクゾクと寒気がする.脈は沈んで,弱くなっている.そのようなかぜに用います.

こじらせたかぜに使う漢方薬

かぜを引いて5〜6日経過した後,一部の症状はとれたものの,まだ症状が残存しているような状態に用いる方剤としては,以下のようなものがあります.ざっと見ると咳や痰に関連するものが多いですね.特徴を 表3 にまとめました.

表3 こじらせたかぜに用いる漢方薬

陰陽	虚実	方剤名	特徴
陽証	実証	麻杏甘石湯	口渇，発汗，咳が出て体内に熱がこもり，赤ら顔
	虚実中間証	麦門冬湯	切れにくい痰，乾燥した咳が出る．自汗はない
	虚証	柴胡桂枝湯	頭痛，発熱，上半身の発汗，嘔気
		柴胡桂枝乾姜湯	小便不利，動悸，不眠，首から上の発汗
		桂枝加厚朴杏仁湯	頭痛，悪寒，自汗があり，咳が強い
陰証	虚証	苓甘姜味辛夏仁湯	冷え症で，さらっとした痰や鼻汁

こじれたかぜを診る時も，陰陽虚実で分けていきます．太陽病から始まり，5～6日も過ぎると多くは少陽病期に入ります．ここにあげた陽証の方剤も全て少陽病期のものです．

(a) 麻杏甘石湯

麻杏甘石湯は，体力がある実証向けです．口渇，発汗があり，体内に熱がこもっています．赤ら顔で，咳き込む状態です．痰は粘稠で，切れにくいのが特徴です．

(b) 麦門冬湯

麦門冬湯は，体力が中等度からやや虚証の人向けです．痰は切れにくく，乾燥した咳が出ます．喉の乾きを患者さんは訴えます．なお，自汗は通常ありません．滋陰降火湯との区別が必要になる場合があります．滋陰降火湯はより虚証であり，津液の減少がより顕著な状態です．滋陰降火湯では，舌が乾燥しており，テカテカと光り，後咽頭壁は乾燥して赤くなっているのが特徴です．

(c) 柴胡桂枝湯

柴胡桂枝湯は，小柴胡湯と桂枝湯を合方したものでやや体力が低下した状態に用いる方剤です．頭痛，発熱，上半身の発汗，嘔気が出現します．

診察では，胸脇苦満，上腹部の腹直筋緊張があります．

(d) 柴胡桂枝乾姜湯

柴胡桂枝乾姜湯は，柴胡桂枝湯よりも虚証です．疲労倦怠があり，発汗のため，津液が失われており，小便不利があり，心陰虚のために動悸，不眠が生じます．胸脇苦満は明らかではないか，あっても軽度です．臍上悸を伴います．

(e) 桂枝加厚朴杏仁湯

桂枝加厚朴杏仁湯は，太陽病の虚証に用います．その名前の通り桂枝湯に厚朴，杏仁を加えたものです．虚弱で，頭痛，悪寒，自汗があり，咳が強い場合に用います．

陰証

(a) 苓甘姜味辛夏仁湯

苓甘姜味辛夏仁湯は，寺澤捷年先生の著書によれば，少陽病期から太陰病期に移行しつつある状態とのことです[12]．冷え症で，さらっとした痰や鼻汁が特徴です．腹壁は軟弱であることが多いです．小青竜湯に似ていますが，小青竜湯では足腰に冷えが出ることはありません．冷えが強くて，鼻炎の症状が強い場合に用いると覚えておけば良いでしょう．

文献

1) 厚生労働省健康局結核感染症課. 抗微生物薬適正使用の手引き 第1版. 2017. p.9.
2) Berg O, Carenfelt C, Rystedt G, et al. Occurrence of asymptomatic sinusitis in common cold and other acute ENT-infections. Rhinology. 1986; 24: 223-5.
3) Dingle J, Badger G, Jordan WJ. Illness in the Home: A Study of 25,000 Illnesses in a Group of Cleveland Families. OH: Western Reserve Univ Pr; 1964.
4) Lacroix JS, Ricchetti A, Lew D, et al. Symptoms and clinical and radiological signs predicting the presence of pathogenic bacteria in acute rhinosinusitis. Acta Otolaryngol (Stockh). 2002; 122: 192-6.
5) Shulman ST, Bisno AL, Clegg HW, et al. Clinical practice guideline for the diagnosis and management of group A streptococcal pharyngitis: 2012 update by the Infectious Diseases Society of America. Clin Infect Dis. 2012; 55 (10): 1279-82.
6) Bisno AL. Acute pharyngitis. N Engl J Med. 2001; 344: 205-11.

7) 鈴木賢二, 黒野祐一, 小林俊光, 他. 第 4 回耳鼻咽喉科領域感染症臨床分離菌全国サーベイランス結果報告. 日耳鼻感染症研会誌. 2018; 26: 15-26.

8) Suzuki K, Kurono Y, Ikeda K, et al. Nationwide surveillance of 6 otorhinolaryngological infectious diseases and antimicrobial susceptibility pattern in the isolated pathogens in Japan. J Infect Chemother. 2015; 21: 483-91.

9) 武内 一, 深澤 満, 吉田 均, 他. 扁桃咽頭炎における検出ウイルスと細菌の原因病原体としての意義. 日児誌. 2009; 113: 694-700.

10) Ebell MH, Lundgren J, Youngpairoj S. How long does a cough last? Comparing patients' expectations with data from a systematic review of the literature. Ann Fam Med. 2013; 11: 5-13.

11) Harris AM, Hicks LA, Qaseem A; High Value Care Task Force of the American College of Physicians and for the Centers for Disease Control and Prevention. Appropriate antibiotic use for acute respiratory tract infection in adults: Advice for high-value care from the American College of Physicians and the Centers for Disease Control and Prevention. Ann Intern Med. 2016; 164: 425-34.

12) 寺澤捷年. 症例から学ぶ和漢診療学 第 3 版. 東京: 医学書院; 2012. p.347.

🔖 参考文献

13) 藤平 健. かぜには漢方・葛根湯. 東京: 世界文化社; 1990.

索 引

■ あ

アミロイドーシス	150
アミロイドニューロパチー	181

■ い

胃炎	259
医界之鉄椎	6
息苦しさ	46
意識混濁	11
医心方	6
依存性物質からの離脱症状	105
易怒性	103
胃部振水音	21
胃苓湯	143
陰	9
陰証	10
陰性症状	48
咽中炙臠	13, 99
陰陽	9

■ う

うつ状態	75, 78
原因薬剤	77
うつ病（状態）	46, 75
伴いやすい疾患	77
温経湯	226
温清飲	55, 173

■ え

エキス剤	7
エストロゲン	222, 229, 230, 231
円形脱毛	216

■ お

黄耆建中湯	81, 129, 194

■ か（continued）

黄芩湯	143
黄苔	21
黄連解毒湯	55, 73, 111, 132, 173, 203, 277
黄連湯	143, 167
瘀血	15, 253
オリーブ橋小脳萎縮症	181

■ か

外因性精神疾患	3
回盲部圧痛	31
潰瘍性大腸炎	138
過呼吸	36, 46
肩こり	257
滑	27
葛根湯	142, 201, 262, 284
褐色細胞腫	90, 149
過敏性腸症候群	139
便秘型	151
加味帰脾湯	45, 53, 67, 70, 83, 84, 114, 115, 165, 212, 217, 235
加味逍遥散	53, 67, 110, 113, 154, 173, 203, 225, 234, 248, 255, 263
緩	28
肝	16, 210
肝気鬱結	99
完穀下痢	11
眼精疲労	260
関節リウマチ	257
寒熱	12
甘麦大棗湯	68, 95
カンピロバクター	136

■ き

気うつ	13, 81, 99, 127

索引 ● 289

気逆	14, 253	桂枝加竜骨牡蛎湯	45, 56, 58, 68,
気虚	13, 127		84, 95, 211, 218
気血両虚	13, 83, 162	桂枝加苓朮附湯	264
機能性ディスペプシア	125	桂枝湯	285
機能性便秘	151	桂枝二越婢一湯	285
帰脾湯	40, 67, 83, 166,	桂枝人参湯	144, 204
	185, 213, 219, 251	桂枝茯苓丸	173, 226, 236,
ギャンブル障害	103, 105		248, 256, 262, 270
芎帰膠艾湯	214	桂枝茯苓丸（加薏苡仁）	277
吸収不良症候群	139	桂芍知母湯	271
急性咽頭炎	281	軽躁状態	78
急性気管支炎	281	頸椎椎間板ヘルニア	257
急性副鼻腔炎	281	頸動脈洞症候群	179
境界性パーソナリティ障害	103, 104	啓脾湯	145
胸郭出口症候群	259	桂麻各半湯	285
胸脇苦満	10, 30	厥陰病	11
狭心症	91, 260	血虚	13, 14, 210, 216
強迫観念	47	月経	222
強迫行為	47	月経前緊張症	53
強迫性障害	47	月経前症候群	223
鏡面舌	20	月経前不快気分障害	103, 105, 224
虚血性大腸炎	151	血尿	240
虚実	11	下痢	135
虚証	11	幻覚	36, 48
虚満	10	幻嗅	118
虚脈	26	肩腱板断裂	257
緊	27	肩甲上神経麻痺	259
緊張型頭痛	200	幻視	117, 121
筋肉の痙攣	53	幻触	118

■ く

群発頭痛	200	倦怠感	187
		幻聴	4, 117

■ け

荊芥連翹湯	277	原発性副甲状腺機能亢進症	150
桂枝加（苓）朮附湯	272	腱板断裂	257
桂枝加桂湯	255	肩峰下インピンジメント症候群	257
桂枝加厚朴杏仁湯	287	幻味	118
桂枝加芍薬大黄湯	156	弦脈	10, 27
桂枝加芍薬湯	144, 251, 264		

■ こ

		皇漢医学	6
		高血圧	169

甲状腺機能亢進症	90, 138, 149, 180
後世派 <small>ごせいは</small>	6
香蘇散 <small>こうそさん</small>	56, 68, 82, 130
高度房室ブロック	209
更年期障害 <small>こうねんきしょうがい</small>	229, 260
五積散 <small>ごしゃくさん</small>	271
牛車腎気丸 <small>ごしゃじんきがん</small>	244, 272
五十肩	257
呉茱萸湯 <small>ごしゅゆとう</small>	94, 204, 251
五臓	15, 66
骨・軟部腫瘍	259
古方派 <small>こほうは</small>	6
五淋散 <small>ごりんさん</small>	243
五苓散 <small>ごれいさん</small>	143, 182, 203, 206, 243, 263
混濁尿	240

■ さ

臍下悸 <small>さいかき</small>	30
柴胡加竜骨牡蛎湯 <small>さいこかりゅうこつぼれいとう</small>	52, 67, 69, 82, 87, 97, 109, 122, 131, 171, 203, 210, 217, 234, 262
柴胡加竜骨牡蛎湯（大黄入り） <small>さいこかりゅうこつぼれいとう　だいおう</small>	154
柴胡桂枝乾姜湯 <small>さいこけいしかんきょうとう</small>	39, 53, 65, 67, 82, 131, 212, 235, 248, 255, 287
柴胡桂枝湯 <small>さいこけいしとう</small>	52, 67, 131, 182, 235, 248, 255, 286
柴胡剤 <small>さいこざい</small>	30
柴胡剤（抑肝散含む） <small>さいこざい　よくかんさん</small>	166
柴胡疎肝湯 <small>さいこそかんとう</small>	130
臍上悸 <small>さいじょうき</small>	30
臍傍圧痛	31
柴朴湯 <small>さいぼくとう</small>	53, 67, 82
数脈 <small>さくみゃく</small>	27
サルモネラ	136
三黄瀉心湯 <small>さんおうしゃしんとう</small>	54, 110, 132, 154, 173, 263
三角筋拘縮症	257
酸棗仁湯 <small>さんそうにんとう</small>	45, 56, 57, 68, 71
残尿感	240
三物黄芩湯 <small>さんもつおうごんとう</small>	68

■ し

四逆散 <small>しぎゃくさん</small>	52, 67, 82, 109, 131, 248
四逆湯 <small>しぎゃくとう</small>	81, 194
四君子湯 <small>しくんしとう</small>	81, 129, 145, 164, 185, 193
思考途絶	120
歯痕	20
四肢冷	11
四診	19
七物降下湯 <small>しちもつこうかとう</small>	175, 176
弛張熱	10
実証	11
疾病利得	98
実満	10
実脈	26
四物湯 <small>しもつとう</small>	219
炙甘草湯 <small>しゃかんぞうとう</small>	212
芍薬甘草湯 <small>しゃくやくかんぞうとう</small>	228, 272
瀉下	33
渋	27
十全大補湯 <small>じゅうぜんたいほとう</small>	83, 165, 185, 195, 219, 221, 245, 251
十味敗毒湯 <small>じゅうみはいどくとう</small>	277
手根管症候群	259
腫大	20
潤腸湯 <small>じゅんちょうとう</small>	157
少陰病	10
小建中湯 <small>しょうけんちゅうとう</small>	43, 81, 129, 144, 193, 251, 278
小柴胡湯 <small>しょうさいことう</small>	52, 67
上室性頻拍	209
小青竜湯 <small>しょうせいりゅうとう</small>	284
焦燥	36
小動物幻視	117
小半夏加茯苓湯 <small>しょうはんげかぶくりょうとう</small>	56, 130
小腹急結	31
小腹拘急	29
小腹不仁	32
少陽病	10
常用量依存	37

索引 ● 291

上腕骨外側上顆炎	258
食欲低下	158
食欲低下をきたす薬剤	160
視力障害	260
心	16, 210
腎	18
心因性疾患	3
心因反応	119
心下悸	30
心下痞鞕（しんかひこう）	29, 54, 55
心窩部振水音	30
心窩部不快	10
心筋梗塞	260
神経内分泌腫瘍	138
心身症	2, 44
身体化障害	41
身体表現性障害	41
心タンポナーデ	179
心的外傷後ストレス障害	48, 103, 104
真武湯（しんぶとう）	43, 81, 145, 175, 185, 194, 213, 234, 245, 252

■ す

膵炎	259
水滞	15, 21, 30, 127, 210
睡眠衛生指導	60
頭痛	197

■ せ

清上防風湯（せいじょうぼうふうとう）	276
清暑益気湯（せいしょえっきとう）	192
精神刺激薬中毒	103
清心蓮子飲（せいしんれんしいん）	243
舌下静脈怒張	21
泄瀉	141
切診	19, 25
舌診	20
舌苔	21
折衷派	6
線維筋痛症	259

先急後緩	33
煎じ	7
喘息	91
前庭機能障害	90
蠕動音	21
全般性不安障害（症）	37, 103, 104
先表後裏	33
先補後瀉	33

■ そ

躁うつ病	3
双極性障害	78, 103, 106
躁状態	78
相生	16
相生相克	16
疎経活血湯（そけいかっけっとう）	270
疏泄（そせつ）	16, 107

■ た

太陰病	10
大黄甘草湯（だいおうかんぞうとう）	155
体感幻覚	118
大建中湯（だいけんちゅうとう）	156
大柴胡湯（だいさいことう）	52, 67, 82, 85, 109, 131, 154, 171, 201, 262
大柴胡湯去大黄（だいさいことうきょだいおう）	52
体臭	21
大承気湯（だいじょうきとう）	154
大青竜湯（だいせいりゅうとう）	284
大腸癌	137, 150
大防風湯（だいぼうふうとう）	273
太陽病	9
田代三喜	6
多尿	240
多発性硬化症	151
胆石	259
胆嚢炎	260
蛋白尿	240

ち

竹茹温胆湯	68
遅脈	27
肘部管症候群	259
調胃承気湯	155
腸管慢性感染症	139
釣藤散	68, 174, 204
猪苓湯	243
沈	26

つ

通導散	155, 226, 236, 262, 271
通脈四逆湯	252

て

低カリウム血症	150
低血圧	177
挺舌	20
適応障害	39, 41, 106
手のしびれ	36
てんかん	91

と

桃核承気湯	123, 155, 175, 226, 236, 248, 255, 263, 271, 277
動悸	36, 46, 207
当帰建中湯	81, 129, 194
当帰四逆加呉茱萸生姜湯	68, 251, 272
当帰芍薬散	43, 68, 184, 204, 227, 251, 264, 278
統合失調症	48, 78, 103, 105
糖尿病	150, 180
糖尿病による自律神経障害	138
闘病反応	12
洞不全症候群	209
動揺性肩関節	257
トリコチロマニア	216

な

内因性うつ病	78
内因性の精神疾患	3

に

にきび	274
二次疾病利得	98
二朮湯	263
日内変動	120
尿失禁	241
尿閉	239
女神散	110, 173, 203, 226, 234, 263
人参湯	81, 129, 144, 156, 164, 184, 193, 235, 251
人参養栄湯	68, 83, 166, 213, 251
認知症	47, 119

ね

熱厥	52

の

脳血管障害	259
膿尿	241
のぼせ	253
ノロウイルス	135

は

肺	17
梅核気	13, 81, 98, 99
肺癌	260
排尿時痛	240
排膿散及湯	278
麦門冬湯	286
	244, 271
八味地黄丸（八味丸）	68, 185, 234, 244, 246, 251, 271
鼻血	54
パニック障害	14, 88
パニック発作	46, 88

索引 ● 293

半夏厚朴湯	56, 68, 82, 86, 101, 122, 126, 130, 210, 236, 244		不眠	36, 59
半夏瀉心湯	132, 143, 167, 278		プロゲステロン	222, 229, 231
半夏白朮天麻湯	43, 130, 184, 204, 264		聞診	19

■ へ

瘢痕性脱毛	216
反社会性パーソナリティ障害	103, 104
半表半裏	12

平胃散	143
変形性頸椎症	258
便臭	21
片頭痛	200
便秘	147

■ ひ

脾	17
脾胃の気虚	162
冷え	247
鼻炎	260
被害関係妄想	48
脾気虚	128, 190
ヒステリー球	98
皮膚寄生虫妄想	118
表	12
表裏	12
広場恐怖	46
頻尿	239

■ ほ

防已黄耆湯	273
望診	19
乏尿	239
防風通聖散	155, 174, 264
補中益気湯	81, 129, 144, 163, 182, 191, 219, 235, 244
ホルモン補充療法	231
奔豚気	14
奔豚湯	94

■ ふ

不安	36
副甲状腺機能亢進症	90
腹診	25, 28
副腎皮質機能不全	138
腹直筋攣急	10, 29
副鼻腔炎	260
腹皮拘急	29
腹部動悸	52
茯苓飲	43, 130, 164, 193
茯苓飲合半夏厚朴湯	81, 130
茯苓四逆湯	252
腹力	28
附子理中湯	156, 252
不整脈	91
浮沈間	26
浮脈	26

■ ま

麻黄湯	284
麻黄附子細辛湯	285
麻杏甘石湯	286
麻子仁丸	156
曲直瀬道三	6
慢性頭痛	259
慢性閉塞性肺疾患	179
万病一毒説	6

■ み・む・も

脈診	25
無尿	239
妄想	48
木克土	16, 162
物忘れ	53
問診	19

■ ゆ・よ

湯本求真	6
陽	9
陽性症状	48
腰痛	266
陽明病	10
予期不安	46
薏苡仁湯	270, 273
抑うつ	36, 75
抑肝散	47, 53, 67, 72, 110, 123, 131, 174, 212, 224, 234, 244
抑肝散加陳皮半夏	133, 214, 235
吉益東洞	6

■ り

裏	12
リウマチ性多発筋痛症	259
裏急後重	141
痢疾	141
六君子湯	81, 126, 129, 134, 145, 164, 168, 185, 193, 220, 278
竜胆瀉肝湯	243
両側腹直筋攣急	52
苓甘姜味辛夏仁湯	287
苓姜朮甘湯	272
苓桂甘棗湯	94
苓桂朮甘湯	43, 94, 95, 182, 212, 263
苓桂味甘湯	254

■ れ

冷汗	36
レビー小体型認知症	119
連合弛緩	120

■ ろ

六味地黄丸（六味丸）	68, 234, 244
ロタウイルス	136

■ わ

和田啓十郎	6

■ 欧文

Adams-Stokes 症候群	178
Addison 病	179
COPD	91, 179
Crohn 病	138, 150
FSH	222, 230
functional dyspepsia（FD）	125
Guillain-Barré 症候群	181
Hischsprung 病	151
LH	230
OPCA	181
Parkinson 病	151, 181
PMS	223
PTSD	48, 103, 104
Shy-Drager 症候群	180

著者略歴

小野 真吾（おの しんご）

1998 年	弘前大学医学部医学科卒業
	弘前大学医学部附属病院研修医
1999 年	弘前大学医学部神経精神医学教室入局
2003 年	弘前大学大学院医学研究科卒業
	帝京大学医学部附属溝口病院精神科助手
2008 年	東京医科大学霞ヶ浦病院（現茨城医療センター）
	精神神経科講師
2015 年	証クリニック神田副院長
2016 年	証クリニック神田院長

医学博士
精神保健指定医
日本精神神経学会専門医・指導医
日本東洋医学会専門医
日本医師会認定産業医
東京医科大学兼任講師

こころにもからだにも効く漢方 　　　　　　ⓒ

発　行	2019 年 6 月 10 日　　初版 1 刷
著　者	小野真吾
発行者	株式会社　中外医学社
	代表取締役　青木　滋
	〒 162-0805　東京都新宿区矢来町 62
	電　話　　　03-3268-2701（代）
	振替口座　　00190-1-98814 番

印刷・製本/有限会社祐光 　　　　　　　　＜ HI・YI ＞
ISBN978-4-498-06928-2 　　　　　　　　Printed in Japan

[JCOPY] ＜（社）出版者著作権管理機構 委託出版物＞

本書の無断複製は著作権法上での例外を除き禁じられています.
複製される場合は, そのつど事前に, （社）出版者著作権管理機構
（電話 03-5244-5088, FAX 03-5244-5089, e-mail: info@jcopy.
or.jp）の許諾を得てください.